老年人怎样才能更长寿

宋敬东　编著

献给老年人的实用长寿保健指南，从养生之道、心理保健、营养保健、运动保健，再到防病、治病等多方面进行全方位指导，使老年人延年益寿、乐享晚年。

天津出版传媒集团
天津科学技术出版社

图书在版编目（CIP）数据

老年人怎样才能更长寿 / 宋敬东编著 . —天津：天津科学技术出版社，2013.7（2021.4 重印）
ISBN 978-7-5308-8107-1

Ⅰ . ①老… Ⅱ . ①宋… Ⅲ . ①老年人 – 保健 – 基本知识 Ⅳ. ① R161.7

中国版本图书馆 CIP 数据核字（2013）第 164994 号

老年人怎样才能更长寿
LAONIANREN ZENYANG CAINENG GENG CHANGSHOU
责任编辑：孟祥刚
责任印制：兰　毅
出　　版：天津出版传媒集团
　　　　　天津科学技术出版社
地　　址：天津市西康路 35 号
邮　　编：300051
电　　话：（022）23332490
网　　址：www.tjkjcbs.com.cn
发　　行：新华书店经销
印　　刷：三河市万龙印装有限公司

开本 720 × 1020　1/16　印张 21　字数 450 000
2021 年 4 月第 1 版第 2 次印刷
定价：55.00 元

前言

随着国民经济的发展和人民生活水平的不断提高，中国人的寿命明显延长。但由于生活、环境、饮食等生活元素的巨大变化，各种常见病也日见增多并长期困扰着人们。我们有必要花些时间学点长寿保健知识，有意识地进行自我保健养生的锻炼，把健康的钥匙掌握在自己手中，从而享受更加健康美好的人生。

其实，长寿保健知识并不深奥，它们往往就存在于我们的日常生活之中。只要您日积月累，科学实践，就一定能提高自身的健康水平，延年益寿。

本书就是这样一本献给广大中老年人的实用长寿保健指南。它从人的养生之道、心理保健、营养保健、环境保健、运动保健，再到防病、治病等多方面细致周密地介绍了长寿保健的知识。

在总体上，本书突出一个“细”字，既有一个个专题的系统介绍，又有一个个实用保健小常识的归集，信息量庞大，具有使读者知其所以然的广度和深度；在内容上，本书突出一个“防”

字，根据新的医学模式和健康理念，结合中老年人的身心特点，从生理、心理、社会等多方面将长寿保健方法介绍给读者；在方法上，本书突出一个“用”字，所提及的养生保健措施对中老年人具有很强的针对性、实用性，只要学会自我分析和长期不懈地坚持学以致用，一定会大大提高身体机能，达到延年益寿的目的。

本书内容连贯有序，思想性、科学性、知识性和趣味性结合紧密，是老年人长寿保健不可多得的参考书。愿所有读者在阅读本书后，能够对身心健康产生积极的影响，个个都成为长命百岁的“老寿星”。

目录

绪论 / 001

人的寿命到底有多长 /001

◆ 寿命决不是天注定......001
◆ 人活百岁从来不是幻想......001
◆ 查查看，您现在是老年人吗......002

人究竟是怎样衰老的 /003

◆ 外貌发生改变......003
◆ 感觉器官功能老化......004
◆ 内脏器官功能下降......005
◆ 生殖系统及性功能下降......006
◆ 运动系统的生理变化......006
◆ 内分泌系统发生变化......007
◆ 免疫系统发生改变......008
◆ 神经系统出现老化......008
◆ 精神心理适度波动......009

延缓衰老，您一定能做好 /010

◆ 知己知彼，必须了解与衰老有关的因素......010
◆ 年老不等于体弱，长寿和健康应该并行......011
◆ 长寿"指数"的增加，要从自身做起...012

第一篇 老寿星都是"养"出来的 / 013

春夏秋冬，每一季都须注重养生 /014

◆ 春意盎然，养生须重四要素......014
◆ 暖暖春日，保养仍须四忌......014
◆ 五大饮食调理把"春困"赶跑......015
◆ 学会盛夏时节的养生五法......016
◆ 夏天安神的五个"小动作"......017
◆ 夏季六节气，导引六"功法"......017
◆ 酷暑"防火"两大方面......018
◆ 夏日炎炎，消暑还须五戒......018
◆ 秋高气爽，保健四法......019
◆ 秋日三阶段，不能一概而论......020
◆ 秋凉乍寒，"冻"亦有方......020

◆ 金秋十月，六类疾病多预防 021
◆ 寒冷冬令，保养六宜 022
◆ 冬寒抗病的五个小窍门....................022
◆ 纠正老年冬养的六个错误观念.........023

老祖宗的养生绝学 /024

◆ 少什么都不能少了“元气” 024
◆ 养生“九字诀”，不学就是损失 025
◆ 将“坐卧立行”进行到底................026
◆ 十二时辰养生 027
◆ 行之有效的“十六宜” 027
◆ 人体“四梢”很重要 028
◆ 摩擦防老 028
◆ 切忌“五久”....................................029

经得起检验才是好方法 /030

◆ 日常勤看“生物钟”........................030
◆ 养生还须“朝三暮四” 031
◆ 除旧迎新的五个“不如”..................031
◆ 四妙法养生有奇效...........................032
◆ 回归大自然，养生七情趣...............033
◆ 音乐 + 运动，神奇的医学疗法 034
◆ 远离养生防老的四个误区 035
◆ 七种害人不浅的生活习惯...............036
◆ 养生也要有个性，不要盲目赶时髦..................................037
◆ 平安“过坎儿”，长寿可期 038

向老寿星学习 /038

◆ 84 岁庄子长寿之道..........................038
◆ 85 岁陆游修身法则..........................039
◆ 101 岁药王孙思邈的养生理论 040
◆ 94 岁的齐白石老人七戒养生 041
◆ 99 岁的诗人臧克家的养生之道 042
◆ 101 岁张学良的养生秘诀 042
◆ 106 岁宋美龄的长寿法....................043
◆ 英女王伊丽莎白的健康法则 044
◆ 英国政杰丘吉尔的养生心得 045

第二篇 心病才是最可怕的病 / 047

忽视心理健康，就是坐看生命流逝 /048

◆ 心理不健康，人就不可能健康.........048
◆ 对对看，您的心理健康吗 048
◆ 延缓心理衰老的十个建议................049
◆ 关心老年人的八种心理需求 050
◆ 重视老年期的六种灰色心理状态 050

敏感心理多呵护，心病还需心药医 /051

◆ 人到老年要认老，但不要服老.........051
◆ 小心！退休也会“退”出病来.........052
◆ 岁月让老人变得喋喋不休................052
◆ 淡化“回归心理”，让健康长伴左右 053
◆ 勇于走出封闭，和孤独说“拜拜”......................................053
◆ 疑心生暗鬼，老人应避免多疑.........054
◆ 过度恐惧也是病，绝不能轻忽.........055

◆ 远离抑郁，谨防“心理感冒”.......055
◆ “老小孩”不仅要人哄，自己也要练.......056
◆ 克服“老顽固”心理，让自己与时俱进.......057
◆ 不安全感催生“自私”，家人应多体谅.......057
◆ 病痛不可怕，可怕的是随之而来的负面情绪.......058
◆ 可以接受照料，但绝不能产生依赖心理.......058
◆ 老伴先走一步，未来的路您还要走好.......059

细火慢熬老年心灵“鸡汤”/060

◆ 中医的心理养生七原则.......060
◆ 积极补充四种心灵“营养素”.......061
◆ 保护心灵，善用五种心理自卫法.......062
◆ 不良情绪危害大，强效排除有四法.......062
◆ 自给自足，创造快乐四法则.......063
◆ 保持心态平衡的六个方面.......063
◆ 学会八类遗忘，心灵自然风平浪静.......064
◆ “东家长，西家短”，也是养心妙方.......065
◆ 气大伤身，防怒制怒必须到位.......066
◆ 对症寻“三情”，填补空虚情感.......066
◆ 调整老年亚健康，提高生命质量.......067
◆ 及早发现老年人精神异常的四种“信号”.......068

第三篇 会吃会喝，健康长寿跑不了/069

饮食营养必须“遵章守法”/070

◆ 老年人必需的七大营养素食用比例.......070
◆ 五类维生素抗衰老，老人应多摄取.......071
◆ 强身健体，九种微量元素缺一不可.......072
◆ 补钙六妙招，助您摆脱缺钙危机.......073
◆ 五种“编外”营养素，补充要及时.......074
◆ 膳食六原则，延年又益寿.......075
◆ 老年人早餐三宜三不宜.......075
◆ 饮食烹调的七个注意事项.......076
◆ 必须改掉的六种饮食习惯.......076
◆ 饮食“十不贪”，健康长伴左右.......077
◆ 拒食七类“发物”，有根有据.......078
◆ 饭前四件事，食后五保健.......079

胡吃海塞不叫吃，吃也有学问/080

◆ 美食营养行动，从现在开始.......080
◆ 又红又专的“黑五类”，您吃了吗.......081
◆ 把优质蔬菜放进“菜篮子”.......082
◆ 多吃海藻类食品，疾病不缠身.......083
◆ 一味吃素，会使您与健康无缘.......083
◆ 常吃带馅食品，美味又营养.......084
◆ 吃对水果，吃跑疾病.......085

◆八种坚果飘香，“长生”有术..........086
◆老年人必吃的十种保健食品..........088
◆致癌食品要远离，抗癌食品要多吃..........089
◆防白内障须多吃五类食物..........090
◆预防中风的三类食物..........090
◆九类食品不宜常吃..........091

喝，也要喝出高质量 /091

◆水是生命之源，不渴也要喝..........091
◆老年人饮水的五个“良辰吉时”..........092
◆喝水学问大，六条应照做..........093
◆奶香四溢，了解五类营养哲学..........093
◆喝茶品茗，悠然养生..........094
◆必须遵循的五种健康“茶道”..........095
◆老年人饮茶，恪守八个禁忌..........096
◆醇香美酒浅饮慢酌..........097
◆老人喝咖啡，时尚“六讲究”..........097
◆适合老年人的四种防暑佳品..........098

食补得法，胜于药补 /099

◆不同体质，补法也不同..........099
◆肥胖老年人的减重方法..........099
◆消瘦老年人的饮食调理..........100
◆怕冷老年人冬天应吃四类食物..........100
◆益智健脑，老年人的七条营养方案..........101
◆驻颜有术，常吃七种抗衰老药膳..........102
◆补精益气，多食九种延年药膳..........103
◆缓解疲劳，应吃六种强身药膳..........105
◆宁心安神，常补六种养心药膳..........107
◆免疫抗衰，应喝十六种药粥..........108
◆茶疗的十七个“金玉良方”..........109
◆五种饮料不只解渴，更为养生..........111
◆十一种酒喝对了，也是健身妙药..........112

对症食疗，让您健康永驻 /113

◆老年健忘症的饮食战略..........113
◆老年人感冒时的饮食调养..........114
◆慢性支气管炎、肺气肿、肺心病的食物选择..........116
◆慢性胃炎的饮食调理..........117
◆胃和十二指肠溃疡的营养搭配..........119
◆慢性胆囊炎、胆石症的饮食控制..........120
◆肾盂肾炎的膳食调理..........121
◆老年性阴道炎的食疗方略..........122
◆缺铁性贫血的营养法则..........123
◆改善痛风的食疗措施..........125
◆老年便秘的饮食疗法..........126
◆冠心病的饮食要点..........127
◆糖尿病营养治疗方案..........128
◆高血压病的营养要领..........130
◆高脂血症的膳食防治..........132
◆脂肪肝的膳食控制..........133
◆脑血管意外的饮食调养..........134
◆瘫痪的膳食护理..........136
◆肿瘤化疗的饮食疗养..........137

第四篇 注重生活点滴，百岁人瑞在望 / 139

静心益寿，生活每一天 /140

◆ 健康日记用处大，八项内容要记好……140
◆ 老年人居室环境选择要点……140
◆ 老年人不宜久处的九种环境……141
◆ 日常洗漱应注意的四大方面……142
◆ 老年人洗浴六件事，件件不能忘……142
◆ “日光浴”的治病八疗法……143
◆ 对付瘙痒有六招……144
◆ 预防意外事故的五个原则……145
◆ 多看儿童节目，返老还童有奇效……145
◆ 老年人看电视，三戒须遵守……146
◆ 佳节赴宴，老年人六注意……146

睡得香，健康才会相伴 /147

◆ “后三十年睡不着”的四个特点……147
◆ 香甜入梦必守的四个准则……147
◆ 卧具选得好，安睡到天亮……148
◆ 睡有睡相，利于健康……148
◆ 日常睡眠应避免的三种方式……149
◆ 夜间优质睡眠应四忌……149
◆ 老年人夜起须注意四件事……149
◆ 改善失眠状况的五个有效途径……150
◆ 六种特效食方拯救失眠……150
◆ 补肾安神活血，四类中药调理失眠……151
◆ 慎用镇静催眠类药……151

“老来俏”，也是长寿之法 /152

◆ 老年人要“俏”出生命的活力……152
◆ 防脱发应注重起居四法则……153
◆ 老年人防治白发“四重奏”……154
◆ 老年人染发谨慎，六个步骤须遵循……155
◆ 善用假发七法，让您风华无限……155
◆ 化妆品永远不限年高……156
◆ 延缓面部皮肤老化五大措施……156
◆ 控制老年斑六法……157
◆ 穿衣六法，让健康快乐“靓”起来……158
◆ 老来穿衣须“三不紧”……158
◆ 老年人选冬衣，保暖为首要……159
◆ 老年人内衣保健“五选择”……159
◆ 老年人选鞋七项注意……160

老年性爱，添寿添福 /160

◆ 老年人也应拥有“性”福生活……160
◆ 老年人必须纠正的三个性心理误区……161
◆ 老年男女应切实了解双方的性状态……162
◆ 想获得满意的性生活，五个因素不容忽视……162
◆ 老年人性爱八点注意……163
◆ 老年性爱频率，贵在顺其自然……164
◆ 掌握三方面性爱技巧，尽享鱼水之欢……164
◆ 四类患病老年人的安全性行为……165

培养良好生活乐趣，融休闲与养生于一体 /166

◆ 读书有味身忘老……166
◆ 笔砚留香，挥毫泼墨伴夕阳……166
◆ 超然斗智，棋道颐养天年……167
◆ 音声乐声，声声入耳助长寿……168
◆ 京腔京韵，国粹养生“四大件”……169
◆ 莳花弄草，健身养心怡性……170
◆ 养鱼赏鱼，自得其乐……171
◆ 钓翁之意不在鱼，在乎情趣之乐也……171
◆ 游山玩水须注意八个要点……172

第五篇 运动健身，长寿延年 /175

科学运动，健康才能事半功倍 /176

◆ 多多益善不足取，老年健身要适度……176
◆ 老年人照“方”运动才科学……177
◆ 运动前要做好准备活动，运动后要做好整理活动……180
◆ 必须学会自我监测运动量……180
◆ 重视老年人锻炼的三个侧重点……181
◆ 锻炼中要注意适时补水……182
◆ 打破关于锻炼的四个错误观念……183
◆ 年高锻炼，五忌须遵守……184

运动项目多，老人慎选择 /184

◆ 季节不同，运动项目的选择也不同……184
◆ 饭后百步走，活到九十九……185
◆ 风靡世界的“有氧代谢运动之王”——慢跑……186
◆ 练好“五禽戏”，养生并长寿……187
◆ 长盛不衰的“八段锦”让您长生不老……188
◆ 中国武术的奇葩——太极拳……190
◆ 气功就是“内练一口气”……190
◆ 爬山登高，征服衰老……192
◆ 下水游泳炼体魄……193
◆ 冬泳锻炼注防范……194
◆ 跳舞愉悦身心，但老年人须重宜忌……194
◆ 适合老年人的五种球类运动……195

老人运动也有秘诀可“钻”/196

◆ 动动手指，预防老年痴呆……196
◆ 老人甩甩手，百病都躲开……197
◆ 背部保健，五个动作勤锻炼……197
◆ 按摩拍打，有效去“心病”……198
◆ “人老腿不老”的七个运动战略……199
◆ 不宜剧烈运动的老年人不妨压压腿……199
◆ 日常爬楼梯，简单又易行……200
◆ 床上“七运动”，轻松又实用……200
◆ 爬行，也是一种有效的健身运动……202
◆ 韧性锻炼，应成为老年人的必修课……202

◆ 平衡功能多锻炼，四种方法防跌跤......203
◆ 关节功能锻炼，助您告别关节疼痛......203
◆ 老年人运动中也要“偷懒”......204
◆ 三种方法缓解锻炼后的肌肉酸痛......205

安全运动，时刻小心运动伤害 /205

◆ 防范运动损伤，细究五大原因......205
◆ 肌肉拉伤的有效预防和及时处理......206
◆ “抽筋”的常见原因及正确处理......207
◆ “闪腰”的预防措施和简易治疗......208
◆ 踝关节韧带扭伤的预防和处理......209
◆ 不同挫伤的紧急处理方法......211
◆ 关节脱位的急救方法和伤后锻炼......211
◆ 骨折的症状表现和固定方法......212
◆ 运动中发生腹痛的原因及处理措施......213
◆ 运动中晕厥的科学预防和急救方法......214

患病老年人的运动要特殊化 /216

◆ 神经衰弱的体疗四原则......216
◆ 慢性支气管炎、肺气肿老年人的两种锻炼方式......216
◆ 肺结核病人的运动方式......217
◆ 哮喘病人的耐力性运动......217
◆ 慢性胃炎患者的三种体育锻炼......218
◆ 胃下垂病人的气功疗法......218
◆ 前列腺肥大患者的七节家庭康复操......219
◆ 有效改善老年便秘的转腰功......219
◆ 治疗老年颈椎病的五个动作......220
◆ 防治“五十肩”的七种动作......221
◆ 痔疮病人的四节医疗体操......221
◆ 缓解腰背痛的团滚疗法......222
◆ 适宜腰腿痛的两项肌肉锻炼......222
◆ 冠心病患者锻炼六注意......223
◆ 糖尿病患者的五个运动疗法......223
◆ 半身不遂老年人的四步康复锻炼......224
◆ 适合高血压病人的三种锻炼方法......225

第六篇 从头到脚，从外到内，保健全方位 / 227

做好准备，一切从“头”开始 /228

◆ 防“老花”养目九法则......228
◆ 老花镜当配即配五要点......228
◆ 延缓老年性耳聋八妙招......229
◆ 调经活络，搓揉耳朵十四法......230
◆ “消灭”耳鸣的五个小窍门......231
◆ 对抗耳聋，善用助听器五法......231
◆ 鼻部护理两大方面......232
◆ 让牙齿“长命百岁”的四大措施......233
◆ 老人牙齿保健，勿踏五大误区......234
◆ 老人口臭五原因，对症防治......235
◆ 该拔牙时必须拔，不能拔时要慎重......235

◆ 镶牙要及时科学，假牙要注意保护 235
◆ 嗓子多保护，避免“哑喉咙”......236

看不见的内脏，更需细心呵护 /237

◆ 自测心功能，着重五方面 237
◆ 人老“心”不衰，保健六要则 237
◆ 肝为生命之本，护养“三重奏” 238
◆ 调脾和胃，保养“五部曲” 239
◆ 养肺补肺，三重调理 241
◆ 老年人的护肾七方略 242
◆ 养“胆”有道，五个建议试着做 243

手足的自我保健，绝不能置之不理 /244

◆ 秋末冬初防皲裂五要点 244
◆ 天寒地冻防治冻伤有六招 244
◆ 老年人指甲和趾甲的修护也是大事 245
◆ 缓解手足冰冷的三节体操 245
◆ 足部养生，做好“六字诀” 246
◆ 天天热水洗脚，老了也不用吃药 247
◆ 多揉搓脚心涌泉穴保健康 248
◆ 足底巧刮痧，疲劳快消除 248
◆ 治疗汗脚的两个秘诀 249

吃药，绝不只是把嘴张开这么简单 /249

◆ 是药三分毒，不可过分依赖 249
◆ 老年人用药讲求“六先六后” 250
◆ 补药可食，但不能滥用 250
◆ 中药煎取有度重四法 252
◆ 中药汤剂十种服法慎选择 253
◆ 老年人家庭用药六大原则 253
◆ 科学用药的九个“黄金时段” 254
◆ 老年人必须慎用的九类药物 255
◆ 老年人实用家庭药箱清单 256

医院，该去的时候一定要去 /257

◆ 老年人定期体检的十项重点 257
◆ 体检前必须遵守的饮食要求 258
◆ 肥胖老年人必须做的五类检查 259
◆ 老年人应当接种的三类疫苗 260
◆ 七类症状出现，应立刻送医急诊 260
◆ 看病就诊要做好四门“功课” 261
◆ 必须走出的八个看病误区 261

第七篇 防病抗病养病，全家总动员 /263

对抗疾病，预防胜于治疗 /264

◆ 感冒攻势强，预防四方面 264
◆ 预防青光眼，遵从五建议 265
◆ 四妙招有效防范白内障发生 266
◆ 颈椎病及时预防七要点 267
◆ 防治肩周炎的六个法则 267
◆ 积极预防腰腿痛的三个有效措施 267
◆ 骨质疏松症的六个防治措施 268
◆ 四类老年女性须高度警惕乳腺癌 268
◆ 警惕诱发高血压的四大因素 269
◆ 十类老年人须特别防范脑血管意外 269
◆ 小心急性心肌梗死的五大诱因 270

◆ 预防心脏病发生的八个方法 271
◆ 预防老年痴呆七措施 271
◆ 提防可能癌变的八种疾病 272
◆ “三招”学会，助您轻松度过手术期 273

“信号”细观察，疾病早知道 /274

◆ 自测疾病，注意九项健康监护 274
◆ 头痛剧烈，应查四类疾病 276
◆ “五官”不适时，不妨查查“五脏” 276
◆ 手指发麻，看看疾病是否找上门 277
◆ 疲乏无力，病因须细查....................278
◆ 四类“内脏性腰痛”不可掉以轻心 278
◆ 不可等闲视之的六类“心源性腹痛” 280
◆ 下肢浮肿，提防疾病侵袭 280
◆ 不能凭感觉盲目判断的五种病情 281
◆ 必须警惕的五种清晨生理异常 282
◆ 老年人常见病的十大警讯不容忽视 283
◆ 六种无症状性疾病，您注意到了吗 283
◆ 五种常见不适预示心脏有病 284
◆ 注意震颤麻痹的四种特征表现.........285
◆ 早期老年痴呆的十大警兆 286
◆ 留心恶性肿瘤的十大预警 286
◆ 肺癌七种早期症状，早发现早治疗 287

急症发作，救命最要紧 /288

◆ 学会咳嗽，紧急时会救您一命.........288
◆ 及时抢救窒息老年人的两大方式 289
◆ 心跳呼吸骤停时的心肺复苏术.........290
◆ 必须正确区别心绞痛和急性心肌梗死 291
◆ 心绞痛发作时的五步护理措施.........292
◆ 熟悉急性心肌梗死的五种发病先兆 292
◆ 急性心肌梗死急救八步骤 293
◆ 冠心病患者的“救命”药盒 294
◆ 必须注意七种脑血管意外先兆.........295
◆ 脑血管意外发生时的九步救护.........296

得病不要急，只需细心养 /297

◆ 防治感冒八窍门 297
◆ 感冒慎吃药，掌握六法则 298
◆ 缓解慢性疼痛的十个重要建议.........299
◆ 慢性病患者的三项自我监测 300
◆ 减少哮喘发作的十个养护重点.........300
◆ 六招有效护养慢性支气管炎 301
◆ 肺病患者的胸肺康复八法 302
◆ 胃溃疡的十条调理标准....................303
◆ 减少腹胀的六个养护准则 304
◆ 自疗腰痛的三个妙招 305
◆ 前列腺肥大治养双管齐下 305
◆ 老年性阴道炎的五个防治方法.........306
◆ 自我训练，学会控制尿失禁 306
◆ 糖尿病患者护理四方面....................307
◆ 高血压患者的十个养生措施 308

◆ 调养低血压症的五个简易办法.........309
◆ 心衰老年人的十点注意事项............309
◆ 老年肿瘤患者应该知道的三大检查指标..................................310

患病身心皆须家人多关爱 /311

◆ 重视老年慢性病患者的疗养五戒..................................311
◆ 排痰有效，需行七法.......................312
◆ 看护急性心肌梗死患者的七点注意..................................313
◆ 恪守冠心病患者睡眠六不宜............314
◆ 脑血管意外急性期的十条护理原则..................................314
◆ 护理瘫痪老年人注意五方面............315
◆ 偏瘫老年人防褥疮“四守则”...........316
◆ 老年痴呆的六条护理守则................317
◆ 痴呆老年人的脑部训练五法............317

绪论

人的寿命到底有多长

寿命决不是天注定

人的寿命各不相同，每个人的寿命是无法预料的。难道寿命真的是天注定的吗？

在上古时代，人们难以对寿命问题进行研究；在科学文化落后的社会里，人们对寿命问题的理解也非常浮浅，大都借助于神灵鬼怪来进行评议。而令人费解的是，在今天现代化的文明社会中，仍然有人相信“寿命是天注定的”，特别是一些老年人更是对此深信不疑，总觉得“自己活多少都是老天爷早就定好的”。

那么，寿命真的是由谁来注定的吗？

事实并非如此。我国古代《孔子家语》一书中早就说过：“人有三死，而非其命也，己自取也。夫寝处不时，饮食不节，逸劳过度者，疾共杀之。”其意思是说，有三种情况能加速死亡，即睡眠、饮食、劳累，而不是命运注定的。

历史上著名的政治家曹操在《龟虽寿》中有言：“神龟虽寿，犹有竟时；腾蛇乘雾，终为土灰。老骥伏枥，志在千里。烈士暮年，壮心不已。盈缩之期，不但在天。养怡之福，可得永年。”其意在告诫我们，有志之人，虽然知道人寿有限，但是，绝不应该相信成败寿夭全由天定。

从现代科学的角度来看，人的寿命仅仅是指由生到死的时间概念。人自出生后，带着先天的遗传因素，经历社会因素的洗礼、生物因素的干扰、特殊情况的遭遇等，使人的寿命不尽相同，人的寿命长短不可能仅由先天的遗传因素决定。

世界上，只有人才能改造影响寿命的外界环境，其他任何自然条件，只不过是人的机遇而已，如发展社会生产力，加快科学技术的发展，改善生活条件，提高人们的福利待遇，增强战胜各种疾病的能力等，都要靠人的力量，以延长人类的寿命。从某种意义上说，寿命应该是“由人注定”的！

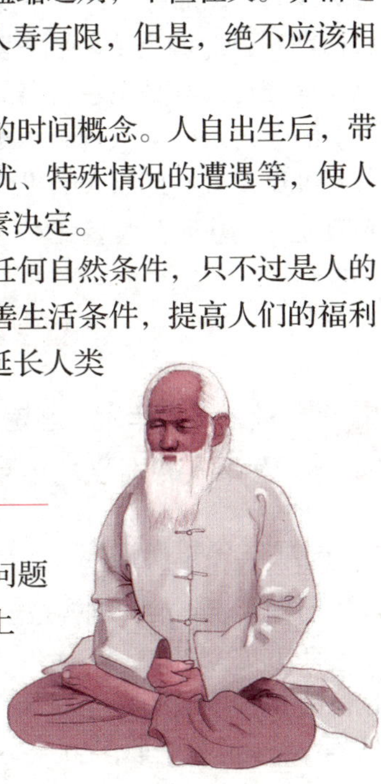

人活百岁从来不是幻想

究竟人的寿命有多长？几千年来，这个富有吸引力的问题捉弄过千千万万人的心，问卦、算命、求神拜佛、祷告上帝……花样之多，无奇不有。

中医学将人自然寿命活到的年龄称为“天年”。《素问·上古天真论》里说：“尽终其天年，度百岁乃去。”

《尚书》提出“一曰寿，百二十岁也”，即活到120岁，才是应该活的岁数。大哲学家王充提出：“百岁之寿，盖人年之正数也。犹物至秋而死，物命之正期也。”晋代著名养生家嵇康认为，“上寿”可达百二十，“古今所同”。据上所述，中医认为人的寿命应该是100～120岁为自然寿命。

那么，现代科学又是怎样认识“天年”的呢？

第一种计算寿命的方法，是科学家巴风根据“动物凡生长期长的，寿命也长”这一理论提出的“寿命系数”，即哺乳类动物的寿命应当为其生长期的5～7倍。例如，狗的生长期为两年，其寿命是10～15年；牛的生长期为4年，其寿命是20～30年；骆驼的生长期为8年，其寿命是40年。按这个规律计算，人的生长期为20～25年，其自然寿命则应为100～170岁。

第二种观点是美国学者海尔弗利提出的，认为把动物细胞分裂的次数和周期相乘即为其自然寿命。小鼠细胞的分裂次数是12次，分裂周期为3个月，其寿命应为3年；而人的细胞分裂次数为50次，分裂的周期大约是2.4年，照此计算，人的寿命应为120岁。

第三种观点，是根据哺乳类动物的性成熟期来推算寿命的。最高寿命相当于性成熟期的8～10倍，而人类的性成熟期是13～15岁，据此推测人类的自然寿命应该是110～150岁。

以上三种推算方法虽然不尽相同，但无论是哪种推算方法，其结果都表明，人的寿命都应该在百岁之上。

事实上，古今中外长寿老人活到百岁的不乏记载，活到150岁以上的也不罕见。以长寿闻名的保加利亚，百岁以上的老人有426人，即10万人中有5.2人是长寿老人。解放初期我国的调查结果也表明，百岁以上的老人有3384人，最高年龄是150岁。广西巴马瑶族自治县是现在有名的长寿地区，百岁以上的老人，10万人中就有11人；90岁以上的老人，10万人中有137人。

可见，虽然目前人的平均寿命只达到70岁左右，但距离人类真正“寿终正寝”的年限还差之甚远，人活百岁是完全可以实现的！

查查看，您现在是老年人吗

什么是老年人？这是一个既简单又难以回答的问题。国内外老年学家对老年人的定义有十几种观点，下面具体介绍一下其中的四种观点。

1. 根据年代年龄确定

所谓年代年龄，也就是出生年龄，是指个体离开母体后在地球上生存的时间。

西方国家把45～64岁称为初老期，65～89岁称为老年期，90岁以上称为老寿期。发展中国家规定男子55岁，女子50岁为老年期限。根据我国的实际情况，规定45～59岁为初老期，60～79岁为老年期，80岁以上为长寿期。

2. 根据生理年龄确定

所谓生理年龄就是指以个体细胞、组织、器官、系统的生理状态、生理功能以及反映这些状态和功能的生理指标来确定的个体年龄。

生理年龄可分为四个时期：出生至19岁为生长发育期，20 ~ 39岁为成熟期，40 ~ 59岁为衰老前期，60岁以上为衰老期。所以，生理年龄60岁以上的人被认为是老年人。但生理年龄和年代年龄往往是不同步的，生理年龄的测定主要采用血压、呼吸量、视觉、听觉、血液、握力、皮肤弹性等多项生理指标来决定。

3. 根据心理年龄确定

所谓心理年龄是根据个体心理学活动的程度来确定的个体年龄，以意识和个性为其主要测量内容。

心理年龄分为三个时期：出生至19岁为未成熟期，20 ~ 59岁为成熟期，60岁以上为衰老期。心理年龄在60岁以上的人被认为是老年人。但心理年龄和年代年龄也是不同步的，如年代年龄为60岁的人，他的心理年龄可能只有四五十岁。

4. 根据社会年龄确定

所谓社会年龄，是根据一个人在与其他人交往的角色作用来确定的个体年龄，也就是说，一个人的社会地位越高，所起的作用越大，社会年龄就越成熟。

综上所述，年代年龄受之父母，不可改变，但生理年龄、心理年龄和社会年龄却可以通过身心锻炼、个人努力加以改变，甚至推迟衰老，弥补年代年龄之不足。因此，一个人是否衰老，不能单纯看其出生年龄，还要看其生理年龄，尤其是心理年龄，人的心理状态对生活有很强的反作用力。

人究竟是怎样衰老的

外貌发生改变

1. 毛发

人的衰老首先可从毛发的变化可察，毛发变白是其显著特征之一。毛发变白通常从40岁左右逐渐开始，到60岁头发变白者占50%以上，脱发者可达80%；75岁以上头发变白者可达70%，脱发者达90%以上，一般无性别差异。

2. 皮肤

皮肤开始松弛无弹性是人逐渐衰老的又一个特征。由于皮下脂肪的减少和弹性纤维的消失，老年人的皮肤逐渐松弛，下眼睑在40 ~ 50岁时渐渐肿胀下垂，呈“眼睑袋”。

角膜周围有脂肪沉着，成为“老年环”。老年环的发生率随年龄增加而增加，50岁左右发生率为25%，60 ~ 69 岁为54%，70 岁以上为75%。

老年疣又称脂溢性角化症，常见于50岁以后，多见于面部、颈部、手背、躯干上部等处，为褐色扁平丘疹，表皮常有一层薄薄的油腻性鳞屑，呈圆形或椭圆形，大小通常在数毫米至数厘米。

老年色素斑是脂褐素沉积于皮肤所形成的可略显增厚的黄色菱形皮斑，30 ~ 40 岁起即可见于颈侧、手臂、前臂、面颊、眼睑和上胸部，长寿老人100%可见老年色素斑。

50岁以上的老年人，皮肤可见老年性白斑，略呈圆形，边界清晰，多分布于胸、背、腹部，是皮肤黑色素细胞减少所致。

3. 身高和体重

人的身高一般于40岁后开始缩短，原因是椎间盘萎缩，脊柱弯曲强直，椎体扁平化，下肢弯曲。

体重在40 ~ 50岁时最重，50岁后逐渐减轻，70 ~ 80岁时减轻最明显。原因是皮下脂肪组织减少和骨骼、肌肉及各脏器萎缩。但现在很多老年人由于生活条件与营养状况好，体重也有增加的。

感觉器官功能老化

1. 视觉

人的视力一般随年龄的增大而下降，正常人20岁以前为1.5；20 ~ 50岁为1.0 ~ 1.25；60 ~ 65岁为0.9；70岁为0.6 ~ 0.8；80岁为0.4 ~ 0.6；90岁为0.2 ~ 0.4。

老年人眼眶内脂肪减少，眼压会降低，眼球缩小和内陷，这一现象随年龄的增长会日益明显。

老年人泪腺结缔组织增生，泪液分泌减少，泪液中所含溶菌酶（可以杀死细菌或抑制细菌的生长）的量及活性均会降低，使结膜和角膜变得干燥并易发生炎症。

晶状体是位于角膜后的凸透镜，其构成90%为蛋白质，随着年龄的增加，晶状体中非水溶性蛋白质逐渐增多，青年时仅占晶状体的1%，70岁时则占5%左右。这使晶状体的透光度减弱，增加了发生白内障的可能性。

眼球中的玻璃体是透明的胶状物，随着年龄的增加，玻璃体逐渐液化，20岁以下有玻璃体液化者仅占9%，而40 ~ 80岁则可达92%，同时液化区随着年龄的增长而持续扩大，80 ~ 90岁时，液化区可占玻璃体的50%以上。随着年龄的增长，视网膜基底膜逐渐增厚，加之玻璃体液化范围不断扩大，玻璃体胶质收缩及胶原纤维凝聚，致使玻璃体从视网膜基底分离，被称为玻璃体后脱离，在45 ~ 60岁发生率为20%，64 ~ 81岁为49%，增加了失明的可能性。

此外，随着年龄的增长，视网膜细胞数逐渐减少，视神经纤维束间结缔组织增生，视野逐渐缩小，红、绿颜色分辨能力会下降等。

2. 听力

由于外耳道、中耳和内耳有可能发生全面退行性病变，60 岁以上的老年人听力减退者占 27.4%，男性的发生率高于女性。同时，老年人鉴别语音的能力也会下降，听觉反应会时间延长。

3. 嗅觉

人在 50 岁以后鼻黏膜逐渐萎缩，嗅觉开始迟钝，60 岁以后大约丧失嗅觉 20%，70 岁以后嗅觉衰退加剧，80 岁以后仅有 22% 的老年人嗅觉仍在正常范围内。

4. 味觉

由于老年人舌黏膜上的舌乳头逐渐消失，同时感觉味道的神经末梢味蕾的数量减少，因而味觉反应也越来越迟钝。60 岁以上者味蕾萎缩可达一半，75 岁以上的老年人味觉约丧失 80%。

5. 痛觉

伴随着神经系统的老化，老年人对疼痛的感觉也日见迟钝，对某些创伤如骨折，可能无明显疼痛感，以至于患某些急腹症如阑尾炎时都未察觉而因此漏诊。

内脏器官功能下降

1. 心血管系统

随着年龄的增长，心肌纤维逐渐萎缩，心肌细胞内老年色素（脂褐素）沉积，心瓣膜变得肥厚硬化、弹性降低，这些变化可使心脏收缩能力减弱，心输出量降低，尤其是动脉管壁中的胶原纤维逐渐增多，管壁增厚，并发生纤维化和钙质沉淀，造成钙化，使动脉管壁弹性减低导致动脉硬化。

2. 呼吸系统

老年人肺泡总数减少，肺脏的弹性纤维变性，使肺脏的柔韧性和弹性减低，膨胀和回缩能力减小，加上老年人骨质疏松，使脊柱变得向后突出，而肋骨则向前突起，胸廓形成筒状变型。另外，呼吸肌的衰弱和肋软骨的骨化，造成肺通气不畅，肺活量下降，因而容易发生肺气肿和呼吸道并发症。

3. 消化系统

随着年龄的增长，舌和口腔的黏膜逐渐变薄，舌肌发生萎缩，体积减小，舌的运动能力减弱；牙龈萎缩，牙齿脱落，影响咀嚼能力；加之老年人胃肠黏膜萎缩，消化酶分泌减少，胃肠运动减弱，使消化能力减弱，容易发生消化不良和便秘。

4. 泌尿系统

肾动脉硬化，过滤功能减退，导致体内排钠量减少。老年男性前列腺增生、肥大，使老年男性夜尿增多，易发生水肿、高血压及前列腺肥大症。

生殖系统及性功能下降

1. 老年男性

（1）精子数量减少： 通常在 50 ~ 60 岁时，动脉硬化、供血不足等会导致男性睾丸逐渐萎缩和纤维化，曲细精管中产生精子的生精上皮变薄，精液中精子数量逐渐减少，精子活力下降。一般 50 岁时产生精子的数量约为 20 岁时的 50%，但也有一些高龄男性仍有生精能力。睾丸间质细胞数量也会逐渐减少，多数间质细胞内脂褐素增多，产生雄激素的能力下降，睾酮分泌减少。

（2）性功能减退： 老年男性的性欲及性功能个体差异很大。一般来说，老年男性的性兴奋功能随年龄增大而逐渐减退，表现为性欲反应不灵敏，性兴奋缓慢，肌肉张力减弱，性器官组织的弹性降低并且力度不足等。

2. 老年女性

（1）易患妇科疾病： 老年女性外阴部真皮的血管减少并硬化，皮下脂肪减少，外阴和阴唇萎缩，其神经末梢减少，感觉迟钝。与此同时，阴道黏膜皱襞减少，上皮层变薄，细胞减少，阴道分泌物减少，酸性减弱甚至变为碱性，使抗感染能力下降，易患阴道炎。

此外，老年女性子宫黏膜和宫体萎缩，支持子宫的韧带松弛，平滑肌萎缩无力，容易患子宫脱垂。

（2）性欲下降： 老年女性易患阴道炎、尿道炎、外阴干皱症等，这些都可导致绝经期后女性的性功能障碍。随着年龄的增长，老年女性的性欲更是呈下降趋势，并且与精神因素关系密切。

运动系统的生理变化

随着年龄的不断增长，人体的运动器官必然发生衰老和退化，表现为骨质疏松、肌肉松弛、关节僵硬、四肢屈伸不便、全身行动迟缓、应激能力减退等衰老现象。

1. 骨骼

一是骨钙出现负平衡，故骨骼开始萎缩，骨皮质变薄，骨小梁变细，数量减少，出现骨质疏松。这种现象是从中年以后开始的，在 50 ~ 80 岁之间，每增加 10 岁，男性骨皮质厚度会减少 5%，女性会减少 7%。但不同的骨骼，骨皮质变化出现的时间也不一样，掌骨从 45 ~ 50 岁时骨皮质就开始变薄，而肋骨要到 70 岁时才开始萎缩。

二是骨骼内的化学成分也发生了变化，骨内的有机质如胶原、黏蛋白等减少，无机盐如碳酸钙、磷酸钙、硫酸钙等增多。青年人的骨骼中无机盐含量只占 50%，而老年人则达 80%。无机盐含量越高，骨的弹性和韧性也越差，骨质疏松、脆性就增加，也更容易骨折。

三是椎间盘收缩变薄，背呈弓状，身材变矮，称为老缩。男性老人平均缩短身长的2.25%，而女性老人为2.5%。

2. 关节

关节的变化表现为：滑膜萎缩，分泌滑液减少；关节软骨变薄，弹性降低，增生而骨化；关节囊及周围软组织老化，易引起疼痛及功能障碍，形成慢性老年性关节炎。

3. 肌肉

肌肉的变化主要表现为肌肉在体重中所占的比例逐渐降低，如成年人肌肉重量占体重的43%，而60岁以上的老年人肌肉重量仅占体重的25%。

老年人神经、肌肉的兴奋性降低，绝对或相对不应期延长，神经传导速度减慢，肌肉的工作能力下降，必须经过较长的发动时间，才能达到其最高能力。

内分泌系统发生变化

1. 甲状腺功能下降

一般50岁以后，甲状腺重量减轻，滤泡变小，血管变窄，结缔组织增多，易发生萎缩和纤维化，加之垂体前叶分泌的促甲状腺素数量减少，因而使老年人的甲状腺利用碘的能力减弱。另外，老年人血清中甲状腺自身抗体也会增多，这在一定程度上影响着甲状腺的功能。这些因素共同决定了老年人的甲状腺功能低下，基础代谢率降低。

2. 机体应激能力降低

当人体发育成熟后，随着年龄的增长，肾上腺皮质和髓质的细胞均逐渐减少，肾上腺中所含的结缔组织和脂褐素增多，重量开始减轻，70岁以后减轻会更明显。同时，老年人的肾上腺皮质对脑垂体分泌的促皮质素的反应性也降低。因此，老年人保持机体内环境稳定的能力及应激能力也降低。

3. 性激素分泌减少

随着年龄的增高而老化，最明显的内分泌腺莫过于性腺。男性50岁以后睾酮分泌量下降，血中游离睾酮水平降低。同时，睾酮受体数目减少或受体敏感性下降，致使性功能逐渐减退。女性雌激素水平在30 ~ 40岁急剧下降，60岁降到最低水平，60岁以后稳定于低水平。中年以后，女性卵泡逐渐丧失，性激素分泌明显减少，导致性功能与生殖能力逐渐减退。

4. 松果体调节功能减退

松果体对维系脑、下丘脑、脑垂体、甲状腺、肾上腺、性腺间的相互协调、保持机体内环境的稳定、调节昼夜节律和生殖活动等都起着重要作用。随着年龄的增长，松果体血管变得狭窄，细胞减少，重量减轻，脂肪增多，致使其产生的激素减少，诸多调节功能减退。

免疫系统发生改变

1. 胸腺

胸腺是免疫系统中的核心器官。胸腺是最早发生老化的，在 12 岁时就会迅速变小，到老年期胸腺更是明显萎缩，其重量仅为儿童时的 1/10。所以，老年人血液中的胸腺激素浓度明显下降。

2. T细胞

由于老年人胸腺激素水平低下，并且白细胞介素 -2 产生减少，所以使 T 细胞分化、成熟和功能表达均相应大幅度降低，T 淋巴细胞在抗原刺激下转化为致敏淋巴细胞的能力减弱，同时抑制性 T 淋巴细胞增加，辅助性 T 淋巴细胞减少，并且巨噬细胞功能下降。这些现象都会致使老年人细胞免疫功能低下。

3. B细胞

B 淋巴细胞对抗原刺激的反应能力，随年龄的增长而下降。抗原和抗体间的亲和力下降，需要 T 细胞协助的体液免疫反应也随年龄增长而下降。这是因为 B 细胞的免疫功能在很大程度上受 T 细胞的调节和控制。

4. 自身免疫

老年人虽然自身免疫功能会随年龄增长而增强，但免疫细胞（T 和 B）则随年龄增长而减弱，白细胞介素 -3 等淋巴因子也随年龄增长而下降。这样一来，自身免疫力除攻击外来病原体外，还会攻击自身组织，导致机体衰老和死亡。

神经系统出现老化

1. 脑细胞

老年人随着年龄的增长，脑的体积逐渐缩小，重量减轻，脑沟增大，脑膜增厚，脑的水分甚至可减少 20%。

一般认为，人脑有 120 ~ 140 亿个神经细胞，出生后脑神经细胞的分裂就停止，即细胞数不再增加。自 20 岁开始，人脑的细胞数每年下降 0.8%，至 70 岁以上，老年人脑神经细胞数可减少 45%。

因蛋白质代谢障碍，老年人脑蛋白含量可减少 25% ~ 33%。

随着动脉硬化的加剧，脑血流量减少，供血不足，逐渐出现脑软化，以致记忆力下降，智力衰退，甚至患上老年痴呆。

随着年龄的增长，参与人脑的多种神经递质，如乙酰胆碱、多巴胺、去甲肾上腺素、5- 羟色胺等代谢的酶的活性降低，因而表现出记忆力下降、运动障碍、震颤麻痹、睡眠不佳、精神抑郁或狂躁等现象。

2. 自主神经

支配人体内脏，如心脏、胃肠道等的神经不受人的主观意志所支配，人不能自我控制心跳的次数，不能自己掌握胃肠道的蠕动快慢，所以把能支配这些活动的神经称为自主神经。而随着年龄的增长，人体的自主神经功能可能会发生紊乱，因而导致各种内脏功能失调等。

精神心理适度波动

对于大多数老年人来说，生理老化和心理老化是同步的。虽然老年人的心理老化表现复杂，不像生理老化那样有明显可见的征象，但也不是不可捉摸的。同时，心理老化的程度由于每个老年人具体情况的不同而有所差异，甚至差异很大。

1. 认知改变

首先，老年人随年龄的增长而越来越以自我为中心，而非把问题当作整体看待。在年轻时得到的认知能力，在老年时会逐渐丧失。

认知功能的退化，还表现为老人的逻辑推理能力、短时记忆力比青年人差，而长时记忆相对不随年龄变化而受损，其原因是老年人在对信息编码的储存上出现困难。但这种状况并非不可改变，经常有意地让老年人记一些东西，可以有效维持其认知功能，预防脑的老化。

2. 情感情绪的变化

老年人情感情绪的变化因人而异：有些老年人在青壮年时期是乐观向上、积极进取的，到了晚年仍然乐观热情，助人为乐；可有些老年人原来是乐观主义，事业心强，但在退休后，随着社会地位的改变、家庭环境的变迁、生理的老化或疾病缠身而变得忧心忡忡、心情抑郁、紧张焦虑、悲观激愤，从而产生失落感、老朽感、恐惧感，甚至产生末日感和绝望感，使自己陷入无限悲痛之中而不能自拔。

另外，大多数老年人有一个共同特点，就是遇到不顺心的事时，往往会闹情绪，唠叨不休。

3. 性格的变化

造成老年人性格变化的因素很多，基本上缘于身体自身功能的减退、主观感觉的改变、与社会生活和工作的脱离、面临生命终结的压力等。

延缓衰老，您一定能做好

知己知彼，必须了解与衰老有关的因素

近年来，随着医学科学及其边缘学科的迅速发展，衰老机制的研究已经取得重大进展，产生了一些新的衰老学说，但是，衰老的密码至今仍未完全被人们解开。大多数学者认为，衰老是极其复杂的整体性退化过程，是很多因素共同作用的结果，但不外乎先天性（内因）和后天性（外因）两方面。具体地说，也就是包括遗传、性别、性格，以及疾病、生活环境、生活方式（诸如饮食、营养、运动、爱好）等各方面因素的影响。

1. 遗传因素

遗传因素是生物种族的本来特性。人的遗传因素对人体的衰老进展有着重大影响，不论在人体的基本体质或心理素质的形成上，均奠定了重要的基础，这就成为衰老的内因。在长寿人口的调查中，遗传与优生对长寿的影响更为明显，无数资料表明，百岁老人有长寿家族史者居多。

2. 性格因素

性格是人类特有的心理素质，制约着人的一切心理活动。调查表明，长寿者大都性格开朗、心胸开阔、精神愉快、坚强乐观。

3. 疾病因素

疾病可能会使人未老先衰，成为影响人类自然寿命的重要因素。在人的一生中，疾病是不可避免的，即使是老寿星，也不可能无疾而终，而且，患有慢性病的人最终成为长寿者的也不乏其人。比如，已故的英国政治家温斯顿·丘吉尔，在 10 岁左右时曾“骨瘦如柴，疾病缠身”，但却以 91 岁的高龄度过了自己的人生。可见，疾病虽然是影响寿命的重要因素，但并不是唯一的因素，关键在于自身的保养锻炼。

4. 生态环境

生态环境与衰老的关系，很早就引起人们的重视了，我国古代《黄帝内经》中曾有言：“一州之气，生死寿夭不同，地势使势然也……高者其气寿，下者其气夭。”说明古代人已认识到地势高低与寿命相关。

据统计，现代工业发达国家的城市人口的寿命，一般要比在农村的少 5 年左右，这可能与城市工业的“三废”污染、噪声干扰等因素有关。科学家还发现，在山区、农村的空气中，含有对长寿者有益的阴离子。这些均提示人们，生活在优美而又没有污染的环境中，也是长寿的一个重要条件。

5. 营养因素

人的生长、发育与生命活动，需要足够的营养物质和能量；人体抵抗疾病、从事各项活动，也需要丰富的营养物质；到了老年，衰老的机体更需要选择食用一些优质蛋白质。所以，生命活动的每一瞬间，都离不开一定量的营养物质，长期处于营养不良状态的人很容易提前衰老。

但是，如果摄取营养过剩，也会使人体能量代谢失去平衡，导致肥胖症、高脂血症、高血压、冠心病、糖尿病等疾病的发生，也会使人面临衰老的巨大威胁。所以，只有合理、平衡的营养才有益于健康长寿。

6. 运动因素

合理的运动可以健身，适当参加各种文化体育活动、社会活动，是获得健康与长寿的重要途径。

7. 兴趣爱好

一般来说，长寿者通常有较多的爱好。有人认为，这样可以推迟和延缓脑细胞的衰老。爱好主要依靠人为的培养，老年人更需要培养一些业余爱好，如赏花、养鸟、养鱼，绘画、书法以及参加各种文化活动等。

年老不等于体弱，长寿和健康应该并行

人的生老病死虽然是自然规律，但衰老是完全可以延缓的，疾病也是可以减少或者避免的。老年人不必觉得自己老了就一定会生病，年纪老了和疾病没有必然的关联。当然，这需要老年人多花一些精力，多多注意自己的生活行为。

世界卫生组织更是早在1990年就提出了“健康老龄化”的目标，并给健康下了新的定义：“躯体、精神和社会的完善状态”。

中华医学会老年医学分会也据此制定了我国健康老年人的具体标准：

①躯干无明显畸形，无明显驼背等不良体型，骨关节活动基本正常。

②神经系统无病变，如偏瘫、老年痴呆及其他神经系统疾病，系统检查基本正常。

③心脏基本正常，无高血压、冠心病（心绞痛、冠状动脉供血不足、陈旧性心肌梗死等）及其他器质性心脏病。

④无明显肺部疾病，无明显肺功能不全。

⑤无肝、肾疾病，无内分泌代谢疾病、恶性肿瘤及影响生活功能的严重器质性疾病。

⑥有一定的视听功能。

⑦无精神障碍，性格健全，情绪稳定。

⑧能恰当地对待家庭和社会人际关系。

⑨能适应环境，具有一定的社会交往能力。

⑩具有一定的学习、记忆能力。

据此，能够使老年人达到身心健康、生活自理并能参与社会活动，或者在延长寿命

的同时，尽可能缩短生命最后的重病期和需要别人扶助的时间，成为政府、社会、老年人及其亲属共同努力的目标。

时代发展到今天，让老年人健康和长寿并行，更是成为可能：一是医学科学的发展，促使不少预防、推迟发生和有效治疗某些疾病的新手段被发现；二是预防医学、康复医学的进展，为一些慢性病的预防和老年性残疾的康复开辟了新的途径；三是在世界范围内大力提倡的以建立健康生活方式、摒弃不良生活习惯为主要内容的自我保健医学，即第四医学的兴起，为人类预防疾病提供了“金钥匙”。

所以，现代老年人不但要活得长，更要活得好，活得潇洒，活得质量高，要有健康的长寿，拒绝没有健康的长寿！

长寿“指数”的增加，要从自身做起

随着年龄的增长，衰老、疾病，以及由于工作、生活和家庭的变化导致的心理异常，渐渐成为老年人长寿之路上的障碍。但是，也有相当多的老年人能正视现实，学习延缓衰老、防治老年病的知识，善于遵循科学的养生方法自我保健，从而使自己跨入健康长寿者的行列。

1. 治病与防病相结合，重在预防

现代医学指出，许多严重危害老年人健康的常见病、多发病，只要注意预防，特别是注意养成良好的生活习惯，改变和摒弃不良的生活方式，就可以避免罹患；即使已发生这些疾病，只要积极增强防范意识，并身体力行，也可以战胜这些疾病或减少和避免并发症的发生。对于常见的老年慢性病，则必须积极治疗，但应注意治中有防，防中有治，重在预防。

2. 养生与养心相结合，重在养心

养生属行为科学，是自我保健的重要组成部分。养生得法，可以祛病延年，其中最重要的莫过于养心，即中医所讲的“调神”。

心旷才能神怡，心静才能气顺。良好的心情胜良药，健康的精神状态能提高人的免疫功能，抵御各种疾病的侵袭。老年人难免有这样那样的烦恼，但是，只要能正确疏导，遇事乐观豁达，不为烦恼忧虑所困，就可以保持良好的心态。

3. 物质生活与精神生活相结合，重视精神生活

精神生活与物质生活可以相互补益，同时良好丰富的精神生活还能够更好地提高物质生活的功效。合理的饮食、必要的营养不仅是维持生命的需要，而且还有助于延缓衰老的进程，但老年人毕竟脏腑功能渐衰，对物质生活尤其是饮食、营养乃至进补的需求必将逐渐“淡化”，而对精神生活的需求则显得日益迫切。

因此，老年人除了积极培养自身的兴趣，参加各种有益于身心健康的活动，还应该注意保持高尚的情操和对美好生活的执着追求，以再现人生价值，得到社会、家庭成员的尊重、理解、关爱，使晚年生活过得更欢乐、祥和、幸福。

第一篇

老寿星都是『养』出来的

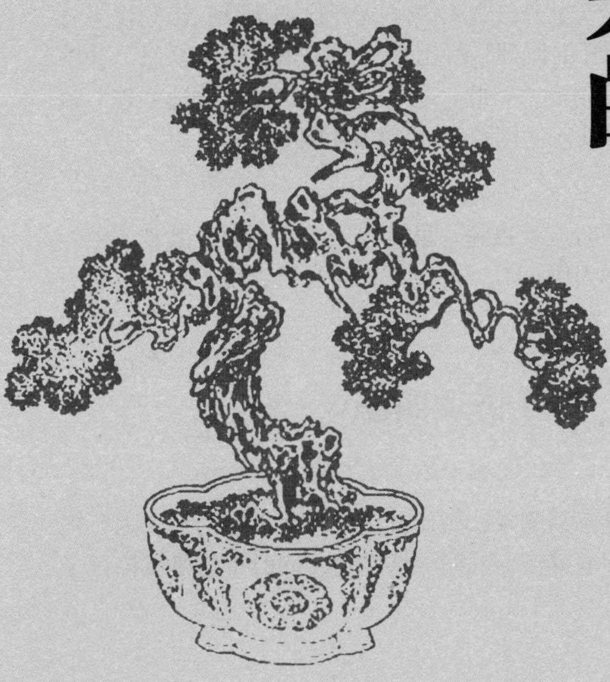

春夏秋冬，每一季都须注重养生

春意盎然，养生须重四要素

1. 养阳气，防“风病”为要

春季气温仍偏低，风为当令主气，乍暖还寒，如果发生气候异常，亦称非其时而有其气时，养生不慎就容易发病。风邪外袭多自皮毛肌腠而入，春时阴气发泄，气血易趋于体表，临床表现为皮肤松弛而多汗。

《黄帝内经》强调：“谨候诸风而避之。”说明老年人宜选择轻松、柔软、舒适、保暖的衣帽鞋袜，保持身体暖和，不受风邪侵袭，并适当进行“春捂”保暖，便于身体各个部位能够适应，防止受凉感冒，甚至易发宿疾，以达到预防“风病”的养生目的。

2. 辨食性，求“食疗”为要

春令是寒温交替季节，应以《灵枢·师传》所说“饮食者，热无灼口，寒无沧沧”为法则，忌大热、大寒的食品。

《寿亲养老新书》云：“高年之人，其气耗竭，五脏衰弱，全仰饮食之资气血。若生冷无节，饮食失宜，调停无度，初成疾患。”所以，暴饮暴食、生冷无节、饮酒无度以及选择食物不辨食性，都会有损健康。而“对症下食”，却能收到“食疗”的明显效果。

3. 畅气机，养肝气为要

中医学认为，肝属木，木旺于春，其气上升。古人曰：“老年肝血渐衰，未免性生急躁，旁人不及应，每至急躁益甚。”由于肝失调理，可出现闷闷不乐、烦躁易怒、头昏目眩、胁肋胠痛等肝郁不疏及肝阳上亢等病症。因此，老年人要特别注意调适心理、疏缓肝气、稳定情绪，免受刺激，寻求自得其乐的闲情逸致，以调养肝气。

4. 步于庭，早锻炼为要

早春三月是万物推陈出新的时候，这时应晚点睡、早点起，在庭院中散散步、做做操，舒缓体形，使意志像春气之生发一样得到调养，对提高人的身体素质、防病治病大有裨益。

暖暖春日，保养仍须四忌

1. 忌睡眠过多

老年人在春天常易感身体困乏，早晨不易醒来，醒后又出现昏昏欲睡的“春困”现象。要适应这种生理变化，应当早起，舒展形体，既能保持精力，同时也给机体提供了保养的环境。

2. 忌懒于活动

春天到户外活动，不但可以尽情地呼吸新鲜空气，呼出体内污气，增强心肺功能，还能杀死皮肤上的细菌、病毒，增强肌体的免疫力。

3. 忌生冷食品

由于春天人体新陈代谢加快，营养消耗相应增加，因此应多吃营养清淡的食物，如黄豆芽、大枣、瘦肉、鱼类、蛋类等。为了将聚积一冬的内热散发出去，还要多吃新鲜蔬菜，如春笋、油菜、菠菜等。不吃或尽量少吃生冷食品，以免刺激胃肠引发疾病。

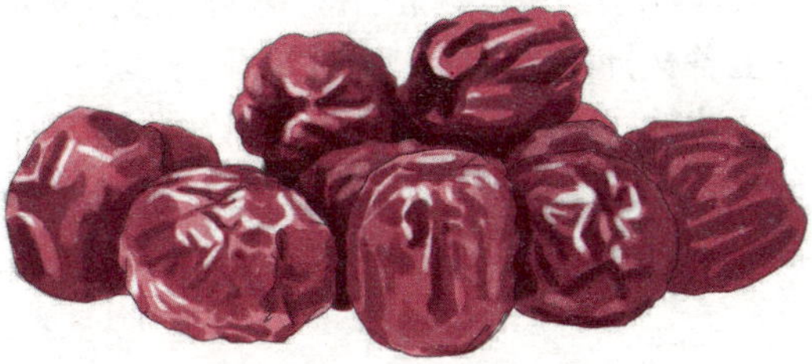

4. 忌四处串门

春天气候舒适，多数老年人认为这是出去走走的好时机。其实，春天是流行病的多发期，老年人免疫力下降，容易感染，所以，在疾病流行期间，老年人不要频繁出入公共场所。

五大饮食调理把"春困"赶跑

冬季过去，春天来临，由于气温变化等原因，老年人会感到疲乏，即上面提到的"春困"，但若能在饮食上加以调理，就能赶跑"春困"，使您精力充沛。

1. 早餐要摄取较多的热量

养成每天早餐摄取大部分热量食物的习惯，以便供给老年人充足的热量。理想的饮食安排是：早餐的摄入热量最多，中餐次之，晚餐最少。

2. 饮食要清淡

油腻的菜肴可使人饭后产生疲倦现象，表现为体温、血糖降低，情绪低落，工作效率下降，所以春季饮食易清淡适口。

3. 摄取足够的蛋白质

蛋白质是由各种氨基酸构成的，其中酪氨酸是大脑产生警觉的化学物质的主要成分，所以从瘦肉、鸡、鱼和低脂奶制品中摄取的蛋白质，有助于提高老年人的精力。

4. 常吃水果、常饮果汁

钾是帮助维持细胞水分的主要矿物质之一，它的缺乏会使老年人感到软弱无力，也会影响注意力的集中。有些水果中含有丰富的钾，如葡萄干、橘子、香蕉、苹果等都富含这种矿物质。

5. 药膳调理：党参淮山栗子汤

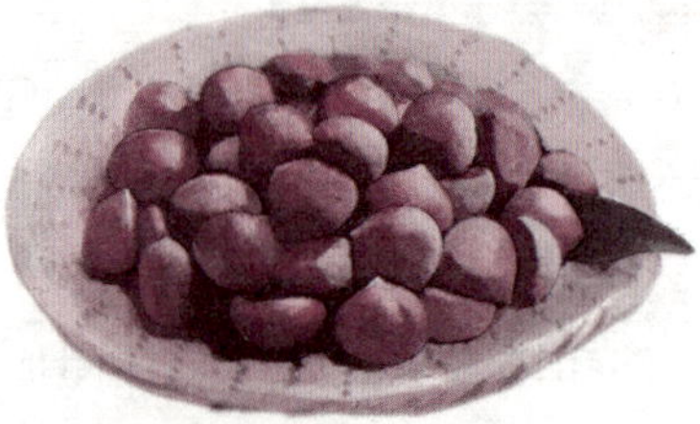

材料：党参 50 克，淮山药 25 克，栗子 200 克，瘦肉 300 克。

做法：栗子用热水略浸，撕去外皮。瘦肉洗净，党参及淮山药洗净，备用。煲锅内放适量的水，放入以上各材料，慢火煲 3 小时即可。

功效：瘦肉，滋养脏腑，滑润肌肤，补中益气；栗子，含大量淀粉、糖、蛋白质和维生素，能厚胃肠，补肾气，治肾虚及腰腿无力，又能止泻益肠；淮山药，补血脉，滋肾固精，助消化，止泻；党参，能补中益气，治虚损、食少体倦、久泻，消渴。

学会盛夏时节的养生五法

盛夏时节，昼长夜短，暑气灼人，老年人如能注意养生之道，不仅可以愉快地度过盛夏，而且对防病健身、延年益寿也大有裨益。

1. 重养神

老年人天一热就容易烦躁不安，所以首先要让自己的心情平静下来，切不可紧张焦虑，以免心火内生；还应避免剧烈的体力劳动和紧张的脑力思考，以免劳神伤气。

2. 慎起居

夏季昼长夜短，清晨空气新鲜，应早睡早起，到室外适度活动。夏天暑热外蒸，毛孔开张，机体容易感受风寒侵袭，所以乘凉不宜太晚，以防暑湿感冒。

3. 调饮食

夏季，老年人阳气盛而阴气衰，应吃清淡、平和、易消化的食物，宜多选择稀饭、馒头、面条、瘦肉、豆腐、冬瓜、鸡蛋等主副食品，少食高糖、高盐、高脂类食品。

另外，用绿豆、扁豆、莲子、荷叶等加入粳米一并煮粥食用，可健脾胃、祛暑热。老年人也可单独食用各类汤水，如银花扁豆汤，能清暑养胃、健脾化湿；荷叶露，能清凉解暑、利湿止血、降脂减肥；乌梅汤，能生津止渴、止咳止泻；红枣扁豆汤，能清暑健脾、补气利湿；菊花绿茶汤，能清热明目、消炎解毒。

4. 养津液

夏季，老年人出汗多，耗津液，应注意补充水分，这是食疗、食养的基础。老年人每天至少要补充 2500 毫升的水，才能进行正常的新陈代谢，保证安全度夏。

还可适当吃些西瓜，以消暑利尿、生津止渴；多饮茶水，以清暑利湿提神，助消化；多喝些绿豆汤、赤豆汤，以清热解暑、祛烦健脾；汗多时，适量饮些淡盐水，以补充水分和盐分。

5. 重降温

夏季，老年人更要避免在烈日下长时间劳作或奔走；居室内要通风，保持空气清新；室内要经常洒些清水，或用湿拖把拖地，既通风降温又能调剂湿度。老人要慎用空调降温，特别是勿使室内外温差太大。

夏天安神的五个"小动作"

根据夏季"养阳""养心""养神"的基本原则，老年人可以参考下面介绍的几个养生保健的"小动作"。

（1）指压两眼间： 用拇指、食指并拢压、揉鼻根处，要随着心跳节律按摩，每次一分钟，能宁心安神，保护心脏。

（2）按摩天柱： 将手指放在颈部后面的正中央，伸直脖子，将大拇指贴在天柱穴，把小指和食指贴在眼尾附近，然后头部慢慢歪斜，利用头部的重量压迫拇指。这样能较好地预防头晕、耳鸣等中暑症状。

（3）"呵"字功： 叩齿36次，用舌搅至唾液满口时，漱口数遍，分3次咽下。咽唾液时必须猛咽有声，用意念送至丹田，然后吐气发"呵"字音。此动作可以稳定心神，防治夏季失眠、冠心病、心律不齐等。

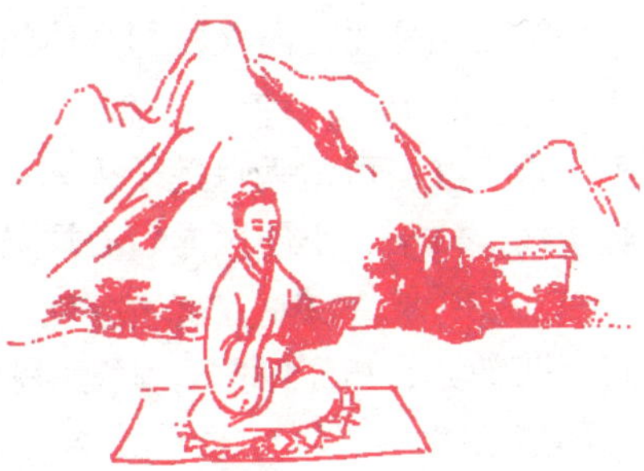

（4）静坐： 端坐盘膝，两手平置大腿上部，掌心向下，自然放松，呼吸用鼻吸口呼，要匀要细，以安定心情，收心降火，增强对高温的适应能力。

（5）午睡： 夏日昼寝，为保持旺盛精力，宜坚持午睡，以补偿夜间的睡眠不足，时间因人而定。

夏季六节气，导引六"功法"

明代《保生心鉴》中记述了夏季的导引养生法，每个节气都有与之相应的动作。

（1）立夏： 每日寅时（3～5时）、卯时（5～7时），闭息瞑目，反换两手，抑掣两膝，各五七次，叩齿，吐纳，咽液。可治疗风湿肿痛、手臂痉挛、手心发热、喜笑不休等病症。

（2）小满： 每日寅卯时，正坐，一手举托，一手拄按，左右各三五次，叩齿，吐纳，咽液。可治疗肺热、胸满、心慌、面赤目黄、心痛掌热等病症。

（3）芒种： 每日寅卯时，正立仰身，两手上托，左右力举，定息，叩齿，吐纳，咽液。可治疗肾虚腰痛、咽干目黄、消渴、易惊咳吐、泄泻、面红等病症。

（4）夏至：每日寅卯时，跪坐伸手叉指，屈脚换踏，左右各五七次，叩齿，纳清，吐浊，咽液。治疗风湿关节痛、手掌热、腰背痛等病症。

（5）小暑：每日丑时（1～3时）、寅时，两手踞，屈压一足，直伸一足，用力下压；叩齿，吐纳，咽液。治腰腿膝风湿病、肺胀、口干、腹痛、半身不遂、健忘、哮喘、脱肛等病症。

（6）大暑：每日丑寅时，双拳踞地。返首肩引做虎视，左右各三五次，叩齿，吐纳，咽液。治疗头顶胸背热痛、咳嗽、心中烦热、汗出中风、小便频数、泄泻、皮肤麻痛等病症。

酷暑“防火”两大方面

在炎热的夏季，老年人如果不注意养生，体内的平衡就很容易受到影响，出现口苦、目赤、头晕，而容易“上火”，所以要特别注意防“火”。

第一，是要防“外火”，即自然界高热的气温。具体措施是：尽量避免烈日的直接照射，外出时要戴好遮阳帽，同时要保持室内环境安静、卫生，注意通风降温，以防外火内侵。

第二，是要防内火，即身体的内热症，主要有以下几种：

（1）心火：分虚实。虚火主要表现有低热、盗汗、心悸、心烦、失眠、健忘、口干、舌尖红，可常喝点莲子大米粥，或用生地、麦冬等泡茶喝；实火主要表现为反复口腔溃疡、口干、小便短赤、心烦易怒、舌尖红，可用赤散或牛黄清心丸降火。

（2）脏火：干咳无痰或痰少而黏，有时痰中有少量血，潮热盗汗、手足心热、失眠、两颧红、口干咽痛、声音嘶哑、舌红嫩，可用红枣、大米适量煮粥吃，或用沙冬、麦冬泡茶喝。

（3）胃火：也分虚实。实火表现为多食善饥、上腹不适、口苦口干、大便干硬，可用橘子、淡竹叶泡茶喝；虚火表现为轻微咳嗽、饮食量少、便秘、腹胀、舌红少苔，可吃些有滋阴作用的梨汁、甘蔗汁、蜂蜜等。

（4）肝火：常表现为血压高、头痛剧烈、头晕、耳鸣、眼干、口苦口臭、易怒、两肋胀痛、烦躁、舌边红，可服龙胆肝丸或龙胆肝汤。

凡有“内火”的老年人，除分别给予药物治疗外，还应多饮水，以清扫降火来调节体温；多吃水果，以辅助营养抗炎消暑；保持心情舒畅，不急不躁，抑怒息火，以达到“心静自然凉”的效果，防止“内火”自生。

夏日炎炎，消暑还须五戒

1. 戒在阴凉处久卧

屋檐下、楼道、草坪、亭廊及林荫下、河塘边，是消夏避暑的好地方。但这些地方难免潮湿或阴凉过甚，老年人久卧，容易招致中风、偏瘫、口眼歪斜、鼻塞咽痛及皮肤湿疹、风湿、虫咬伤等疾病。

2. 戒食过多冷饮

老年人多饮冷饮，可使胃肠血液循环减慢，蠕动减弱，甚至痉挛，特别是饭前 30 分钟和饭后 1 小时更不宜饮用冷饮。

3. 戒久用电风扇及冷空调

老年人用电扇、冷风久吹后，易使局部血流受阻，致使肌肉酸痛。同时还可加重头痛、腰肌劳损、肩周炎、脉管炎、面肌麻痹等病情。

4. 戒久洗冷水澡

老年人猛冲洗冷水或在冷水中久泡，造成身体温度骤然下降，容易使筋骨受寒、关节痛、肢体麻木。

5. 戒滥用消暑药物

老年人各脏器的组织结构和生理功能都有一定程度的退行性改变，因此，老年人用药要特别慎重。

秋高气爽，保健四法

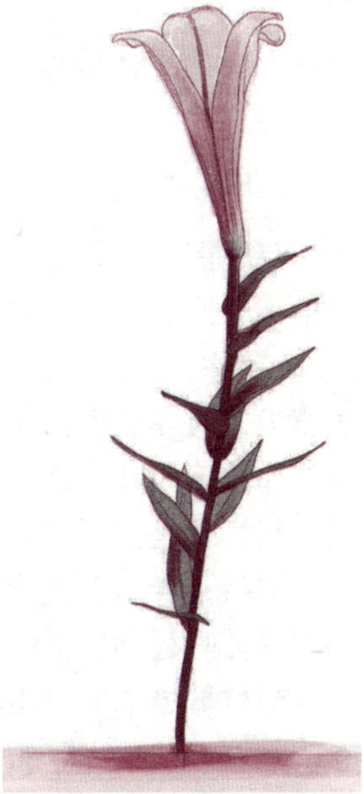

（1）调节饮食：由于秋季气候干燥，易犯津伤秋燥症，因此，在食物选择上应以甘平润燥、养肺生津之品为主，如梨、百合、麦冬、荸荠、山药、猪肺、莲子、藕等可多食；也可适当加些滋补中药煮粥、泡酒饮用，如枸杞子粥、黄精粥、玉竹酒、柿子酒等，对扶正防病有积极作用。

（2）调养精神：秋令肃杀，自然界凄凉的景色容易引发老年人悲观伤感的消极情绪，从而导致疾病丛生，因此，老年人应特别注意精神保健，可适当选择琴棋书画、养花种草、玩物赏鸟等文化娱乐活动，以愉悦身心，陶冶情操。

（3）注意起居：秋季温差变化较大，气温偏低，风寒邪气极易伤人，加上老年人抵抗力和适应能力降低，尤易患感冒、上呼吸道感染、肺炎、肺心病，甚至发生心衰而危及生命。因此应注意不要着凉，有条件的可坚持用冷水洗脸、擦鼻，以提高耐寒防感冒能力。

（4）重点防范：秋季的特殊气候，极易引发"秋燥咳嗽"、感冒、慢性支气管炎、胃病、风湿病、哮喘及心脑血管疾病等。因此，老年人须结合自身体质情况，积极控制原发疾病，警惕秋季易发病的发生。

秋日三阶段，不能一概而论

一般说来，秋季养生应该分为初秋、中秋和晚秋三个阶段。

1. 初秋

初秋之时，欲食之味宜减辛增酸，以养肝气。古代医学家认为，秋季草木零落，气清风寒，此时宜进补养之物以生气。《四时纂要》中说：“取枸杞浸酒饮，耐老。”

2. 仲秋

仲秋炎热，气候干燥，容易疲乏，此时应多吃新鲜少油食品。其次，应多吃含维生素和蛋白质较多的食物。现代医学认为，秋燥症应多吃富含维生素A、B族维生素、维生素C、维生素E的食品，如胡萝卜、藕、梨、蜂蜜、芝麻、木耳等，以养血润燥，提高抗秋燥、抗病能力。

3. 晚秋

晚秋季节，心肌梗死发病率明显增高。此时，日常饮食中要注意多摄入含蛋白质、镁、钙丰富的食物，既可有效地预防心脑血管疾病，也可预防脑血管意外的发生。切忌进食过饱，晚餐以八分饱为宜。晨起喝杯白开水，以冲淡血液。日间多喝淡茶，坚持每天喝两三杯茶水，对心脏有保健作用。

秋凉乍寒，“冻”亦有方

“秋冻”是古往今来都十分强调的一种养生方法，意思是说，虽然到了秋凉时节，但也不必忙于添加衣服，可以有意识地“冻一冻”。

“秋冻”能保证机体从夏热顺利地过渡到秋凉，提高人体对气候变化的适应性与抗寒能力，激发机体逐渐适应寒冷的环境，对疾病，尤其是呼吸道疾病的发生起到积极的预防作用。而且，这一冻，还可以避免因多穿衣而导致的体热出汗、汗液蒸发、阴津伤耗、阳气外泄，顺应了秋天阴精内蓄、阳气内收的养生需要。

值得老年人注意的是，“秋冻”看似简单，但如何“冻”得合理、“冻”得适时、“冻”得健康，也大有学问。

初秋暑热未消，还时不时地有几场“秋老虎”光临，虽然气温开始下降，却并不寒冷，是开始“秋冻”的最佳时期，最适合耐寒锻炼，无须急忙加衣，并可适当延长秋冻的时间。但是夜间入睡一定要注意盖好被子。秋天夜晚的寒气与夏夜的凉爽不同，人体在睡眠状态很容易感受风寒。

在日夜温差变化较大的晚秋，则切勿盲目受冻。晚秋常有强冷空气侵袭，以致气温骤降，此时若一味强求“秋冻”，不但对健康无益，而且对健康还有害，容易引发呼吸道和心血管疾病。此时应随时增减衣服，以防感冒。

就身体而言，体质较好的老年人适合多行“秋冻”。抵抗能力较弱的老年人，自身调节能力差，遇冷抵抗力下降，御寒能力减弱，身体很快就会发生不良反应，诱发急性支气管炎、肺炎等疾病，所以应注意随气温变化而添加衣服。有慢性疾病的病人也不宜进行“秋冻”，尤其是患有慢性支气管炎、支气管哮喘、冠心病、高血压者。寒冷刺激会使支气管和血管痉挛收缩，导致患者旧病复发，引发哮喘、心绞痛、心肌梗死和中风等疾病。

“秋冻”不仅停留在穿衣上，适当锻炼对增强体质也极有好处。但无论何种活动，都要注意一个“冻”字，切勿搞得大汗淋漓，以防寒气通过因为排汗而扩张的表皮毛孔进入身体。当周身微热，尚未出汗时，即可停止。如果决定进行冷水浴锻炼，应在整个秋天坚持，不要间断。

金秋十月，六类疾病多预防

金秋十月，天气转凉，昼夜温差加大，是多种疾病的高发期。老年人由于脏器老化，功能减退，适应性差，抵抗力弱，更易发病。因此，要重视疾病预防。

1. 伤风感冒

从 10 月下旬开始，由于气温下降，患伤风感冒的老年人将增多。研究认为，在气温下降和空气干燥时，感冒病毒的致病力增强。当环境气温低于 15℃时，老年人上呼吸道抗病力则下降。可见，着凉是伤风感冒的重要诱因，老年人要适时更衣，加强锻炼，增强体质。

2. 中风

研究认为，10 月末至 11 月初是高血压病发作的第一个高峰期，据临床统计，90% 以上的中风病人有高血压病史。由于此时正是气温低、气压高的阶段，所以中风病人会明显增多。因此，预防中风，要重视高血压等原发病的治疗，做好家庭急救与护理。

3. 胃病复发

据临床统计，10 月份是慢性胃炎和胃、十二指肠溃疡病复发的高峰期。主要原因是，气温下降，人体受冷后血液中的组胺酸增多，胃酸分泌增加，胃肠发生痉挛性收缩，抵抗力随之下降，导致胃病复发。因此，老年人日常膳食应温软易消化。

4. 老年慢性支气管炎复发

10 月份，随着天气转凉，老年人容易引起上呼吸道感染。据统计，老年慢性支气管炎病人感冒后 90% 以上导致急性发作。因此，要注意采取综合措施，积极预防感冒；还要科学调理饮食、合理药物防治，改善老年人居室环境，避免烟尘污染，保持室内空气流通、新鲜。

5. 哮喘病复发

哮喘病人对于 10 月份的气温、湿度等气象要素的变化极为敏感，而抵抗力弱容易引起上呼吸道感染而诱发哮喘。另外，食物和空气中的过敏物质大量增加也是该病易发的重要原因。因此，首先要弄清引起老年人哮喘发作的致敏源，尽量避免与之接触。

6. 肺炎

临床资料表明，在10月份老年人肺炎的发病率和死亡率一般会骤然增高。中医认为，这是秋燥伤肺所致，具有起病隐匿、症状不典型、病情变化快、并发症多、死亡率高的特点。因此，要早发现、早治疗、早预防。

寒冷冬令，保养六宜

（1）宜多食粥：冬季饮食宜温热，晨起应多食热粥，特别是羊肉粥、糯米红枣百合粥、八宝粥、小米牛奶冰糖粥等。

（2）宜早入睡：冬日阳气肃杀，夜间尤甚，易侵袭人体，故应早卧迟起，早睡以养阳气，迟起以固阴精。即使坚持早晨锻炼，也要稍比春夏晚起。

（3）宜防疾病：冬季寒冷多变的气候，易诱使慢性病复发或加重，如支气管哮喘、慢性气管炎、支气管扩张等，还易刺激心肌梗死、中风的发生，使血压升高，溃疡病、风湿病、甲亢、青光眼等症状加剧。因此，老年人在冬季应注意防寒保暖，特别是避免大风降温天气对机体的不良刺激。

（4）宜水量足：冬日虽排汗、排尿减少，但大脑与身体各器官的细胞仍需水分滋养，以保证正常的新陈代谢，使皮肤润滑，更有弹性。一般每日补水不应少于2000 ~ 3000毫升。

（5）宜多锻炼：冬季不可整天躲在室内，在力所能及的情况下应坚持每天锻炼，这对增强体质、防病保健大有裨益。

（6）宜空气好：冬季老年人70% ~ 80%的时间在室内度过，而冬季室内空气污染程度比室外严重数十倍，切不可多人在一密室内玩乐，应注意常开门窗通风换气，或在室内放一台小型高效负离子发生器，以清洁空气，健脑提神。

冬寒抗病的五个小窍门

冬天气候寒冷，老年人很容易感受外邪、风寒，引起感冒、鼻炎等上呼吸道疾病感染；冬天干燥的气候，还常常使老年人上火、便秘、消化不良。因此，抗病防寒是老年人安全保健过冬的首要任务。

这里介绍5个抗寒防病的小窍门。

1. 常喝白开水

冬天气候干燥，老年人极易缺水，常喝白开水，不但能保证机体的需要，还可起到利尿排毒、消除废物之功效。

2. 常喝枣姜汤

用大枣 10 颗、生姜 5 片煎茶，每晚服用一次，能起到增强老年人的抗寒能力，减少感冒及其他疾病的作用。

3. 坚持冷水洗脸

可增强老年人耐寒、抗病的能力，起到预防伤风、感冒之目的。

4. 床头常放柑橘或薄荷油

柑橘性温，散发出来的强烈气味可祛除病毒。床头摆柑橘，可预防上呼吸道疾病；睡前吃几瓣橘子，能化痰止咳。

用薄荷油一小瓶，置于枕头边，用漏气的瓶塞盖好，让薄荷气体慢慢散发，也有治头痛、鼻塞之功效。

5. 夜卧桑菊枕

冬桑叶和秋菊可清目醒脑治感冒，用其作枕芯，能使老年人头脑清新，入睡适意，也能防治感冒。

纠正老年冬养的六个错误观念

错误观念一：戴口罩可以抵挡住寒气

鼻黏膜里有丰富的血管和海绵状血管网，血液循环十分旺盛，当冷空气经鼻腔吸入肺部时，一般已接近体温，所以无须戴口罩挡寒。而且人体的耐寒能力应通过锻炼来增强，若依赖戴口罩防冷，反而会使身体变得娇气，更容易患感冒。

对于抵抗力差的老年人，外出为防寒保暖可以戴围巾、手套，穿暖和一些的鞋子或垫个厚点的鞋垫，这些都比戴口罩挡寒更健康和实用。

错误观念二：蒙头睡觉感觉比较暖和

有些老年人习惯把头蒙在被窝里睡觉，感觉上暂时可能会暖和些，但被窝里的氧气会越来越少，二氧化碳和不洁气体却越积越多，所以蒙头大睡以后，经常会感到昏昏沉沉的，全身疲乏无力。

错误观念三：用热水洗脸会让自己感觉温暖一些

老年人一般比较怕冷，习惯于冬季用热水洗脸，但是，冬天，人的面部在冷空气刺激下，汗腺和毛细血管都呈收缩状态，当遇上热水时会迅速扩张，热量散发后，又恢复低温时的状态。毛细血管这样一张一缩，容易使人感觉面部皮肤紧绷干燥。

因此，正确的方法是：最好能用冷热水交替洗脸，这可以逐渐加快皮肤的血液循环，还能起到如同按摩的作用。

错误观念四：饮酒可以御寒

数九严寒，即使平时不善饮酒的老年人，也喜欢在和家人团圆或与朋友聚会时饮酒，觉得窗外大雪纷飞，屋内每个人都喝得暖融融的既浪漫又惬意。

事实上，刚饮酒后的确会使人有浑身发热的感觉，这是酒精促使人体散发原有热能的结果。但酒劲过后，因大批热量散出体外，反而会使人浑身起鸡皮疙瘩，导致酒后寒。而且，如果刚喝过酒后就出门，更容易因外冷内热引起感冒着凉。

错误观念五：进门马上烤暖气或烤火取暖

从寒冷的室外回来，手脚冻得冰凉，很多老年人习惯马上把手脚放到暖气上或在火炉边取暖，这样其实会造成更严重的冻伤。这是因为，手脚在长时间受凉后，血管收缩，血流量减少，此时，如果马上近距离取暖，会使血管麻痹、失去收缩力，出现动脉瘀血、毛细血管扩张，渗透性增强，局部瘀血，更容易形成冻疮。

正确的做法是：冰冷的手脚只能轻轻揉搓，使它们慢慢恢复正常温度。

错误观念六：皮肤总是感到干燥瘙痒，不得不抓挠

冬天的干燥多风很容易使老年人皮肤上的水分快速流失，缺水的肌肤也就经常会起皮屑和发痒，而对付皮肤瘙痒，很多老年人习惯用手去挠，但这样做却会更加刺激原本已经很干燥的皮肤，使脱屑情况加重，甚至引起皮肤继发感染。

正确的方法应该是：多喝水，多吃新鲜蔬菜、水果，少吃酸辣刺激性强的食物，少饮烈性酒；勤洗澡，可以在洗澡时用滋润功效强的浴液，并在洗澡后身体皮肤上的水分未干时抹些润肤乳液。

老祖宗的养生绝学

少什么都不能少了“元气”

元气，指人体的内气、大气、真气。现代医学证实，“气”是人体的一种物质，作用于新陈代谢。

一个人元气的强弱，一方面取决于先天遗传基因，比如父母的健康状况、胎儿的孕育过程等；另一方面取决于后天的保养和锻炼。其中，后天因素起决定性作用。

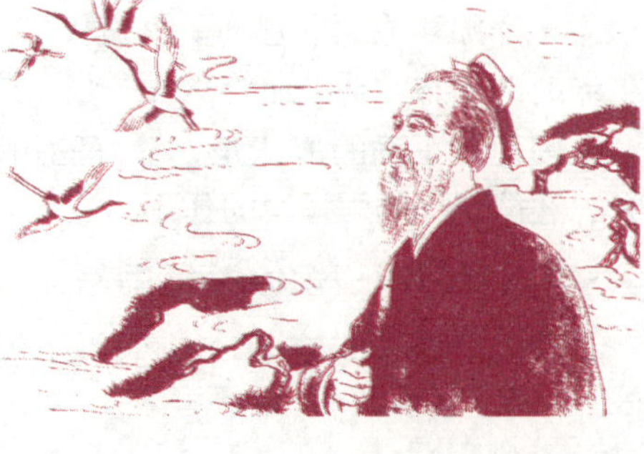

一个人在生命进程中，其身体元气不可能始终如一，遇到灾病就会伤害元气，乃至随着年龄的递增，老年人的元气会逐渐减弱。而老年人如何尽可能地恢复和保持元气，尽管各人情况不同，但不外乎三个途径：

（1）要“内气”畅通：即加强心理素质的锻炼：克服“忧气”，切莫忧伤过度，以保持豁达的心境；克服“躁气”，消除不安情绪，做到

心平气和；克服"闷气"，设法释放或缓解；克服"怒气"，发怒使人伤肝，加快心率，气阻色凝。总之，不管哪种"气"，淤积于胸都会有损健康。

（2）要"外气"辅助：主要通过形体锻炼，增进"内气"生成，如按摩、导引、拳术、气功等。按摩，即循行一定的经穴，用按压、揉摩、捏推等手法作用于人体；导引、拳术是让四肢百骸做各种屈伸俯仰运动；气功则是将内气运行于身体各部位，从而达到疏通经络、理气抗病的效果。

（3）采用药物：也是恢复与强化元气的一条捷径，尤其是传统中药，许多药理成分可以达到舒筋活血、顺气生精的神奇功效，可谓采万物之灵气来滋养人体之元气。

养生"九字诀"，不学就是损失

一德

明代养生家吕坤说："仁可长寿，德可延年，养德尤养生第一要也。"

二字

宋代文学家苏东坡认为，生在于"安""和"二字。"安"即静心，"和"即顺心，"安则物之感我者轻，和则我之应物者顺"。

三戒

孔子曰："君子有三戒。少之时，血气未定，戒之在色；及其壮也，血气方刚，戒之在斗；及其老也，血气既衰，戒之在得。"

四法

明代医学家万密斋指出："养生之法有四：一曰寡欲，二曰慎动，三曰守时，四曰却疾。"

五知

宋代周守忠说："知喜怒之损性，故豁情以宽心；知思虑之销神，故损情而内守；知语烦之侵气，故闭口而忘言；知哀乐之损寿，故抑之而不有；知情欲之窃命，故忍之而不为。"

六节

明代医学家江绮石说："节嗜欲以养精，节烦恼以养神，节愤怒以养肝，节辛勤以养力，节思虑以养心，节悲哀以养肺。"

七食

清代养生家石成金指出："吃食之法，大略饭食宜多，肉类杂味宜少；食宜早些，不可迟晚；食宜缓些（缓缓地咀嚼），不可粗速；食宜八分，不可过饱；食宜淡些，不可厚味；食宜温暖，不可寒凉；食宜软烂，不可坚硬；食毕再饮茶两三口，漱口齿，令其净。"

八乐

石成金的"八乐"是：静坐之乐，读书之乐，赏花之乐，玩月之乐，观画之乐，听乐之乐，狂歌之乐，高卧之乐。

九思

孔子曰：“君子有九思：视思明，听思聪，色思温，貌思恭，言思忠，事思敬，疑思问，忿思难，见得思义。”

将“坐卧立行”进行到底

人的体态可分“坐、卧、立、行”四种基本体态，其正确与否，无时无刻不在影响着人的健康。随着年龄的增长，人体的骨骼渐趋疏松，肌肉组织的弹性和韧性也都有明显的下降，难免呈现出一种“老态龙钟”的模样。老年人若能注意保持正确的体态，不仅可以永葆健康之美，也是养生不容忽视的重要内容。

1. 坐姿

老年人坐着的时间较多，无论是端坐、靠坐，还是伏案而坐，都应选择正确的体态，否则极易导致脊柱弯曲、肩部不适或肌肉劳损等症状的出现，甚至酿成某些内脏器官的疾患。

老年人在入座时，要注意动作轻缓、平稳，上身保持正直，以使躯干两侧受力平衡。上肢宜放松，两手采用自然习惯的姿势，下肢宜自然屈曲，双脚并拢。不要养成长时间架“二郎腿”的习惯，否则会造成双腿麻木，影响正常的血液循环。

2. 卧姿

右侧卧能减轻对心脏的压迫，有利于肠胃蠕动。睡眠时，脚勿空悬或放高处。心衰及咳喘发作的老年人，宜取半侧位或半坐位，同时用枕将后背垫高。

3. 行姿

如今不少老年人喜爱散步锻炼，也收到了比较明显的健康效果。

正确的走路姿态应是：头抬起，肚子别向前挺，臀部缩拢，两脚平行，脚尖向前，两臂前后摆动，步幅适中，走起来均匀有力；行走时腹肌有节律地收缩，膈肌上下运动加强，会使肺功能增强，促进血液循环，调节神经系统功能，使人感觉轻快、舒适、无痛楚。

4. 立姿

立姿是检验老年人活动能力和精神状态的一个重要标准，是不容忽视的。站立时宜保持自然和平稳的状态，上肢下垂，挺胸收腹，下肢用力均匀且不宜固定在某一侧。不少老者需借助手杖来增加稳定性，此时仍应将重心置于两腿上，不宜弯腰将体重通过上肢移到手杖上。

十二时辰养生

（1）卯时（5～7时）：见晨光即披衣起床，叩齿300次，转动两肩，活动筋骨，然后将两手搓热搓鼻两旁、熨摩两目六七遍，将两耳揉卷五六遍，再以两手抱后脑，手心掩耳，用食指和中指击脑后24次，然后去室外打太极拳或练其他导引术。

（2）辰时（7～9时）：起床健身后饮一杯白开水，用木梳梳头百余遍，有醒脑明目的作用。洗脸漱口，吃早餐。早餐宜食粥，宜淡素，宜饱。饭后徐徐行走百步，边走边以手摩腹，老年人脾胃虚弱，轻微活动和按摩腹部可促进肠胃蠕动、增强消化。

（3）巳时（9～11时）：或读书，或理家，或种菜养花。疲倦时即闭目静坐养神，或叩齿咽津数十口。不宜高声与人长谈，因为说话耗气，老年人本来气弱，所以须"寡言语以养气"。

（4）午时（11～13时）：午餐应美食，不是指山珍海味，而是要求食物暖软，不要吃生冷坚硬的食物。只吃八分饱。食后用茶漱口，涤去油腻，然后午休。

（5）未时（13～15时）：或午眠，或练气功，或邀友弈棋，或看报浏览时事，或做家务。

（6）申时（15～17时）：或读名人诗文，或练书法，或去田园绿地散步，或观落霞。

（7）酉时（17～19时）：晚餐宜早、宜少，可饮酒一小杯，不可至醉。餐后漱口，涤去饮食之毒气残物，以利口齿。用热水洗脚，有降火、活血、除湿之功效。

（8）戌时（19～21时）：轻微活动后安眠，"睡如弓"。先睡心，后睡眠，即睡前什么都不想，自然入睡。

（9）亥时、子时（21～1时）：安睡以养元气，环境宜静，排除干扰。"睡不厌蹴，觉不厌舒"，即睡时可屈膝而卧，醒时宜伸脚舒体，使气血流通，不要只固定一种姿势。

（10）丑时、寅时（1～5时）：为精气发生之时，人以精为宝，宜节制房事，但也不宜强制。

行之有效的"十六宜"

（1）面宜多搓：两手搓面，可使面部血液通畅，面色红润有光泽。

（2）发宜多梳：用十指或梳子梳头发，可以使头脑清醒，疲劳消除。

（3）目宜常运：闭目，双眼球左旋右转各四遍，闭目片刻，忽大睁开，可清肝明目。常做眼保健操也有同样的作用。

（4）耳宜常护：以两手掩耳，低头仰头5～7次，能使头脑清静，去除杂念，并能除头晕之疾。

（5）齿宜常叩：每天清晨睡醒之时，叩齿36遍，可使牙齿坚固。

（6）口宜常闭：每日经常闭口调息。舌舔上腭，呼吸均匀和缓，可使人体气和通畅，津液自生。

（7）津宜常饮：平时口中有津液（唾液），应随时咽下，可健脾胃，助消化。

（8）肛宜常提：随鼻吸气，经常做提肛动作，稍停，即缓慢呼气，常做有益健康防病。

（9）心宜常静：经常保持头脑清静，排除杂念，可调气养神。

（10）神宜常存：经常保持神志安宁，情绪舒张，不过度思虑，无烦恼忧怨，保持乐观开朗情绪，可少生七情之患，使身心健康。

（11）背宜常暖：背部为肾脉之所居，是膀胱经之所在。人感受的风寒，多从背部起始，保持背部温暖，可以预防感冒，固肾强腰。

（12）腹宜常摩：进食后用手摩腹，可助消化，治疗腹胀、便秘。

（13）胸宜常护：经常用手按摩胸部，可宽胸理气，增强心肺功能。

（14）囊宜常裹：以两手紧兜外肾（阴囊），闭口调息，可养肾气，固肾强腰。

（15）言语宜少：多言则耗气，缄默则养气，故言不宜过多。

（16）皮肤宜常干沐：两手搓热，常搓擦周身皮肤，状若沐浴，可使周身气血通畅，舒筋活血。

人体“四梢”很重要

人体的“四梢”，即筋之梢为手脚指甲，肉之梢为舌头，血之梢为头发，骨之梢为牙齿。人一过花甲之年，“四梢”定是筋肉萎缩、骨骼松弛、头发花白、筋梢回抽、背弯腰痛。只有坚持合理锻炼，再适当加强营养，才能推迟衰老，延年益寿。

①老年人散步时，要注意两脚行走以趾抓地，这样能起到舒筋活血的作用。

②人到老年，舌头自然发硬，说话不灵活，此系肌肉萎缩之缘故。为此，老年人的舌头要经常做吞吐锻炼，长期坚持，谈吐也就能灵活自如了。

③老年人牙齿多数损坏不正，因此，在锻炼时应做少刚、多柔之运动，适当补钙，如鱼类、虾皮或瘦肉、骨头汤等。

④人老发白，多是血黏度过高，流速较慢，血液难以充足末梢之故。老年人要想血液新鲜，须锻炼身心，引气催血。

摩擦防老

梳浴是从中国古老的“摩擦皮肤健身术”变化而来的。梳浴能清除体表老化的组织细胞，使汗腺、皮脂腺排泄通畅，还能促进皮肤的血液循环，增强体质，提高防寒抗病的能力。最近科学家对200位坚持摩擦的老人进行调查之后发现，他们比同龄不做摩擦的人，生理年龄平均年轻6～7岁，几乎不感冒。

梳浴一般按如下步骤进行：

①泡浴，须配合深呼吸，使身体进入完全放松状态。

②站出浴缸休息片刻，由于脱离了水压的作用，血液流向全身各个部位，人体新陈

代谢更为活跃。

③将身体再次浸入40～50℃的热水中，时间为4～5分钟，做一些扭腰、转体、屈膝等动作。

④离开浴缸1～2分钟后，可选用长柄梳子开始梳浴身体，从远离心脏的部位开始，不能用力梳的部位可用毛巾擦拭，脂肪堆积的部位应重点梳理。

⑤梳理完毕，再进行一次水浴，以使皮肤爽洁。

切忌"五久"

《外台秘要》云："人欲小劳，但莫久劳疲极也，亦不可强所不能堪耳。"老年人更应以"劳而不倦"为度，切忌"五久"。

1. 忌久坐

"久坐伤肉"。中医认为，脾主肌肉、四肢，久坐则脾气不健，水谷精微难以运化传输，反使肌肉松弛，肌纤维萎缩，四肢倦怠，机体软弱无力，食欲减退，步履艰难。久坐不动，气机运行和血液流通受阻，易患慢性消化道疾病，以及腰肌劳损、痔疮、冠心病等。因此，老年人切忌久坐，坐一段时间后，要有意识地起来散散步，活动活动四肢。

2. 忌久卧

"久卧伤气。"适宜的睡眠是最重要的休息方式。但若长时间卧床，容易造成精神不振、身倦无力和动则气喘的气虚症。古人云："凡睡至适可而止，则神宁气足，大为有益。多睡则身体软弱，志气昏坠。"所以，老年人切不可没事躺卧不起。

3. 忌久立

"久立伤骨。"老年人气血运行本已减弱，全靠动静结合来调节平衡、维系健康。如果站得时间过长，会影响气血运行，使部分组织、细胞的营养失调，气滞血凝，发生下肢静脉血液回流不畅，引起腿软、足麻、脚背浮肿，还容易引起下肢静脉曲张和腰膝关节发炎等疾病。所以，老年人应站站、坐坐、走走相结合。

4. 忌久视

"久视伤血。"眼受血而能视，五脏之精上注于目，乃能照明万物。人到老年眼本已昏花，倘过度使用目力，轻则两目疲劳，重则导致眼疾。中医认为"目属肝"，"肝藏血"，久视则会伤血耗气，引起肝血不足，目失所养，产生头晕心悸、两目干涩、视物不清，甚至发生夜盲症等。因此，老年人看电影、看电视、看书报，时间都不宜过长，应每隔一定时间就闭目养神一会儿，以防视觉疲劳。

5. 忌久行

"久行伤筋"。足受血而能行，人的行走以气血两类物质为基础，还须调动脑、心、肌肉和筋骨的功能作用。步行是人类最基本的运动，适当的行走有利于气血流动，畅达气机，活动关节，祛病防老。但若不顾年迈体弱而长时间进行步行锻炼，跋山涉水，超越应有的负荷，不仅有损气血，还会损伤各组织器官，容易发生脚筋扭伤、脚痛、膝关节痛，或跌倒甚至引发心脏病、脑血管意外等，故老年人也不宜久行。

经得起检验才是好方法

日常勤看“生物钟”

生物钟又称人体生物规律，如果老年人的一切活动都与生物钟的运转合拍、吻合，就能够延年益寿，这就叫生物钟养生法。每个人都有自己的“生物钟”，如果老年人长时间改变自己的生活节律，就会改变体内激素分泌量，导致神经紊乱，体内生物钟必然受到影响。因此，老年人要尽可能顺应标志人体内部规律的“生物钟”。

（1）最佳起床时间：早晨5～6时是人体生物钟的“高潮”，体温升高，此时起床会全身轻松，精神爽快。

（2）最佳晒太阳时间：以上午8～10时和下午4～7时为宜。此时日光以有益的紫外线A光束为主，可使人体内产生维生素D，从而增强人体免疫能力和防止骨质疏松的能力，并减少老年人动脉硬化的发生。

（3）最佳开窗通气时间：以晨起太阳升起时、上午10点、下午3点为佳，因此时空气中尘埃少，空气中含氧量最高。

（4）最佳用脑时间：上午8时大脑具有严谨周密的思考能力，上午10时精力充沛，下午2时反应敏捷，晚上8时记忆力比较强。大脑的推理能力在白天12小时内逐渐减弱。

（5）最佳午休时间：以午后1时为最佳，此时人脑的活动能力自然下降，容易入睡，消除疲劳。

（6）最佳锻炼时间：冬春季的早晨6～7时不宜锻炼，夏秋季的早晨5～6时空气清新，气候凉爽，是锻炼的好时机。平时上午9时和下午4时做做健身操，对健康有益，因为此时肌肉温度高，黏滞性最小，关节最灵活。

（7）最佳洗澡时间：晚上临睡前洗澡，能使全身肌肉、关节放松，助您安然入睡。

（8）最佳睡眠时间：人体生物钟在晚上10～11时会出现一次“低潮”。因此，最佳的睡眠时间是晚上9～10时。如果晚上11时还未入睡，那么过了12时入睡就比较困难了。

养生还须“朝三暮四”

早晚养生对老年保健和某些疾病的预防有着重要作用。现代养生学认为，早晨应做好三件事，傍晚应做好四件事，为了便于记忆，姑且称之为“朝三暮四”养生法。

1. “朝三”：做一套呼吸操，饮一杯温开水，吃一份水果

（1）做一套呼吸操： 老年人清晨醒来后，莫急忙起床，应先在床上做 50 次逆式呼吸。吸气时，提肛、缩阴、收腹、扩胸；呼气时，缩胸、松腹、松肛，悠长自然，一气呵成。既可吐出一夜积聚的浊气，又可获得一口清新的氧气，还能因提肛缩阴而有效防治前列腺肥大，促进尿液通畅。

（2）喝一杯温开水： 起床伊始，先喝 300 毫升温开水补充夜间丢失的水分，使血液稀释，有利于预防血液黏稠和引发心脑血栓形成。

（3）吃一份水果： 早饭前空腹吃一份水果，约 50 克的苹果、柑橘或西红柿等，有益于补充一天中体内所需的维生素、矿物质和抗癌、抗血管硬化物质。

2. “暮四”：做1小时运动，喝一杯鲜奶，饮一杯开水，来一杯葡萄酒

（1）运动 1 小时： 清晨是心脑血管病较易猝发的高峰期，潜伏着很大的危险，不如安排在傍晚做 1 小时散步等健身运动更安全有益，且有促进睡眠的作用。

（2）喝一杯鲜奶： 鲜牛奶不仅是营养佳品，还有预防中风、补钙和预防胆结石的作用。而牛奶的最佳饮用时间和数量，是睡前喝 300 ~ 500 毫升。

（3）饮一杯开水： 临睡前喝一杯水，可以预防夜里血液因失水而黏稠，与早晨那杯水在预防心脑梗死上的作用是相同的。

（4）来一杯葡萄酒： 美国和加拿大心血管病专家最近研究发现，饮用包括葡萄酒在内的各种含酒饮料（含酒精 20 克），可以在最初 20 分钟起，使血小板血栓形成减少 57%，而且其抗血栓作用可持续 6 小时以上。据此研究，老年人睡前饮酒（高血压病人例外），对在夜间和清晨容易多发的心血管病有预防作用。

除旧迎新的五个“不如”

1. 拒食不如择优

营养学家将脂肪食物分为三类：第一类会大量增加人体胆固醇含量，如各种畜肉及其制品、奶油与奶酪中的脂肪等，应少吃或不吃；第二类对胆固醇含量影响甚微，如鸡肉、蛋类、甲壳类动物脂肪；第三类是能够降低胆固醇、保护心脑血管的脂肪，如橄榄油、玉米油和大豆油以及鱼肉脂肪等。对于老年人，第二、三类脂肪食物是最佳选择。

2. 饮茶不如吃茶

饮茶虽然也可摄入不少养分，但浪费也不少。若将茶叶研成碎末，混合在多种原料中制成食品享用，将茶叶中不溶于水的营养物质也能全部摄入体内，便大大提高了茶叶的利用价值。

3. 减肥不如保持体重

除了少数体重特别超重的老年人确需减肥外，大多数老年人应慎重对待减肥。最新研究表明，没什么比体重忽增忽减更糟糕的，与其连续不断节制饮食，还不如保持稳定的体重，这样更有利于健康，老年女性尤应如此。

4. 百练不如一走

对老年人来说，散步是最佳运动。晨起散步，可增加肺活量，净化脏腑；喝水后散步，可利用水的振荡作用净化肠胃；饭前 45 分钟散步，有利于减轻体重；睡前 1 ~ 2 小时散步，可安神定志，防治失眠。

5. 百听不如一唱

人体某些肌肉（如四肢骨骼肌）可以通过体育锻炼得到增强，而内脏平滑肌却无法随锻炼来改善，唯有声音可以到达这些肌肉。唱歌既可以使音波传入脏器，引起平滑肌的振动而增强心、肝、肾等脏器的功能，还可以通过声带振动扩张肺部，兴奋胸肌，增加肺活量。所以，老年人应多多练习唱歌或唱京剧等戏曲。

四妙法养生有奇效

目前，国内外医学家推出了许多新型的养生妙法，值得老年朋友们借鉴。

1. 冥思疗法

冥思疗法能使人体产生积极的生理机能变化，如血压下降、心率减慢、血糖降低等。

具体方法是：不受任何干扰，不可半途而废；坐在舒适的椅子上，闭目入静，想 30 分钟让您非常高兴的任何事情；然后不间断地默念毫无意义的数字，大约 20 分钟，然后合眼静坐。这种疗法空腹时进行最好。

2. 阅读疗法

阅读疗法是通过阅读书画报刊来治疗的一种方法。幽默的语言、精彩的情节或新鲜的趣闻都会令老年人陶醉，于是，紧张的情绪自然舒缓，因病痛所产生的焦虑明显减轻，战胜疾病的信心得以增强。此疗法对结核病、肿瘤、精神病等效果更佳。

3. 指压疗法

指压疗法是以拇指掌面在患者体表皮肤上施以垂直压力作用于较深的肌肉组织，可直透至骨。操作时，一般最常用的是大拇指，施力面为手指掌面，在施力时要求平稳地下压，不可用指尖压或前后左右滑动。在脸部和腹部施以震动治疗时，则以手掌压为好。这种疗法不仅可消除疲劳，治疗一些疼痛及功能性疾病，而且还可治疗某些器质性疾病。

4. 经络疗法

经络疗法是中医特有的一种疗法，主要是每天按摩身上的三个穴道：

一是合谷穴，此穴位于食指和大拇指之间的虎口部位，按摩合谷穴，对于头痛、牙痛、颈部酸痛等特别有效；

二是内关穴，此穴位于手臂内侧的手腕中央，经常按摩此穴可避免心脏病及气喘的发作；

三是足三里，位于膝盖外侧下方，主司肠胃道等消化系统。

若能每天按摩这三个穴道两次，每次各 5 分钟，就可保证五脏六腑健康运转。

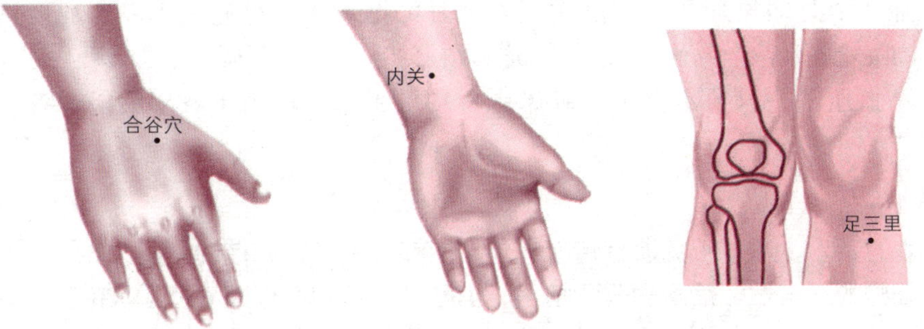

回归大自然，养生七情趣

（1）森林运动：老年人常到森林或公园、绿化区度假，可防治高血压、气管炎。

（2）踏石运动：赤足在卵石道上慢跑、跳舞或跳绳，可刺激足底经络、穴位，防治肾、胃肠、肝胆、膀胱的疾病。

（3）爬行运动：无人时在家中练爬行，可防治腰椎、心血管疾病及痔疮。

（4）退走运动：在公园、广场练退步走，可治腰背痛、含胸、驼背等，锻炼平衡能力。

（5）沙浴运动：在沙滩上沙浴，可防治神经衰弱、关节炎、高血压等病。

（6）生食行为：日常搭配些可生食的蔬菜、瓜果，可防治癌症、糖尿病、维生素 C 缺乏。

（7）喊叫行为：在空旷处大声喊叫，可防治精神抑郁症、焦虑症，扩大肺活量。

音乐+运动，神奇的医学疗法

众所周知，音乐可以陶冶身心，但却很少有人知道它也可以作为一种医学疗法来健身养生。音乐运动疗法，是一种在运动治疗的同时通过聆听音乐使患者的行为、感情及生理活动产生一定变化的治疗技术，具有良好的心理及生理调节作用。

音乐运动疗法，属自然疗法，取代了旧的单一的药物医疗的机制，符合新的医学模式，即药物、心理、社会医学模式。音乐运动疗法综合应用了音乐疗法与运动疗法两种治疗手段，以达到健身、养生、防病、治病的目的，对人类的健康长寿有良好的辅助作用。

生活中因心理因素引起多种疾病，对身体健康有很大的影响，经采用该疗法治疗，轻症3个月即见疗效，中度病症6个月可见效果，重症1年以上均可达到良好效果。如心理及精神障碍、慢性胃炎、结肠炎、月经不调、腰痛病、关节炎、心脏病、高血压等，只要不是绝对卧床患者均可采用，适用于各年龄段、各不同阶层的人。

1. 音乐处方

美妙的音乐，通过听觉器官传入人体，能够发生微妙和谐的同步共振，提高大脑皮层神经细胞的兴奋性，活跃和改善情绪，消除外界精神心理因素所造成的压力，还可通过神经和神经体液调节机制，促进血液循环，增强心脑肝肾等功能，增加胃肠蠕动和消化腺体分泌，加强新陈代谢等作用。

老年人在听音乐时，首先要以旋律优美清新的乐曲为最佳处方，音响应以不超过80分贝的轻音乐为最佳音量，在听觉上享受一种清雅宁心的感觉，并应根据每个人的不同病情、个人爱好情趣、性格特点，选择适合自己的乐曲。比如：

舒心：《江南好》《春风得意》《啊，莫愁》《蓝色的多瑙河》《意大利协奏曲》。

镇静：《塞上曲》《春江花月夜》《平沙落雁》《仙女牧羊》《小桃红》《姑苏行》等。

催眠：《二泉映月》《平湖秋月》《良宵》《烛影摇红》《军港之夜》《出水莲》《春思》《绿岛小夜曲》《仲夏夜之梦》、莫扎特的《催眠曲》。

解除忧郁：《喜洋洋》《春天来了》、西贝柳斯的《悲痛圆舞曲》、莫扎特的《b小调第十四交响曲》。

消除疲劳：《假日沙滩》《锦上花》《金水河》《矫健的步伐》、海顿的《水上音乐》、德彪西的《大海》。

增进食欲：《花好月圆》《欢乐舞曲》《快乐的啰嗦》、莫扎特的《嬉游曲》、泰勒曼的《餐桌音乐》。

便秘：莫扎特的《小步舞曲》、肖邦的《马祖卡舞曲》。

头痛：格什文的《一个美国人在巴黎》、贝多芬的《A大调抒情小乐曲》。

癔病：贝多芬的《田园交响曲》、门德尔松的《仲夏夜之梦》。

神经衰弱：比才的《卡门小组曲》、李斯特的《匈牙利狂想曲》。

2. 运动疗法

运动的最佳时间为晚饭后30分钟左右，运动极限以40～90分钟为宜，最佳的运动量为适度的运动，老年人可以在音乐的旋律中，根据自身的体质所承受的运动程度，任意选择适合自己的运动。比如，可以静心地欣赏音乐，随节奏自由自在地自由运动；也可以和大家在一起伴随音乐旋律欢歌起舞；还可以一边听音乐，一边散步、练太极拳、舞剑，等等，均可自行实施。

老年人实行音乐运动疗法，要注意应根据个人体质和欣赏水平酌情而定，在掌握好自身状况的前提下，只要是自己喜爱的音乐和爱好的运动，就随心所欲地去应用它，坚持下去定会得到意想不到的结果。

远离养生防老的四个误区

误区1：老年病等到老了才治

有些老年病，像冠状动脉或脑血管粥样硬化，其实早在人们40岁左右时，胆固醇等脂类物质就已经开始在动脉内膜下沉积，天长日久，越积越多。冠状动脉一旦严重狭窄或阻塞，即发生心绞痛或心肌梗死；一旦脑血管破裂，即发生中风。

如果到了老年才开始治疗，往往已经错过最佳时机。因此，必须学会防患于未然，即一切老年病须从中年就开始防治。每年体检一次，一旦发现有疾病征兆，应立即进行调整才是上策。

误区2：人老了体质全是虚

有不少人总认为老年人生理功能降低必定是虚，因此老年人都该补。其实，老年人纯粹是虚的人并不多，大多数是虚实夹杂，或是由虚致实，或是由实致虚。

比如，冠心病或中风患者就不是纯虚，有人是夹瘀，有人是夹痰，有人是夹温，有人是夹热。而瘀、痰、温、热都属实。根据“实则泻之”的原理，应该用泻不用补，反之不仅不利于健康，甚至还会促其早亡。

所以，老年人绝不能盲目进补，必须明确其虚实之轻重与主次，到医生处了解清楚自己的体质是属实还是属虚，或是虚实夹杂，或虚多一点，或实多一点，再施以补泻兼而有之的方法。

误区3：老年人胃口好是福

老年人胃口好，中医学称“脾胃健脑”，是长寿的象征。但如果跨过这一步，贪吃无厌则是走向了反面。例如，不少肥胖老人去看病，总爱笑嘻嘻地夸自己胃口好，什么都吃。结果，诊断下来，则不是脂肪肝、冠心病、脑供血不足，便是糖尿病、痛风等。而这些病都与饮食过量有关。

误区4：多逸少劳保健康

老年人不能太安逸，越安逸越不想动，就会气血越衰退，而越衰退就越不想动，这样容易造成一种恶性循环。

其实，天下万物都在动，动是绝对的，静是相对的。人的生命过程也不例外，人体内的肌肉当然是一种运动器官，但它又是一个巨大的能量储存与转移器官。肌肉中有大量肌糖元，越运动，肌肉越健壮，能量转换就越有效，寿命也就越延长。所以，老年人应多动手脚、多动脑，不要“坐”享清福。

七种害人不浅的生活习惯

有些老年人很注意养生保健，但在日常生活上却总是存在着一些“物极必反”的坏习惯，反而是影响长寿的最大因素。

坏习惯一：饿了才吃

许多老年人总是不按时就餐，且有相当一部分老年人不吃早餐，其理由之一是不饿。事实上，食物在胃中仅停留 4 ~ 5 小时，感到饥饿时胃内早已排空，胃黏膜这时会被胃液自我消化，引起胃炎或消化性溃疡。饮食规律、营养均衡是养生保健的物质基础。

坏习惯二：渴了才喝

平时不喝水，口渴时才饮水的老年人相当多，其实这为时已晚。渴了是体内缺水的反映，水对人体代谢比食物还重要，生理学家指出，每个老年人每天需饮水 1500 毫升左右。晨间或餐前 1 小时喝一杯水大有益处，既可洗涤胃肠，又有助于消化，促进食欲。据调查研究，有经常饮水习惯的老年人，便秘、尿路结石的患病率明显低于不常饮水的老年人。

坏习惯三：累了才歇

许多老年人误以为累了是休息的信号，实际上这已经是身体过度疲劳的表现。过度疲劳容易降低人体免疫力，使疾病乘虚而入。所以，老年人在连续忙碌一段时间后，一定要适当地休息或调整。

坏习惯四：困了才睡

困倦是大脑相当疲劳的表现，老年人不应等到这时才去睡觉。老年人只有养成定时睡觉的习惯，保证每天睡眠时间不少于 7 个小时，才能有效保护大脑，提高睡眠质量，维持睡眠中枢生物钟的正常运转，减少失眠。

坏习惯五：急了才排

很多老年人只在便意明显时才去厕所，这对健康极为不利。大小便在体内停留过久，容易引起便秘或膀胱过度充盈，粪便和尿液内的有毒物质被人体重吸收，可导致自身中毒。因此，老年人应养成按时排便的习惯，尤以晨间为好，以减少痔疮、便秘、大肠癌的发病机会。

坏习惯六：胖了才减

随着生活水平的提高，老年肥胖者日渐增多。导致肥胖的原因主要是进食过量，营养过剩，缺乏运动。而这几种诱因完全可以在老年人体重超标之前加以预防，如控制饮食，防止暴饮暴食，调整饮食，加强体育锻炼。

坏习惯七：病了才治

疾病应该以防为主，特别是老年人，等疾病上身时，已经对身体造成危害，并且很少能根治。所以，老年人平时就应该注意加强锻炼，提高自身抵御疾病的能力，发现疾病早期信号必须尽快就医，把疾病消灭在萌芽状态。

养生也要有个性，不要盲目赶时髦

随着生活水平的提高和发展，老年人开始普遍重视锻炼身体和养生，这本是件好事，但若盲目追风赶时髦，就值得警惕了。比如，有些老年人盲目相信报刊上介绍的知识，执着追求；有的老年人生搬硬套别人的经验，刻意模仿，而不考虑自己身体的具体情况。

这种赶时髦的养生倾向在体育锻炼方面的突出表现是：今天学这，明天练那，心里没个准谱。前些年"甩手操"曾大出风头；后来又分别追捧迪斯科、呼啦圈；接着又爆出个"香功热"，男男女女，摇之摆之，一度举目可见。在营养卫生方面的表现是：盲目服药，乱进补，从"鸡血疗法"到"红茶菌"，均是典型例证。

这种追风式的养生法，显然对老年保健养生极为不利，这已被无数实践所证明。养生要讲科学，顺其自然，结合自己的身体状况，走适合自己的路子。

报刊上的养生之道林林总总，有时甚至互相对立，所以决不能盲目胡信，生搬硬套。

至于一些长寿者各具特色的养生之道，互相对立的事更是屡见不鲜。

事实上，人体的差异性很大，对别人很有成效的做法，您拿来却未必行得通。所以，尽管报刊上介绍的知识、别人行之有效的经验都有一定的道理，但您却不应一一效仿，让其牵着鼻子走。如果不加分析就迷恋于某种养生之道，很有可能会步入养生的误区。

老年人养生的正确态度是：具体分析，辨证对待，结合实际，为我所用，走自己的路。比如，老年人强身健体的方式有很多，传统的如打太极拳、练健身气功、散步等，新兴的如打门球、跳交谊舞等。因此，只要认定其中一项，长期坚持下去，必见成效。同样，营养进补也必须从自身需要出发，缺什么，补什么，如果一味东施效颦，往往会适得其反。

平安“过坎儿”，长寿可期

现代科学证实，人的生命长河中确有一些应该提防的“危险期”，老年人适应能力下降，在“危险期”更应谨防意外，平安“过坎儿”。

（1）凌晨： 统计表明，这段时间的死亡率占一天时间段的60%，心血管疾病猝发事件高达70%～80%。高龄老人或心血管病人，清晨应缓慢起床，及早服药，补足水分，减少运动，心和气畅。

（2）月中： 人体的70%～80%都是由水组成的，在月圆时易受月球引力影响发生“潮汐反应”。特别是患有心血管疾病的老年人，农历十五是一个月中好发心脏病和中风的日子，应注意稳定情绪，避免剧烈活动。

（3）岁末： 人体生物钟之所以在此时“较劲”，是因为气候寒冷、岁末紧张、代谢和免疫功能障碍等，应注意调养。

（4）70～79岁： 老年人在这个年龄段，每月平均有两次健康问题。而80～89岁这个年龄段的老年女性，健康问题却与50～59岁年龄段的人一样稳定。由此可见，人欲高寿，70～79岁期间的保健至关重要。

（5）丧偶之后： 研究表明，丧偶半年之内是老年人的高死亡危险期，这期间的免疫功能只有其他时间的1/10，而居死亡首位的疾病是心脏病和中风。因此要注意以多种方式排遣和转移孤独、哀伤，并对身体进行一次全面检查，对心脑血管疾病应及早进行治疗。

向老寿星学习

84岁庄子长寿之道

远在两千多年前的战国时期，我国著名思想家、哲学家庄子，就认识到生老病死如同昼夜一样，是不可抗拒的自然规律。他以古人“不知悦生，不知恶死”的生死观为训，在生之年不寻欢作乐，空耗精力，也从不因为“老之将至”而畏惧死亡。庄子活到84岁，无疾而终，他的寿命比同时代的人平均寿命翻了一番多。

庄子的养生之术重在养心，主要表现在下述四方面。

1. 少私

庄子认为：“私”是万恶之源，百病之根。一个人如果私心满腹，遇事便会斤斤计较，患得患失，思想上终日不得其安，久之必致形劳精亏，积虑成疾，疲困不堪，必“殆而已矣”。只有剔除求名贪财之心，使精神宽慰，“可以保身，可以养身，可以尽年”。心底无私的人，才能胸怀宽大志远，不计较功名利禄。生活物质“取之有道”，才能够知足常乐，心怀坦荡，必获大寿。

2. 寡欲

庄子认为：“人欲不可绝，亦不可纵”，纵欲必招祸染病。一个人如果抑情欲，就不会欺男霸女，损肾伤尊；节食欲，就不会谋财害命，贪吃伤身；寡权欲，就不会投机钻营，逢迎伤神。“多行不义必折寿”，只有做到知其荣、守其辱、安其身、图其志、创其业、洁身自好的人，才堪称大丈夫、伟男人。

3. 清静

庄子认为静默祛病。如果一个人终日躁动不安，思想不能逸息，定会心力交瘁，百病丛生。他提倡，凡有志于养生者，都应当磨炼自我控制的能力，要善于在纷乱的环境中保持自我放松，自我稳定，做到轻松自如。为此，他首创了以“头空、心静、身松”为要领的“静坐功”。

4. 豁达

庄子认为，“安时而处顺，哀乐不能入”，主张处世要乐观。他曾形象地比喻说：水泽里的野鹤，十步一啄，百步一饮，逍遥自得，悠闲自如，因而得以保生；而笼中之鸟虽然饮食充足，但有翅难飞，蹦跳不能，成天低头不鸣，无精打采，因此难以全生。一个人长期禁锢于自己设置的精神枷锁之中，必然会忧愁苦恼，“病由心起”。

85 岁陆游修身法则

宋代伟大的爱国诗人陆游，一生三次罢官累遭打击，但仍坚决抗金，毫不动摇，可以说历尽坎坷，饱经风霜。然而他却活到了85岁，且耳不聋，眼不花，还能到山间采药草，这在古代文人中可谓高寿了。他在晚年曾作诗云：“养生如艺树，培植要得宜。”陆游的许多养生诗，对现代人的修身养性亦颇有裨益。

1. 心胸豁达

陆游青年时就胸怀远大志向，尽管一生流离颠沛、穷困潦倒，也仍然是“莫厌相逢笑开口”，始终保持乐观的生活态度。

2. 生活规律

吃饭“少饱则止”，饭后坚持散步，读书定时，起居有常。他提倡起床后梳头，晚上睡前洗脚更是他的乐趣，并养成了良好习惯，有诗为证：“老人不复事农桑，点数鸡豚亦未忘，洗脚上床真一快，稚孙渐长鲜烧汤。”

3. 饮食清淡

陆游崇尚俭朴，甘于淡泊，食求清淡，“老无声色娱，戒惧在饮食”。追求“怡然气貌渐还婴，淡饭粗茶过此生。”陆游喜吃蔬菜，菜肴以素为主，芹菜、山药、萝卜等都是他喜爱的菜谱，在诗中称“食常羹芋已忘肉。”

陆游更以粥为养生妙品，他作诗道：“世人个个学长年，不悟长年在目前。我得宛丘平易法，只将食粥致神仙。”陆游三餐皆食粥，有淡粥、菜粥和豆粥，他认为豆粥味道最好。陆游食粥之法甚为独特，他有时早晨起身后，无所事事，只管食粥，吃饱了又卧床安睡。“粥罢重投枕，灯残起读书”，便是他生活起居的写照。

4. 坚持锻炼

陆游推崇“流水不腐，户枢不蠹”的哲理，平常“整书拂几当闲嬉，时取曾孙竹马骑，朝夕小劳君会否？户枢流水即吾师。”所以，陆游年轻时就注意锻炼身体，到了老年仍坚持参加体育活动。坚持“不动成累卧，微劳学鸟伸。呼童按摩罢，依壁久伸余。拳拳奉天里，坦坦息心机”。

陆游深喜按摩、学剑、气功，并获益匪浅。他坚持一天数次自我按摩；学剑几十年，48 岁时仍能“射猎深山，亲刺猛虎”；他还坚持气功锻炼。

5. 多劳动

陆游七八十岁时还能从事扫地、整理卧室、种草养花等力所能及的劳动，既锻炼了身体，又增添了生活情趣。他在《种百合》中说道：“方兰移取遍中林，余地何妨种玉簪。更乞两丛香百合，老翁七十尚童心。”

他还把每天扫地作为健身必修的一课，“一帚常在傍，有暇即扫地。既省课童奴，亦以平血气。按摩与导引，虽善亦多事。不如扫地去，延年直差易。”执帚扫地，既清洁了生活环境，又活动了筋骨血脉，这比专门按摩与导引，确实不知要胜过多少。

101 岁药王孙思邈的养生理论

孙思邈是我国唐代著名医学家，他长期居住民间，研究医学，为民疗疾，采种中药，著书立说，因此，被人们尊称为“药王”。孙思邈提倡养生、食治、怡老，并身体力行活到了 101 岁，他的养生心得主要有四条。

1. 食养、药治并重

孙思邈指出：“安身之本必须于食，救疾之道惟在于药。不知食宜者，不足以全生；不明药性者，不能以除病。”

在饮食调养方面，他主张饮食宜清淡，少吃荤、腥，忌吃生、杂食物。他“先饥而食”“食欲数而少”，认为少量多餐有益健康。同时，还把服食具有滋补和防治老年病作用的植物作为养生的措施之一。

2. "常欲小劳"

孙思邈主张"养性之道，常欲小劳"，即要时常劳动、运动，但又不要"过劳"。因此他把按摩、导引、摇动肢节等全身运动作为养生的重要内容。

3. 抑情节欲

孙思邈认为情欲过度是罹疾早衰的重要原因之一，提倡要做到"十二少"，即"少思、少念、少欲、少食、少语、少笑、少愁、少乐、少事、少怒、少好、少恶行"，其中"少欲""少食""少怒"等都是与现代养生观念相符合的。

4. 重视环境居处

在居住方面，孙思邈强调要"背山临水，气候高爽，土地良沃，泉水清美"，"山林深处，固是佳境"。事实上，不少"老寿星"都是出自于山深水秀、鸟语花香、空气清新、环境幽雅之处。在住室方面，孙思邈认为"但令雅素洁净，无风雨暑湿为佳"。

94 岁的齐白石老人七戒养生

绘画大师齐白石老人寿高 94 岁，是因为他一生恪守保养身体的"七戒"：

（1）戒饮酒：白石老人深知饮酒有害健康，除偶尔饮少量葡萄酒外，平时从不饮酒。他是全国人大代表，又是中国美术家协会主席，经常出席各种应酬，每当宴会上人们向他举杯敬酒时，他总是以茶代酒。

（2）戒空度："人生不学，苦混一天。"白石老人每天早饭后开始作画，一幅画一般约需 1 个小时，作画时精力非常集中，有时力气用得大了，手中的笔能把宣纸都黏了起来。吃完午饭他会午睡 1 小时，起来后继续作画。到了晚年，他精力有所不济，甚至力不从心，作画时口水常都流到画案上，就是这样也不肯停笔，意志与毅力依然不减，每天绘画不止，他逝世前一年仍作画 600 余幅。

（3）戒吸烟：白石老人不吸烟，亦不备烟。

（4）戒懒惰：白石老人坚持自己料理生活，补衣、洗碗、扫地等，都亲自去做。白石老人身上保留了许多劳动人民的优良本色，每天天不亮就起床，先去自家的菜园里除草、施肥。每当虾蟹上市时，他都自己去买，作为创作素材。

（5）戒狂喜：白石老人的画经常获大奖或被选入国际画展，但他只隐乐于心，平静坦然，毫无常人的狂喜之态。

（6）戒空思：空思，即思想杂乱无章地忆旧，不能自制。白石老人作画时总是一心扑在画的构思和意境上，夜晚即入睡，从不空思闲度。傍晚如果兴致所至，有时会在房前拉拉二胡、哼哼唱唱。平时他也注意劳逸结合，绘画时间稍长的话，中途在画室里活动一下身子，以调剂精神。

（7）戒悲愤：白石老人处世悠然，既不大喜过望，也不大悲大泣。除北平沦陷于日寇之手时，曾一度悲愤外，从不为个人失意而喟叹气恼，始终保持平静乐观的人生态度。

99 岁的诗人臧克家的养生之道

“有的人活着，他已经死了；有的人死了，他还活着……”这是诗人臧克家的名句。作为一位世纪老人，享年 99 岁的臧克家不仅是个大诗人，而且十分懂得养生之道。

1. 热爱生活，笑对人生

臧克家生性乐观，他的女儿郑苏伊回忆说：“父亲给我留下最深刻的印象就是他的笑脸，他永远都是笑对人生。”

臧克家还对生活充满了激情。有的老作家年过八旬就宣布停笔，可臧克家不这样，几十年来，他从未停止过诗歌和文学创作，他把写作视为与病魔斗争的一种手段。

2. 坚持锻炼，亲近自然

臧克家坚持每天早中晚到林间小道散步，他曾对人说：“我能活到九旬，每天坚持散步两小时，是一个重要原因。”

臧克家还长年坚持给院子里的小鸟喂食，他细心地掰碎从自己口中省下来的馒头、米饭，撒在鸟儿容易看见的地方，每日更换一碗清水，放在翠竹掩映的黑土地上。臧克家曾对家人说，有多少回，他都是听着雏雀的叫声酣然入睡的。

3. 家庭稳定，夫妻和睦

从 1942 年结婚到臧克家去世为止，臧克家和夫人郑曼共同度过了半个多世纪。在漫长的人生道路上，不管遇到多大的风雨，他们都能够风雨同舟。郑曼回忆说：“夫妻间最重要的就是要能够荣辱与共，至于性格、爱好是不是相同，我看倒是次要的。”

4. 注意饮食，生活规律

在饮食方面，臧克家一向保持清淡，不喜欢大鱼大肉，但偏爱大葱、大蒜，并常饮绿茶。郑曼回忆说：“我这几十年来，没有看过他一顿不吃大蒜的，没有大蒜的时候就吃大葱，还有就是每天都要喝几杯绿茶。因此，绿茶和大葱、大蒜，对他来讲是不可或缺的。”

101 岁张学良的养生秘诀

张学良是现代中国历史上的一位独特的政治人物，他的经历极不平常，特别是被幽居 50 余载，一般人都是承受不了的，但他竟能保持健康长寿，享年 101 岁。其主要原因是：

1. 坚定的信念

张学良自被拘禁之日起，就抱着坚定的信念，深信自己所为光明磊落，为抗日救国付出代价是值得的，从而善于制怒除化，笑对未来。晚年恢复自由后，他虽定居海外，却仍一直呼吁和平，祈盼统一，其爱国情怀始终如一。

现已发现，坚定的信念，是人体健身延年的重要精神支柱，能最大限度地增强神经、内分泌系统的调节机能，提高抗病和抗衰老能力。

2. 幽默的性格

张学良一贯以幽默的性格著称，他曾多次说过：“如果明天我被枪毙，今天晚上我仍能睡得又香又甜。”“我一生有三爱，爱打麻将，爱说笑话，爱唱老歌。”

《团结报》曾报道过，时年已 93 岁高龄的张学良，在友人家中聚会时，又说笑话，又唱京剧，又是猜谜，又是写诗。足见他一生的幽默风格和乐观处世态度给了他无穷的生命活力。

3. 养生动兼静

早在青年时代，张学良就爱好运动锻炼，如打网球、打高尔夫球、骑马、游泳等。幽禁后，他仍常与赵四小姐一同打网球、排球。耄耋之年，仍坚持去海边散步。

此外，他爱好广泛，常借读书、阅报、钓鱼、下棋、种菜、养鸟、栽兰花、说笑话、搓麻将、听唱京剧等自寻其乐，调息养心。

4. 生活有规律

张学良曾先后被囚禁于雪窦山、黄山、湖南沅江、贵州山区等地。在远离尘世的深山中，他始终保持规律的生活习惯，每天早上 6 点钟起床，按时跑步、就餐、读书，且三餐饮食有节。晚年在台湾、夏威夷，他也坚持生活有序，每天早晨由秘书陪同出门散步，中午睡个小觉，晚上看电视或京剧录像，然后早早上床休息。

5. 爱情的力量

在漫长的岁月里，张学良的身边一直有赵四小姐陪伴，形影不离，同甘共苦，相依为命，给予了他战胜逆境、体健寿长的神奇力量。

93 岁时，张学良写了一首风趣的诗：“自古英雄多好色，未必好色尽英雄；我虽并非英雄汉，惟有好色似英雄。”足见夫妻恩爱，感情之深。

106 岁宋美龄的长寿法

“宋氏三姐妹”中年龄最小的宋美龄以 106 岁高龄逝世，她的养生之道应引起老年人的关注。

宋美龄平日特别喜欢吃水果、生菜，而且什么水果都吃，对油腻的食品完全忌口，过去喜欢吃的甜食到后来也尽量少吃。她几乎每天都会用磅秤称体重，只要稍微重了些，立刻改吃青菜沙拉，不吃任何荤的食物，如果体重恢复到标准以内，她有时会吃一块牛排。

宋美龄每天醒来后不会立刻起床，总是在床榻上躺一会儿，让医护人员为她做腿部按摩，然后才慢条斯理地起床，盥洗之后再自己化妆。暮年时，她对容貌和外表的修饰仍是从不假他人之手。

宋美龄很少看电视，阅读书刊是她长年保持的习惯，她每天必翻阅当日各大报纸。

宋美龄空闲时就会画国画、写毛笔字。从20世纪五六十年代起，宋美龄开始学习画画，而且逐渐成为她最喜欢，也是她最下工夫的晚年业余消遣。她在台北时，还特地聘请了当时两位国画名家为教师。在她的客厅、卧室里，没有古董和名画，挂的都是她的旧作，有的画上还有蒋介石的题词。

宋美龄之所以长寿，还有最为重要的一条秘诀：一有不适，立即上医院。

英女王伊丽莎白的健康法则

伊丽莎白是英国世袭的国家元首，她生于1926年4月，八十高龄时仍然精力充沛、美丽健康地往返于世界各国，自是有她的一套养生规则与方法，值得老年人学习。

1. 善于休息

不管是多么豪华的宴会或热闹的舞会，伊丽莎白都要按照自己的安排提前离开，以便保证在23:00准时入寝并于次晨7:30起床，来迎接繁忙紧张的一天。这种生活习惯，即使是她在国外访问或旅行时也会严格地自我控制。

中医讲，“子午觉”一定要保障，子时是23:00至次日凌晨的1:00。专家讲，23:00是皮肤修复的最佳时间，更是大部分脏器休整调养的时间，善养生者应该顺应人体规律适时休息。伊丽莎白不一定懂中医，但她的所为却是符合中医养生理论的。

女王在每日紧张的生活工作安排中还很善于抓紧时间休息，即使只有短暂的5分钟，她也要把鞋脱掉，高抬脚，喝杯茶，玩玩小游戏放松心绪，或者是做做颈肩部的保健活动。

良好的睡眠与休息，是保障女王精力充沛及容颜美好的大前提，也是最根本的保健方法之一。

2. 呵护腿脚

伊丽莎白很重视脚的舒适，符合中医所讲的足是人的根，人老腿脚先老的说法。她很重视鞋，而她所钟情的不是又尖、又瘦、又高的时髦鞋，而是面宽头圆的半高跟鞋（约5厘米高）。为了脚的舒适与休息，她常常一天要换几次鞋。

为了锻炼腿脚，她还经常在各种活动中有意安排自己要持续站立两个小时，以便让腿脚都处于紧张状态，这是一种很好的锻炼。

3. 重视运动

英皇室有个步行的规矩是“敏捷步行法”，即利落快步地走路。运动医学专家讲，散步健身应注意持续的时间和速率。若不讲速率只是慢吞吞地走上很长时间，对健康的益处也是不大的。

敏捷步行时必须抬头挺胸，这种姿势既能纠正驼背、减少腹部赘肉，又能锻炼心肺功能，并能增强自信，还会影响到面部体现精神焕发的表情，是非常科学的步行法。女王如此高龄，体重仍维持在 50 千克，这与她坚持敏捷步行法有着重要关系。

英国政杰丘吉尔的养生心得

丘吉尔是英国前首相，世界著名的政治家。他一生历经磨难，长期肩负重担，却仍活了 91 岁，这样的年龄在 20 世纪 60 年代以前是极其少见的。细察丘吉尔的一生，却发现他并无长寿的基础：他先天不足是早产儿，仅 2.5 千克，自幼多病；无遗传优势，父亲只活了 46 岁，母亲 67 岁；他后天不良，嗜烟酒，性格暴躁，每天只睡 5 ~ 6 小时；他曾经多次患病，67 岁时患冠心病，75 ~ 91 岁期间 5 次中风；他一生战斗在政治舞台，特别是在第二次世界大战中，他四面受敌，长期处于紧张状态……

英国医学界一直在寻找这位首相长寿的秘密，大致可归纳如下：

1. 意志坚强，宽宏大度

丘吉尔曾几次竞选首相失败，但他毫不气馁，仍然像“一头雄狮”那样去战斗，最后终于取得了成功。他说过：“我想干什么，就一定要干成功。”在第二次世界大战中，虽然条件艰苦恶劣，他同样是泰然自若，百折不挠。

而且，他待人十分宽厚，能够谅解他人的过失，包括那些曾强烈反对过他的人。这种虚怀若谷的胸襟，使他摆脱许多烦恼。

2. 豁达乐观，诙谐幽默

丘吉尔被英国人称为“快乐的首相”。不论在公开场合，还是与家人在一起，他的谈话总是充满幽默。甚至在生命垂危之时，他也没有忘记幽默。他说：“在我的字典里，不存在‘忧愁’这个词。”

3. 兴趣广泛，多才多艺

丘吉尔的兴趣相当广泛，音乐、美术、文学、军事、政治等，无所不通。在绘画上他有很深的造诣，在文学上曾获得过诺贝尔奖。如此广泛的爱好，强烈地陶冶了他的情操和博大的胸怀。他一向把娱乐看作“一种最好的休息方式”。他说：“一个人要享有真正的幸福与平安的人生，至少应该有两至三个嗜好。”

4. 劳逸结合，善于休息

当德国法西斯对伦敦狂轰滥炸时，有人发现丘吉尔正坐在地下室里面织毛衣，这是他特有的一种休息方式。有时他想午睡片刻，便要求侍卫即使天塌下来也不要打扰他。

有人曾向丘吉尔讨教长寿的秘诀，他笑着说："如果有地方坐，我绝不站着；如果有地方躺着，我决不坐着。"

5. 饮食合理，喜爱运动

丘吉尔喜欢吃新鲜蔬菜，肉食从不过量。他酷爱运动，骑马、开车、击剑、游泳等等，不一而足，晚年他还参加砌墙体力劳动，一天可砌 300 块砖。

第二篇

心病才是最可怕的病

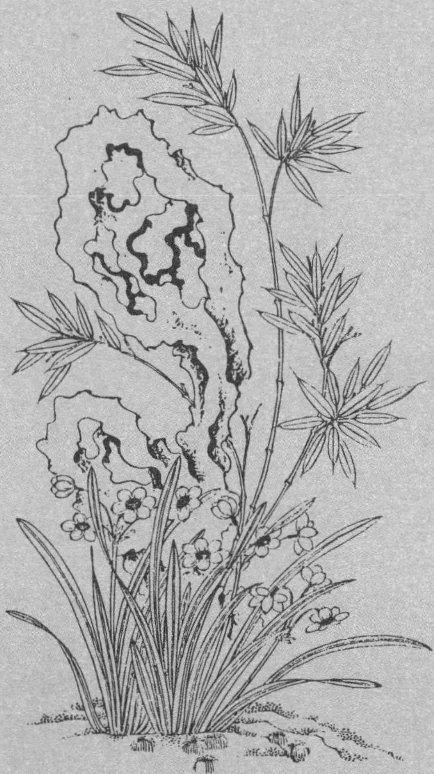

忽视心理健康，就是坐看生命流逝

心理不健康，人就不可能健康

一提起健康，人们往往只重视生理方面的健康，而忽视了心理方面的健康。实际上，心理健康和生理健康是同等重要的，二者是相互联系、相互制约，且相辅相成的。

随着人类社会的不断进步和发展，现在，国内外医学专家普遍认为，在现实工作中必须将传统的单纯的生物医学模式转变为生物—心理—社会医学模式；重视人类心理健康和心理卫生的重大作用和地位；有效应付和消除心理、社会因素对人类健康的威胁。

而老年人由于在生理、生活上处于人生重大变化时期，遇到的生活事件会更多。心理健康和社会适应能力良好的老年人能正确、客观地解决自己所遇到的生活事件；反之，则不能正确对待和处理各种事件，就会产生巨大的心理压力，影响思想情绪，导致疾病的发生或加重。

在现实生活中，老年人如果生理出现什么毛病，会表现出明显的症状和体征，容易被发现并受到应有的重视。但是，如果老年人的心理健康出现问题，往往一时不会引起注意，甚至少数老年人在发现自己有明显的心理障碍时也不能正确对待，反而采取漠视的态度，这是非常危险的。

要知道，不健康的心理，不仅可以引起身心疾病，还会影响老年人的正常生活、学习和工作。比如，老年人在心情不佳时，即使吃的是山珍海味，也会觉得索然无味；心烦意乱、焦虑不安、精神紧张时，平时很熟悉的事情做起来也会常出差错；如果思虑过度、心情沮丧，就会头痛失眠、心悸健忘，甚至抑郁寡欢、精神失常。

以上这些都说明，心理健康对老年人的生理、生活、学习和工作都具有非常重要的意义。心理不健康，老年人就不可能拥有真正的健康，所以老年人决不能忽视心理健康，必须切实注重心理保健。

对对看，您的心理健康吗

对于老年人的心理健康，国内外许多专家学者都从自己的研究角度提出了许多具体标准，但无论多少标准，都不约而同地认为最重要的一条是“基本正常”，即说话办事、认识问题、逻辑思维、人际交往等都处在正常状态之中。只要不偏离“正常”的轨道，那么其心理健康就是达标的。

因此，综合国内外心理学专家对老年人心理健康标准的研究，结合我国老年人的实际情况，老年心理健康的标准基本可以从以下五个方面进行界定：

①有正常的感觉和知觉，有正常的思维，有良好的记忆。主要表现为：在判断事物时，基本准确，不发生错觉；在回忆往事时，记忆清晰，不发生大的遗忘；在分析问题时，条理清楚，不出现逻辑混乱；在回答问题时，能对答自如，不答非所问；在平时生

活中，有比较丰富的想象力。

②有健全的人格。具体表现是：情绪稳定，意志坚强；积极的情绪多于消极的情绪；能够正确评价自己和外界的事物，能够控制自己的行为，办事较少盲目性和冲动性；意志力坚强，能经得起外界事物的强烈刺激；在悲痛时能找到发泄的方法，而不至于被悲痛所压倒；在欢乐时能有节制地欢欣鼓舞，而不是得意忘形和过分激动；遇到困难时，能沉着地运用自己的意志和经验去加以克服，而不是一味地唉声叹气或怨天尤人。

③有良好的人际关系。主要体现在：乐于帮助他人，也乐于接受他人的帮助；在家中与老伴、子女、儿媳、女婿、孙子、孙女等都能保持情感上的融洽，能得到家人发自内心的理解和尊重；在外面，与过去的朋友和现在结识的朋友都能保持良好的关系；对人不求全责备，不过分要求于人，对别人不是持敌视态度，而是与人为善；无论在正式群体内，还是在非正式群体内，都有集体荣誉感和社会责任感。

④能正确地认知社会，与大多数人的心理活动相一致。比如：对社会的看法，对改革的态度，对国内外形势的分析，对社会道德伦理的认识等，都能与社会上大多数人的态度基本保持一致。如果不是这样，那就是不接纳社会，与时代前进的步伐不能同向同步。

⑤能保持正常的行为。老年人能坚持正常的生活、工作、学习、娱乐等活动，并且一切行为都符合自己在各种场合的身份和角色。

延缓心理衰老的十个建议

①要知足常乐，对周围的人和事不要要求太高，否则容易失望。

②凡事要想得开，洒脱一点，忘掉年龄、忘掉身份、忘掉恩怨，遇事乐观豁达。

③有时要“难得糊涂”，对非原则问题宁可糊涂一点。

④多多助人为乐，待人和善，多为他人着想，多帮助别人，自己就会感到内心充实，老年生活也会更有意义。

⑤着意培养有益于身心的兴趣和爱好，尽力去做自己喜欢的事，在全身心投入之中，升华自己的情感，品味人生的乐趣。

⑥量力而行，多参加一些有益身心健康的活动，把晚年生活安排得充实丰富，增添生活的情趣，密切与社会的联系，焕发自己的青春。

⑦做适量的家务劳动，能保持老年人体内的代谢平衡，促进身心健康。

⑧坚持适度的体育锻炼，既可以提高机体免疫能力，使各个器官充满活力，还可以增添生活乐趣，丰富晚年生活，减轻精神压力。

⑨老有所为，做力所能及的工作，既能满足继续发挥余热的心理需要，实现自身新的价值，还可以消除孤独、寂寞的情绪，保持良好的心理状态。

⑩协调好家庭和社会的关系，老年夫妻要互相尊重、谅解、忍让、关怀，与后辈也要经常沟通与交流，这对促进心理健康，延缓心理衰老有着不可低估的作用。

关心老年人的八种心理需求

重视和理解老年人的心理特点，解决老年人的正常心理需求，对稳定老年人的情绪变化、进而长寿健康有着重要的意义。

老年人常见的心理需求有：

（1）健康需求：这是老年人普遍存在的一种心理状态。人到老年，常有恐老、怕病、惧死的心理。

（2）工作需求：刚退休的老年人大多尚有工作能力，骤然间离开工作岗位肯定会产生许多想法，希望再次从事工作，体现自身价值。

（3）依存需求：人到老年，精力、体力、脑力都有所下降，还有的人生活不能完全自理，希望得到关心照顾。子女的孝顺，将会使他们感到老有所依。

（4）和睦需求：老年人都希望自己有个和睦的家庭环境，不管家庭经济条件如何，只要全家和睦，邻里关系融洽，互敬互爱，互相帮助，老年人就会感到温暖和幸福。

（5）安静需求：老年人一般都喜欢安静，怕吵怕乱。

（6）支配需求：老年人原来多为一家之主，掌握家中的支配权。但由于年老后社会经济地位的变化，老年人的家庭地位、支配权都可能受到影响，这也可能造成老年人的苦恼。

（7）尊敬需求：老年人离开工作岗位后可能会情绪低落，如果得不到尊重，就会产生悲观情绪，甚至不愿出门，长期下去，就易引起抑郁和低沉，为疾病埋下祸根。

（8）求偶需求：老年人丧偶后生活寂寞，子女照顾也非长久之计，所以子女应该支持老年人的求偶需求。

重视老年期的六种灰色心理状态

很多老年人对自身的心理健康关注意识并不强。研究发现，老年期常见的灰色心理主要表现在以下几方面：

1. 黄昏心理

因为丧偶、子女离家工作、自身年老体弱或罹患疾病，感到生活失去乐趣，对未来丧失信心，甚至对生活前景感到悲观等，对任何人和事都怀有一种消极、否定的灰色心理。

2. 自卑心理

由于退休后经济收入减少，社会地位下降，感到不再受人尊敬和重视，而产生失落感和自卑心理，可表现为发牢骚、埋怨，指责子女或过去的同事和下属，或是自暴自弃。

3. 无价值感

对退休后的无所事事不能适应，认为自己成了家庭和社会的累赘，失去存在的价值，对自己评价过低。

4. 不安全感

有些老年人对外界社会反感，有偏见，从而封闭自己，很少与人交往，以致产生孤独无助的感觉，变得恐惧外面的世界。

5. 老年性精神障碍

有些老年人，因为缺少规律的生活，又很少参加群体活动，或是家庭中夫妻关系、亲子关系不和，生活中没有愉悦感，就可能诱发各种精神障碍，如神经衰弱、焦虑症、抑郁症、疑病症、恐惧症、强迫症、癔症等。总的看来，老年期的精神障碍发病率略高于其他年龄。

6. 老年性精神病

老年性精神病发病率近年来有上升趋势，常见的有老年性情感性精神病、老年性痴呆、老年性精神分裂症，以及由于某些慢性疾病引起的大脑衰退和心理变态等。

敏感心理多呵护，心病还需心药医

人到老年要认老，但不要服老

人人都希望青春永驻，但岁月是无情的，随着时日的推移，对任何人来说“衰老”都是迟早要面对的。可是，很多老人却往往存在着这样一种“矛盾心理”：明明已经感觉到“衰老”的来临，可有时候却又偏偏不承认自己的衰老。

其实，老年人应该承认自己的衰老，不知老是不利于身心健康的。因为老年人的体力和精力都是有一定限度的，如果轻易忘了自己的年龄而不自量力地蛮干，用力过猛、超体力劳动或连续时间过长，轻者，会引起腰背部肌肉劳损；重者，可损伤内脏，甚至引起内脏出血、瘀血等，这是违反人类新陈代谢规律的，自然也就不利于健康、长寿。

此外，人到老年，脑力与年轻人相比也明显下降，很容易遗忘事情，对外界事物反应迟钝，而且在新形势下应付问题的能力也不一定比年轻人强。所以，老年人要知老，了解自身的特点，这样在处理问题、做事时就会量力而行。比如，单位让退下来时，就不会坚持不走；单位请去当顾问，他就会注意到这是荣誉称号，还是实际需要，而不会对在任者的工作指手画脚；至于在家里，当与小辈的看法、爱好不同时，也不会把自己的观点强加于他们，而老人自己的心胸会变得宽阔，不会因子女不听话而耿耿于怀。

种种事实表明，人到老年应有自知之明，知老认老，但是，这并不意味着生活之弦就可立即松弛，以致整日哀叹自己“老了，不中用了”，然后把青年时代的一些兴趣爱好弃之一旁，社交活动也相对减少，甚至放弃自己的理想和追求。实际上，这种精神上的衰老会进一步加速生理上的衰老，使人很快变得老迈、衰颓。

老年人多多参与社会生活，不仅可以增加经济收入，而且，最重要的是，可以增加安全感，增强自尊心，是一种精神享受。所以，老年人如果有发挥余热的机会，切不可放弃，不要总觉得自己已经没用了，应尽量争取多做一点事情，证明自己并不是社会和家庭的累赘，也并不是在“拖日子”“等报到”。

总之，人到老年，在精神上既要认老，又要不服老，要让自己的日常生活更充实，让自己的精神世界更富有诗意！

小心！退休也会“退”出病来

有不少老年人退休回到家里，却突然闹起了病：轻者，浑身上下不舒服，头晕眼花，晚上睡不好觉，夜里噩梦不断；重者，还有的患了高血压、心脏病、前列腺肥大、胃窦炎等症，总之，远不如上班时身体好了。这种现象被人称为“退休综合征”。

“退休综合征”的发生主要是因为老年人因为生活环境变化，心理上不习惯所致。这些老年人由往日与同事们在一起说说笑笑，按时上下班，有工作可干，一下子变为吃了早饭无事做，天天围着菜篮子、孙子、厨房转的情况，自然会感到孤独，不习惯；而且，这些退休的老人，看到别人做着工作东跑西颠，而自己却对工作失去发言权，更无权处理问题，会有一种失落感，易发脾气，妒嫉。久而久之，心理出现障碍不能自拔，就会导致疾病的发生。

“退休综合征”的主要心理特征是：孤独、空虚和忧郁。原本乐观的人这时候都可能变得情绪消沉，身上的毛病也突然增多起来，有的老年人甚至产生末日来临的恐慌。而要预防这种状况产生，就应注意以下心理调适：

①退休前心理上要及早做好准备工作，计划好退休后的生活安排，充实生活内容。一般提前一至两年就要着手进行准备。

②清除衰老感和怀旧心理，克服心理老化感和不爱活动的习惯。

③有明显心理病症，无法自己排解时，应及时寻求心理咨询与药物治疗。

此外，老年人退休后，虽然脱离了原先工作岗位，但可以适当参加一些街道、社会服务性工作，以适应原有习惯，并在精神上和心理上不至于产生严重失落感；还可以根据个人条件和喜好，写回忆录，搞创作，安排好时间，每天都有劳动成果，会对心理平衡起到积极作用。

岁月让老人变得喋喋不休

一个沉默寡言的人，到了老年可能会絮叨起来；一个一向好言语的人，老来更会翻来覆去说个没完。为什么这些人一进入老年期就容易变得喋喋不休呢？

这首先是由于老年人生理上特别是大脑组织的衰退而引起的一种变化。记忆力减退，是老年人反复唠叨的重要原因，主要表现在短时记忆能力的障碍。

其次，老人需要通过话语的不断反复，来达到心理活动和客观环境的平衡。

再次，固执守旧和留恋过去的“怀旧”心理，也常是造成老年人爱唠叨的原因之一。

最后，唠叨也是老年人排除孤独感的一种手段。

总之，喋喋不休是老年人心理、生理功能退化的表现，有时可能会引起年轻人的反感，在社会生活中因唠叨而产生的矛盾也不在少数。

作为晚辈，应该多宽容，多给予关心和尊重，表现出极大的耐心和良好的态度，可以采取找适当的机会，用婉转的语气，帮助老年人认识克服唠叨的必要；而切勿在老年人唠叨时，以生硬的言语去强行阻止，以免伤了老年人的心和造成情绪的对立。

当然，老年人通过培养自己的晚年性格和锻炼意志，也可以适当减轻自己唠叨的程度，这需要老年人注意加强自我控制，培养平衡的心态。

淡化“回归心理”，让健康长伴左右

很多老年人爱追溯往事和既往业绩，却不易接受新鲜事物；或者对以前的坎坷经历、心灵创伤耿耿于怀，经常滔滔不绝地讲述，沉湎于往事之中。这种现象，心理学家称之为“回归心理”。

老年人的“回归心理”是一种不良的心理状态，它会危害老年人的健康，加速人体的衰老过程。临床医学统计资料表明，有严重回归心理的老年人，其死亡率和癌症、心脑血管病的发病率分别比正常老年人高 3 ~ 4 倍，同时也易导致老年性痴呆症、抑郁症和消化性溃疡等病的发生。

老年人要克服“回归心理”，首先要学会用一分为二的观点，正确评价一生中的“是”与“非”，不要为“是”沾沾自喜，过分高兴，也不要为“非”而耿耿于怀，悔恨万分；其次，不要沉湎于往事，而应多接触了解新鲜事物；三是要对生活充满信心，情绪乐观，心情愉快；四则是要培养广泛的兴趣和爱好，调节和丰富精神生活。

勇于走出封闭，和孤独说“拜拜”

老年期的孤独感并非为单身老人所特有，不少子孙满堂的老人，也可能会尝到这种滋味。有些老年人，整个晚年都备受孤独感的折磨；有些老年人则是在热闹过后的清静中，感到自己形影孤单。这种心理的强弱程度和持续时间，除了与老年人本身的年龄和性格有着密切关系外，还受三个因素的直接影响。

一是心理因素。老年人的生活节奏比较慢，活动内容比较单调，因此常会在头脑中出现“空白”。由于自己跟不上时代的步伐，便会产生一种被摒弃、被隔绝在沸腾生活之外的冷落感觉。随着年龄的增高和周围熟悉的亲朋好友的相继去世，这种感觉会越来越甚。

二是家庭因素。老年人对自己在家庭中地位的急剧或缓慢的降低，表现出特有的敏感性，一旦有所觉察，很快便会产生一种“家庭也不需要我了”的自卑心理。遇上子女不孝敬的，则更易增加老年人的孤独感和悲伤感。

三是社会因素。由于目前我国的社会福利制度尚不够健全，尤其缺乏专供老年人娱乐、消遣的设施，以及为老年人设立的心理保健服务机构，使得因各种原因而无法挽留子女在身边的老年人，尤其是丧偶老年人经常与孤独做伴。

但实际上，孤独感并不一定是老年人不可摆脱的命运，只要老年人主动走出封闭空间，还是可以有效地防止和克服孤独感的。

①多多接触社会，保持广泛的社会关系，利用自己的一技之长，助公为民，发挥余热，在证实自己社会存在价值的同时，促使心理平衡，重建自信。

②加强学习，促进交流，如参加“笔友会”“读书会”“交流会”等活动，可促使老年人焕发青春。

③修身养性，陶冶情操，如养花、钓鱼、集邮、结伴郊游、欣赏音乐戏曲、学习琴棋书画等，都可减少老年人的孤独感。

④培养幽默感，多听相声、小品等，学习用幽默方式对待烦恼，有利于排遣孤独感。

⑤创造和睦、亲善的家庭气氛，主动缩小自己与儿女间代沟，对孙辈慈爱不放纵，与老伴濡沫相敬，共同排遣寂寞。

疑心生暗鬼，老人应避免多疑

任何人都可能有程度不同的猜疑心，但在有些老年人身上却表现得更为突出一些，他们对小辈、邻居、朋友、熟人的态度、言行往往十分注意和敏感，经常捕风捉影，胡乱猜疑，结果，影响了家庭和睦和人际关系，最终损害到自身的健康。

为什么老年人会出现这样的行为呢？这是因为，人到老年常常会出现一系列生理功能衰退的现象，如视觉不明、听觉不灵、记忆不强、行动不便等。而有些老年人当自己看不明、听不清又记不住时，就爱反复地发问，如果得不到比较满意的答复，有时就会主观臆断别人是在背后议论他，甚至是在有意讽刺、挖苦、欺侮、排斥、冷落和陷害他。

老年人的猜疑是一种精神老化的现象，属于一种心理上的变态。积极的治疗办法，就是采取精神治疗法，即老年人要尽量使自己的注意力从体内转向体外，从家庭转向社会，包括参加适当的体育锻炼和从事一定的体力劳动，以加强与社会交往，增强人际关系，扩大自己的活动范围，发展自己的兴趣爱好。

事实上，老年人的许多猜疑和多心，正是由于平时自己缺少与他人的思想交流，人为地设置心理障碍的结果。因此，老年人要主动放下思想包袱，胸怀坦荡地多与他人赤诚交往，尤其是至亲好友之间，一时有什么误会而产生了猜疑心，应及时谈心沟通，解除疙瘩。如果把猜疑心锁在自己心里，只会加深矛盾，影响彼此间的感情。此外，遇事要多从好处想，本来别人是好意或无心，而却往坏处想，那就把事情搞坏了。

如果老年人能坚持按照以上的方法去做，老年人特有的心理障碍便会慢慢消失，猜疑心理也可能会随之减弱。

过度恐惧也是病，绝不能轻忽

少数性格内向的人，到了老年，会产生一种莫名其妙的恐惧心理，处处胆小拘谨，总感到忐忑不安，发展到严重时，还会自感心神不定，坐立不安，焦躁烦闷，甚至陷入不能自拔的痛苦境地，也会由此而引起血压升高、心跳加快、食欲减退和头痛失眠。这种恐惧症，其实是神经官能症一类的症状，它是一种较轻的心理或精神障碍，但还不是精神病。

老年人的恐惧症可以表现在日常生活的各个方面，常见的如对鬼怪的恐惧。世界上本没有鬼神，但有的老年人却自述曾经见过，这实际上是由心理学上所说的遗觉、错觉或幻觉所造成的。

老年人的恐惧症还表现为对疾病的恐惧，或对食物的恐惧等。有许多食物虽然含有丰富的营养，但其中所含的某些成分却容易引起老年疾病，不太适宜某些老年人经常食用，不过适当吃一点还是无碍健康的。然而，患有恐惧症的老年人却往往因为怕得病而不敢品尝。例如，有的老年人不敢吃鸡，因为怕得癌症；有的老年人不敢吃鸡蛋，怕胆固醇增高使血管硬化；有的老年人不敢吃花生，因为怕吃到变质的花生会诱发癌症……

患恐惧症的老人还有种种禁忌，如由于害怕被子女嫌弃，不敢提出完全正当的要求；怕发生车祸，因而以步代车；怕煤气中毒，因而拒用煤气灶；怕身受辐射线伤害，因而不敢看电视，等等。

对于这一类老年恐惧症的治疗，必须以心理方法为主，适当辅之以药物治疗。而最为重要的，老年人要注意培养乐观的性格，减少焦虑和紧张的情绪，还要破除迷信思想，相信科学，尊重科学，按照科学的道理去争取延年益寿。

远离抑郁，谨防“心理感冒”

在所有心理障碍中，抑郁症是最常见的一种，所以有人称此为“心理感冒”。此病在老年人中较为普遍，据不完全统计，在 60 ~ 70 岁的老年人中，抑郁症的发病率约占 50%。

要识别老年抑郁症并不困难，只要发现老年人具有持续 2 周以上的抑郁、悲观、焦虑情绪，并伴有下述 9 项症状中的任何 4 项以上者，都可能是老年抑郁症。这 9 项症状包括：

①对日常生活丧失兴趣，无愉快感。

②精力明显减退，无原因的持续疲乏感。

③动作明显缓慢，焦虑不安，易发脾气。

④自我评价过低、自责或有内疚感，严重感到自己犯下了不可饶恕的罪行。

⑤思维迟缓或自觉思维能力明显下降。

⑥反复出现自杀念头或行为。

⑦失眠或睡眠过多。

⑧食欲不振或体重减轻。

⑨性欲明显减退。

老年抑郁症是一种常见病，而且研究已证实，抑郁和大脑神经质——五羟色胺的缺乏有直接关系。因此，患了抑郁症并不可怕，只要在专科医生指导下，接受及时而正确的药物（如百忧解）治疗，提高大脑五羟色胺的浓度，一般都能很快康复。同时，家庭和社会的支持对其病症的转归，防止复发也会起到不可忽视的作用。

进行抑郁症的治疗固然重要，但更重要的是早期预防。

首先，要增加家庭成员之间彼此的理解和尊重，多进行心理沟通。老年人从工作岗位上退下来以后，接触社会的机会自然减少，更多的接触就是家庭成员，因此更应搞好这个小天地中的人际关系，其中有老夫老妻之间的关系，也有父与子、婆与媳等关系，互相要多谦让，多谅解，子女更应理解老人的性格，尊重老人的爱好和习惯，合理地安排老人的衣食住行，帮助老人适应新的环境。

其次，老年人要主动消除孤寂，参与社会，多进行社会接触，要让每天的生活都过得丰富多彩。

再次，老年人的眼光要向前，而不要总是回忆过去，特别是回忆那些愉快或痛苦的往事。

最后，老年人大多气血不足，五脏俱虚，要多参加一些健康有益而又力所能及的体育活动，增强体质，并在运动中放松情绪，忘掉是非，忘掉烦恼，使自己的心情轻松，怡情适意，驱散导致抑郁的紧张和焦虑。

“老小孩”不仅要人哄，自己也要练

在生活中，经常可以见到这样的老年人，他们的思维和动作都像个不懂事的小孩子，说话也像小孩，举止失当，情绪多变化，平日常常会因小事而生大气，有时还会突发无名火，甚至与儿孙辈们斤斤计较，弄得人莫明其妙，啼笑皆非。

这种现象，心理学上称之为“返童现象”，是老年人的一种心理异常的表现，是老年人主观上缺乏自制能力，客观上缺少别人关心慰藉，与周围人失去正常沟通的一种极端表现，也是大脑功能退化的结果。

家中成员应宽待这样的老年人，遇上有老年人爱吃的东西，最好像对待孩子一样对他进行耐心的开导；碰到有意见分歧时，应尽量不计较他的态度，而要用温柔的语言去帮助他控制情绪，使他感到家庭的温暖，同时，也要坚持说理，使“返童”老人能够提高认识。

事实告诉我们，“返童现象”在文化修养较高、性格意志坚强的老年人中间是比较少见的。可见，老年人要想避免或者改变这一现象，首先要做的就是在平时的生活和活动中注意培养自己的坚强意志，比如登山、下棋等；同时，还应不断提高自己的文化素质，努力培养自己的艺术修养，使自己的情绪有所寄托，从而远离“返童”现象。

克服“老顽固”心理，让自己与时俱进

固执，就是顽固坚持自己的意见。一般来说，老年人比中青年人更容易有这种表现，甚至有些老年人还被晚辈戏称为“老顽固”。

实际上，这首先是社会心理因素起了很大的作用。因为老年人本身都有过一段漫长的社会经历，在不同的生活方式中，积累了不少积极的和消极的经验，在各种生产活动中，总结了一些成功或失败的教训，由此产生了对客观事物的主观态度，而当这种主观态度不适应客观环境时，在旁人看来便表现为明显的固执。

其次，由于老年人对环境的适应能力相对来说要比青壮年差些，所以在面对同一事情时也更容易表现为固执。

再次，由于我国大部分的老年人在社会上和家庭中都还处于受尊敬的地位，这也使得有些老人在他们的言行不符合客观实际时，为了维护自己的“尊严”，而主观地强调自己言行的一贯正确性，形成“冥顽不化”的态势。

当做晚辈的遇到老年人固执时，切不要粗暴与之顶撞相持，而应在了解老年人心理的基础上，耐心地多向他们做一些正面的说理，使老年人在自觉、自愿的基础上不再坚持那些不合实际的看法和做法。

对于老年人自己，也应该注意随时随地吸收新文化、新信息、新观念和新理论，不让自己落后于时代，保持一颗与时俱进的现代心。

不安全感催生“自私”，家人应多体谅

老年人的自私，和通常一个人在思想本质上的自私不同，它是人在老年期的一种心理变态。

老年人的自私可以表现为：有的人原先很慷慨大方，上了年纪却变得十分吝啬，样样都分“我的”“你的”，甚至对自己的妻儿也有心眼；有的人事事总好以自我为中心，处处以关心自己为重；有的人过分重视自己的自我感觉和情绪变化，对其他家庭成员却不关心、不体谅。

这种自私心理的产生，或者与老年人的社会交往范围缩小，是非判断能力的减弱有关；或者与老人在生活上缺乏他人的关心，在经济上要依靠他人生存有关；或者与他们的社会地位和家庭处境的改变有关；或者与老年人的那种变化了的性格特征有关。但总而言之，这些情况的变化常常是由于他们对周围的环境存在着一种不安全的感觉，这才促使他们以“自私”去适应变化。

此外，也有一些老年人在感情上表现出一种“自私”，例如：他们在子女即将成婚离家之时，总感到放心不下，眷恋着和子女厮守在一起的时光，而且对他们未来的女婿

和儿媳怀有一种戒心，担心女婿、儿媳的到来会影响子女对自己的感情；个别的老年父母甚至把儿女视为自己的私有财产，别人要是不付出使他们满意的代价，就难以谈论婚嫁。这类自私心理的存在，其实也是缺乏安全感的一种表现，而且很容易导致翁婿、婆媳产生矛盾和隔阂。

对于老年人的这些自私心理，晚辈们在了解到原因之后，应多念及年老的父母曾为了自己的成长省吃俭用、含辛茹苦、无私地奉献一生，在物质上和感情上对父母最好能采取宽容和让步的态度，并尽力在条件许可的情况下，满足他们的某些正常要求，以此来提高老年人的安全感，帮助他们克服老年期的自私心理。

病痛不可怕，可怕的是随之而来的负面情绪

有的老年人对自身的慢性疾病忧虑较多、精神压抑；也有的老人确实患了较严重的疾病，因多次接受痛苦的检查和治疗，以及病痛的长期折磨，而对治疗失去信心，时而情绪低落。

对于老年病人的这些负面情绪，有些家属往往会盲目忽略，缺乏热情与耐心的精神慰藉，致使一些老年病人产生了生活下去没多大意思的念头，这对疾病的康复极为不利。因此，对于老年病人的不良情绪，家属不但不能忽视，还应该及时帮助调整。方法以心理疏导为主，并要注意因人而异，而对一些较严重的心理障碍病人，则需给予中、西药物配合治疗。具体如下：

①了解病因，对病人给予充分理解和同情，报之以满腔的热情，对他们因病情反复而带来的情绪波动要能够理解，能够宽容与接纳，不计较他（她）对自己的态度；对于他们的消沉、厌世等不良情绪要及时疏导，注重感情的投入。

②尊重病人，任何时候，任何情况下，都不能伤害他们的自尊心，尤其对于顾虑较多，甚至恐惧不安的老年病人，更应倍加体贴关怀，让他们感受到亲人的关爱和温暖，从而调动潜在的生存动力。

③对缺乏兴趣爱好的病人，要劝导他们培养生活情趣，鼓励他们参加既可以放松心情，又可以陶冶情操的有益活动，保持一定的人际交往，使他们生活充实，精神愉快，摆脱烦恼，重新燃起生命的火焰。

④对生理、心理上都出现衰老的病人，应鼓励他们忘掉年龄，克服心理上的早衰，从“恐老”中解放出来，以积极的态度对待疾病，以乐观的情绪生活。

⑤对受病痛折磨而产生负面情绪的病人，应引导他们树立战胜疾病的信心，顽强地与疾病做斗争，即使是不治之症，也要帮助他们消除消极悲观的心理，使之能积极配合治疗，延长生存期，提高生存质量。

可以接受照料，但绝不能产生依赖心理

由于衰老，老年人的机体功能会发生减退，活动能力受到限制，应激反应也会变差，特别是一些年迈体弱的老年人，确实需要依靠家庭、亲人、社会的关心和照料，这

是对老年人的爱护，也是我国社会的优良传统。

然而，老年人由此出现的依赖心理与家人对他的关心照料却是两回事。依赖心理是老年人的一种消极表现，一旦生活上、家庭上遇到困难，他们就会对未来失去信心，感到生活乏味，缺乏安全感，精神上便会受到打击，变得情绪消沉，健康每况愈下，有的老年人甚至还由于这种依赖心理的破坏而发生忧郁症等精神障碍。

与此相反的是，有的老年人虽然年老多病需要别人照顾，但却拥有自强、自信、自尊、自立的思想，有依靠自己力量的信心，努力克服健康带来的困难，克服年老带来的不便，不断发出光和热，坚强地生活着。只有具备这种心态，老年人才能长寿。

老年人避免过分依赖他人，独立自主地安排自己的生活，还可以有效地预防老年性痴呆症的发生。美国哈佛大学老年问题研究专家的调查表明：依赖心理出现越早，衰老也越快，从而影响健康和寿命。

一般来讲，一个人从工作岗位退休下来的前几年，身体比较健康，精力比较旺盛，独立生活能力也比较强，完全不必依赖他人。只要您心里常想“我还行”“我不算老”，您就会精神焕发，也就会延缓衰老，健康长寿！

老伴先走一步，未来的路您还要走好

俗话说：“少年夫妻老来伴。”老年夫妻在经过了几十年的坎坎坷坷和磕磕绊绊后，终于可以两人携手应心，安度幸福晚年时，倘若有一方“先走一步”，必定会给另一方在精神上造成巨大的创伤，甚至会丧失继续生活下去的信心和勇气。

1. 丧偶老人经历的三个阶段

（1）自责：与老伴洒泪告别之后，总觉得对不起逝者，甚至认为对方的死自己负有主要责任，于是精神恍惚，心理负担沉重，吃不下饭，睡不好觉，在言行上还会出现一系列反常现象。

（2）怀念：老伴逝世后，生者在剧烈的情感波涛稍稍平息之后，会进入一个深沉的回忆和思念阶段，在头脑中经常出现老伴的身影，时而感到失去他（她）之后，自己是多么凄凉和孤寂。

（3）恢复：在亲朋好友的关怀和帮助下，生者终于领悟了“生老病死乃无法抗拒的自然规律”这个道理。最终，理智战胜了感情，身心渐渐恢复了常态，从而以坚强的毅力面对现实，开始全新的生活。

2. 丧偶老人的心理调适

老年人为了能够顺利度过这三个阶段，适应新的生活环境，消除心灵上的悲痛阴影，在老伴过世后，应及时进行正确的心理调适：

（1）尽情宣泄：欲使自己尽快从悲痛的氛围中解脱出来，不妨通过各种方式尽情地宣泄一番，如在亲人挚友面前号啕大哭一场，也可将自己的眷恋怀念之情，用诗文、书信或日记等形式写出来，以抒发胸怀并作为永久的纪念。

（2）转移注意力：要设法转移自己的注意力，可以到亲朋处小住一段时间，更重要的是走出斗室，多接触外面的世界，多参加有益的文体活动。只要生活的视野开阔了，精神上的痛苦也就会随之淡化和消失。

（3）乐观生活：生者对老伴最好的寄托和思念，应该是悟透人生的哲理，勇敢地挑起社会和家庭的重担，迎着火红的夕阳，坚强、乐观地生活下去。

细火慢熬老年心灵“鸡汤”

中医的心理养生七原则

1. 注意预防

对于老年人的心理养生，中医强调“治未病”和防微杜渐的观点。《养生论》所述“害成于微而救之于著，故有无功之治”，及《万病回春》中指出对欲念应“早觉速惩”，均为注意及早进行心神调护的有益启示。

2. 端正根本

老年人往往心余力拙，谋虑不遂则易患得患失，以至多思气结或平添怨艾、恼怒、忧郁、愁悲等情绪波动，其害可想而见。

因而，老年人应注意正确对待本人心身健康和社会、人事、环境等一切变化，主动提高自身的适应能力，并善于设身处地去理解别人的不同意见和实际处境，充分认识祸福之间的辩证关系。对于“不尽如己意”的人和事物，应力求以坦荡的襟怀，泰然处之；对于有益的文体活动，也只可量力而行，酌情、酌量选择。

3. 修养德性

养德或称养性，有助于增强理智，对于老年人控制过度欲念和不良情绪的产生，可谓是最根本的措施，所以古代医家、养生家均强调“养生莫若养性”。

古人言养德，着重强调仁礼、性善、知足、忍让等方面。对于老年人来说，还有一个如何发挥余热，在继续做贡献的过程中，使自己的精神有高尚的寄托和体现社会作用的问题。此外，修德养性，决非一朝一夕之功，不能“及老方行”，而是要“自幼习之”。

4. 调和七情

七情，即喜、怒、忧、思、悲、恐、惊七种情志变化。过激的七情，是使老年人折寿的大患，会直接影响相应的内脏，使脏腑气机逆乱，气血失调，从而导致各种病证的发生。

老年人肝血虚衰，神气虚惫，性急易怒，怒则气逆而肝伤，疏泄太过，肾失闭藏，暗耗肾精，因此老年人易怒为害尤烈，古人特列为“首忌”。

次忌忧郁。老年人多郁、多虚，虚可致滞，郁更可致滞。气滞则血瘀，郁久能化火、生痰，故易罹患心痛等病。

另外，老年人进食前后，必须保持心情愉快，“怒后不可便食，食后不可便怒”，否则有伤脾胃。文体活动内容亦应有利于老年人心理卫生，举凡戏剧、音乐、文艺及视听节目等，可能引起老年人伤感、激动或触景生情者，均非所宜。

5. 定安居处

古代养生学家很重视自然环境、卫生条件以及居室陈设、人事环境与老年人身心健康的关系。孔子提出“里仁为美”，意即要选择道德修养好的人为邻居。不同地区的气候、地理及风俗习惯等对老年人的心理都会有很大的影响，故老年人迁居宜持慎重态度。

6. 综合调理

古人养生，注重静神、动形、固精、调气、食养、药饵等诸法综合运用，对老年人身心之益尤显突出。

7. 提倡敬养

从老年人心理卫生角度而言，应以加强尊老、敬老、养老观念为根本，以“敬而养之”“寓敬于养”为要务。老人寿日，年轻人应通过简朴、节约的方式，表示祝贺；而发自内心的真诚关怀，随时问寒问暖，了解和解决老人的生活起居、心情、困难等多方面的问题，更有利于其身心健康。

积极补充四种心灵“营养素”

1. 善良

老年人心存善良，就会以他人之乐为乐，乐于扶贫帮困，心中就常有欣慰之感；心存善良，就会与人为善，乐于友好相处，心中就常有愉悦之感；心存善良，就会光明磊落，乐于对人敞开心扉，心中就常有轻松之感……

2. 宽容

老年人在社会交往中，吃亏、被误解、受委屈的事总会不可避免地发生，面对这些，最明智的选择是学会宽容。宽容是一种良好的心理品质，它不仅包含着理解和原谅，更显示着气度和胸襟、坚强和力量。

3. 乐观

乐观是健康心灵的不老丹。乐观是一种积极向上的性格和心境，可以激发老年人的活力和潜力，解决矛盾，逾越困难。

4. 淡泊

老年人有了淡泊的心态，就不会在世俗中随波逐流，追逐名利；就不会对身外之物得而大喜，失而大悲；就不会对世事、他人牢骚满腹，攀比嫉妒……淡泊的心态会使老年人始终处于平和的状态，保持一颗平常心，一切有损身心健康的因素都将被击退。

保护心灵，善用五种心理自卫法

心理自卫，是指通过心理的及时调适，把个人的感觉与现实的关系稍做修正或改变，使个人易于接受心理上遭受的挫折，而不至于引起内心的过分痛苦与不安的自我保护方法。

老年人常用的心理自卫方法有以下几种：

1. 抵消法

即以象征性的事物来抵消不愉快的事，以补救心理上的不舒服。如喜庆日子打破碗时，老人们常说“岁（碎）岁平安”。

2. 补偿法

因生理或心理上有缺陷而感到不适时，选用某种方法弥补这些缺陷，以减轻不适感觉。

3. 合理法

为了自己心理上的需要，从许多理由当中选择其中一些合乎自己内心需要的理由并加以强化，以淡化原有精神上的痛苦。

4. 压抑法

即当老年人的欲望、冲动或本能的需求无法满足时，通过有意地加以压抑来达到心理上的平衡。如有的老人多病缠身，很希望子女陪伴左右，但因为子女忙于工作而不能如愿，此时老人们如果能对子女多一点体贴和谅解，对子女的关心照顾不抱过高期望，便会合理地压抑自己的这种要求，以避免心理上的失衡。

5. 幽默法

当老年人处境困难或尴尬时，可在困难和尴尬的情境中寻找幽默，使自己克服困难和摆脱尴尬。这是心理保持良好状态的最佳方法。

不良情绪危害大，强效排除有四法

“笑一笑，十年少；愁一愁，白了头。”从某种意义上讲，不良情绪是影响人长寿的一个致命杀手。老年人保持良好的心境，可以有效地防止心理衰老。

老年人排除不良情绪的方法如下：

1. 转移遣忧法

这种方法包括情绪转移和环境转移。

情绪转移指老年人在忧愁烦恼时，可参加一些有兴趣的活动，如听曲调优美、舒畅的音乐，以排遣心中的忧闷，使不良的情绪得以转移。

环境转移，是指老年人离开或回避令自己悲忧的环境和场所。开辟新的生活天地，是使情志得以调节的好方法。

2. 疏导排泄法

当不良情绪处于萌芽状态时，老年人应主动找知己朋友宣泄积郁心中的忧伤愤怒之事，一吐为快，并可得到同情、安慰和劝告。

3. 乐天自足法

老年人要有“大肚能容天下难容之事”的雅量，淡泊名利，不因失意而苦闷。知足可以使老年人心安理得，坦然面对人生，安度晚年。

4. 暗示法

老年人可以通过自我暗示的方法疏导心里种种不快之事，暗示自己有乐观向上的应变能力，有消除不平之事的心，从而保持心理上的青春常驻。

自给自足，创造快乐四法则

快乐，是一种能够给人带来心理上的愉快和舒适的积极情绪。老年人的快乐，主要包括身体上的健康、经济上的满足、被社会所接受、不感到寂寞、觉得自己老有所用。

一般而言，老年人要获得快乐，要从以下几方面入手：

①要实事求是。以现实的眼光看待自己，制定切合实际的目标。

②寻找快乐时。应注意调整自己的认识。老年人难免会遇到不如意的事情，如果面对现实能积极想办法去适应，就一样会得到快乐。

③不要懊恼过去和担忧未来。过去的事情已经过去了，发愁、懊恼也没有用，只能损害自己的身心。老年人只有心平气和地分析、思考，从中得出教训，教育后人，才是英明之举。

还有的老年人对未来忧心忡忡，担心一旦动不了时无人照顾、卧床不起会给子孙增加负担。殊不知，谁也不能预料未来，整天幻想只能给生活增加烦恼和负担。

④坚持过好每一天。老年人应多从事一些力所能及的，有益于社会、家庭和促进身心健康的活动，有目的地安排生活，并根据自己不同的情况做不同的安排，让每天都过得有意义。

保持心态平衡的六个方面

生活本身就充满了矛盾，老年人若是因而生闷气，发牢骚，不仅对身体健康十分不利，还很容易发生意外情况，所以，老年人应有自控能力，学会如何保持心态平衡。

1. 目标

老年人要不服老，老有所为，就要有远大的生活目标。但也不要对自己过分苛求，要把目标和要求定在自己力所能及的范畴内。要树立长寿的信心，学习、生活有计划、有要求，一步一个脚印去做，使晚年生活过得充实而有趣。

2. 奉献

在有生之年，应继续发挥余热，享受继续奉献的乐趣。生活中要助人为乐，不仅可以证实自己存在的价值，更可获得珍贵的友谊。不要处处与人竞争，与人相处“和为贵”。

3. 期望

对子女、对他人期望不要过高，否则，期望变成失望，会带来不必要的痛苦。对子女的事不要什么都管，要“因势利导”“顺其自然”，时刻牢记“知足者常乐，能忍者自安”的名言。

4. 沟通

遇到烦恼要向家人以及亲朋好友倾诉，沟通信息，敞开心扉，以便取得帮助。如聊天、参加健身活动、外出旅游，都可以充分获取人间真情和欢乐。沟通是理解的桥梁，容易赢得心灵的贴近。

5. 自控

遇事一定要冷静，即使是不顺心的事，也要保持冷静，三思而后行，将不良情绪的惊涛骇浪清醒而理智地引向平衡的彼岸。生活经验证明，不生气、不上火是保持心理平衡的最佳法宝。

6. 放松

注意培养自己有益身心健康的兴趣爱好，比如，打打门球，听听音乐，下下棋，跳跳舞，多参加一些文体活动，心情自然舒畅，对保持老年人的心态平衡有益无害。

学会八类遗忘，心灵自然风平浪静

1. 忘掉年龄，保持旺盛活力

人的生理年龄是客观的，但心理年龄则不同，它反映了人的精神状态。有人刚过花甲之年，就不断暗示自己老了。这种消极的心理是健康长寿的大敌，老年人应该谨记“人不思老，老将不至”。

2. 忘掉怨恨，宽容对事对人

如果老年人的心中种下了怨恨的种子，就会想报复，甚至千方百计琢磨报复的方法、时机，自然不会获得安宁。而忘掉怨恨就会心平气和，对长寿大有裨益。

3. 忘掉悲痛，从伤心中解脱出来

如亲人遇到天灾人祸，老年人沉浸在悲痛之中不能自拔，时间过长即会损害身心健康，因而遇到此类事时老年人应想开一些，让自己从中解脱出来。

4. 忘掉气愤，想得开忘得快

老年人一想到让人气愤的事，就容易急躁，气血堵塞，血压升高，心跳加快，甚至因气愤而发生不测。其实，因一时之气而致祸又有何益呢？

5. 忘掉忧愁，减少病痛缠身

老年人多愁善感就难免疾病抬头。现代医学认为，忧愁是抑郁症的主要根源，会导致老年人多种疾病缠身，最终让病魔夺去生命。

6. 忘掉悔恨，过去的已过去

凡是使人后悔的事都已随着岁月流逝而成为历史，老年人应该提得起，放得下。如果总去想追悔莫及的事情，日久，只能伤心伤神，不利于健康长寿。

7. 忘掉疾病，减轻精神压力

老年人得了病很容易被疾病困扰，总想身上的病，甚至担心日子不多，结果，因为精神专注于病，会使免疫力下降，反而使病情加重。所以，老年人得了病，应该学会泰然处之，从精神上战胜疾病。

8. 忘掉名利，活得更加潇洒

名利是人们一生都追逐的，必须正确对待。老年人只有忘掉名利，知足常乐，做个乐天派，才会健康长寿。

“东家长，西家短”，也是养心妙方

人到老年，大多赋闲在家，帮助照看孙辈。但是当儿孙上班、上学后，家里往往只剩下老人，长期如此，老人的失落感、自卑感和孤独感就会滋长，而聊天是促进老年人心理健康的一味良药。

要知道，老年人最怕孤独，寂寞是老年人最大的敌人。尤其是独居生活的老年人，如果整天关在屋子里与别人“老死不相往来”，烦闷、忧愁情绪就会涌上心头，有损健康。而通过聊天，老年人可以接触更多的人，把心中的不快与烦恼倾吐出去，把别人的安慰与关怀吸收进来，对增强自身的机体免疫能力大有益处。

所以，老年人有空时不妨多到老朋友、老同事和左邻右舍家中坐坐侃侃，通过相互间的倾诉及行动上的支持，消除不良情绪，开阔胸怀。而且，老年人不仅与同龄人聊，还要多接触青年人，经常和儿孙们逗乐，这样会使老年人心态年轻，童心永存，有益健康长寿。

聊天时，老年人可以尽情畅谈，上至天文地理，下至家长里短；大至国家政治时事和社会热点新闻，小至凡人琐事和油盐柴米酱醋茶；既可缅怀过去岁月的美好、辛酸，又可憧憬幸福的晚年，还可互相交流育孙心得、饮食保健及延年益寿的经验。

老年人在聊天过程中，既可增长知识，获得信息，扩大社会交往空间，使正常的心理需要得到满足，又能健脑益神，远离老年痴呆症。

此外，老年人走家串户，寻亲访友，少不了走路、登楼梯，这样既可活动四肢，放松筋骨，达到强健身体的目的，又能在海阔天空的闲话家常中解除精神疲劳，一举两得，何乐而不为呢？

气大伤身，防怒制怒必须到位

中国有一句谚语：气大伤身。古今中外，因动大气而得病身亡的例子大有人在:《三国演义》中“文武筹略，雄姿英发”的周瑜，就是因为好生气发怒，被诸葛亮连气三遭，吐血殒命；现代英国著名化学家亨特也是在一次医学会上被人顶撞，大动肝火，而导致心脏病发作当场死亡。

人在生气时，生理上会产生一系列变化，功能失调，肝气横逆上升，气血上涌，导致心跳加快，血压升高，甚至引起心血管破裂而猝死。人盛气之下罹病与殒命的机理就在于此。因此，古今中外的养生学者告诫人们：生气，是养生之大忌；宽心，则是长寿的核心。

人到老年，从工作岗位上退下来，思想上、生活上、习惯上和人际关系上，都会产生一时的不适应，遇强刺激时很容易发怒，这是事实。但另一方面，人到老年，体质衰退，最经不起折腾。那么，如何克服这一矛盾呢？

第一是防怒，就是杜绝致怒的因素。

影响愤怒的因素，有生理性的，如“人困则多怒”“人疾则气躁”，这类怒，往往误会者多，过后也后悔；有心理性的，如受辱气不顺时的发怒，这类怒，多形于内，对身心最为不利。

因此，老年人要防怒必须从认清自我入手，做“现在”的主人，适应新的状况，不做“过去”的奴隶。须知：留恋过去就等于忽视现在，是自寻烦恼。

第二是制怒，就是克制愤怒来临时的骚乱。

（1）学会容忍：正如俗语所说：“大肚能容，容天下难容之事；开口便笑，笑世上可笑之人。”老年人既要讲原则，更要宽宏大量。

（2）懂得自反：百怒之源，起之于辱。老年人不妨反躬自问：自己是否有被辱之处，善意者不应谈怒，恶意者不值得怒。被疯狗咬，向疯狗发怒又有什么用呢？

（3）善于自解：首先要远离引起不愉快的现场，可以到外面走走，看看美景，散散心；如果引退困难，就要克制自我，举手时先伸缩指头10下，开口时先转绕10圈舌头，其气就算是全消不了，亦去了大半。

对症寻“三情”，填补空虚情感

在日常生活中，有一些老年人尽管身体无大病，生活也优裕，却终日郁郁寡欢，这对健康极为不利。究其原因，往往与缺乏“三情”有关。

（1）亲情：由于各种原因造成的亲情疏远，甚至“老死不相往来”，必然会使一些老年人陷入孤独、凄凉的境地，心情自然也就无法舒畅。

（2）爱情：爱情并不是青年人的“专利”，老年人也同样可以享受。而有的老年人因老伴过世或离异分手，成了“孤家寡人”；有的老两口终日默默相对，无话可说，甚至还经常为一些小事发生口角。在这种缺少互谅、互爱的晚年生活中，又谈何心理健康呢？

（3）友情：老朋友、老同事或邻里之间的友情是十分珍贵的。当老年人身处各种友情的包围之中，心情肯定是十分愉快的；但当老年人离群索居时，伴随着的也往往是苦闷、孤独。

可见，对于老年人来说，爱情、亲情和友情同样是缺一不可的。如果哪一天您发现自己心情郁闷，感情匮乏，不妨请您查一查自己是否少了这“三情”，原因何在。只要对“症”寻情，相信您的情感世界定会充实起来。

调整老年亚健康，提高生命质量

亚健康是指人的生理、心理在质量上处于健康与疾病之间的健康低质量状态，通俗地讲，就是身体生理机能正常而心理状态很差。从中医学观点来说，亚健康就是情志不舒的郁证。

老年人亚健康状态有如下表现：常感到体力不支、不愿活动、怕累、疲劳、睡卧不安、头昏脑涨、易感冒等；往往存在忧郁、孤独、自卑、空虚、苦恼、闷闷不乐、不愿讲话、消极等心理状态；同时还有社会性的亚健康，表现即不适应变化的客观情况，交际范围狭小，心理偏执，这也看不惯，那也不顺心，惆怅骤至，忧心忡忡等。

从生理上讲，人到老年由于自然生理老化，机体的各种功能衰退，对各种环境的适应能力下降，随着年龄的增高，引起一系列退行性变化。这诸多的客观情况，都是引发老年亚健康的诱因。特别是老年人退休以后，生活发生了变化，因此很容易走入封闭状态，活动圈子狭小，孤独、寂寞，加之一些生活琐事缠绕，不能将思想从这些圈子里解放出来，整天思绪万千。久而久之，其亚健康状态就会转化成疾病。

抽样调查显示，老年人具有以下因素者容易出现亚健康现象：

①性格内向，文化程度偏高者。

②事爱计较，个人经历复杂者。

③夫妻一方离世，家庭成员复杂者。

④无子女或与子女分开居住者。

那么，怎样才能防止老年人的亚健康状态转化成疾病呢？

①要了解老年期的心理特征，提高对亚健康的认识和重视程度。

②提高自我保健意识，适当参加体育锻炼，加强自身免疫功能，减缓衰老进程。

③调适心理，顺应自然，保持乐观、开朗的精神状态，避免情绪过激而伤人伤己。

④树立正确的养老意识，提倡科学、文明、健康的生活方式，讲究卫生，生活规律，戒烟限酒，合理膳食。

⑤解放思想，更新观念，适应环境的变化，打破固守斗室、封闭养老的做法，走出家门参加力所能及的社会活动，使自己的身心素质保持良好的健康状态。

及早发现老年人精神异常的四种“信号”

有些老年人会因为精神抑郁、环境影响或因某种疾病而导致精神异常。但是，从他们露出精神异常的蛛丝马迹到病情严重还有一段过渡时间，如果不能及时发现症状信号，就很容易使部分患者丧失及早治疗的良机。

常见的老年精神异常信号有以下几种：

（1）怪：指行为、语言、生活习惯等明显改变，出现一些怪异现象。一些患者由于精神因素影响，还会出现虚幻、怪异的听觉。

（2）疑：即无中生有或认为同事、邻居、亲属等对其迫害。有的病人还会认为他人嫉贤妒能，从而与别人结怨为仇。

（3）懒：是一种与其本人一贯表现不相符合、超乎常情的病态“懒”，表现为不愿料理生活、不更换衣服、不打扫卧室、不愿走亲访友、不喜欢与人交谈，懒于参加一切社会活动。

（4）呆：表现为呆滞少动、反应迟钝、动作缓慢、言语吞吐。有的病人生活起居被动，常较长时间坐着、站着或躺卧，常独自闭门、足不出户。

上述种种信号，在老年人身上可单独出现也可同时并存，关键是要早发现，早治疗。

第三篇

会吃会喝，健康长寿跑不了

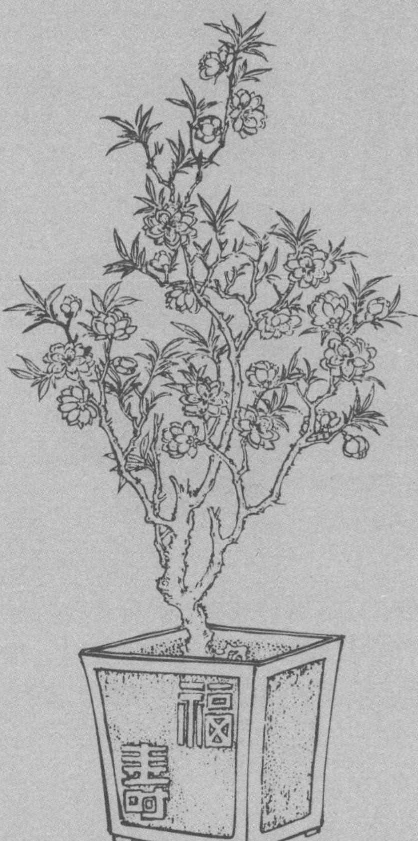

饮食营养必须“遵章守法”

老年人必需的七大营养素食用比例

随着年龄的增长，老年人的体力、活动量均下降，代谢功能也降低，若以青壮年人的每日热量供给为标准，则老年人的热量是逐渐减少的，60岁左右老年人的热量供给要比青壮年人减少20%，70岁以上老年人要减少30%。

联合国粮农组织和世界卫生组织推荐的老年人每日摄入热量为：50 ~ 60岁为11340千焦（2700千卡），60岁以上为10080千焦（2400千卡），70岁以上为8820千焦（2100千卡）。

1. 碳水化合物

碳水化合物（即糖类）是供给人体热量的主要来源，占总热量的60%~70%。老年人应以进食淀粉为主，每天以300 ~ 350克（6 ~ 7两）主食为宜，要粗细粮搭配，少吃糖。

2. 蛋白质

由于老年人蛋白质消耗较多，所以补充蛋白质很重要。一般可按每日每千克体重1.0 ~ 1.5克计算供应，其中优质蛋白质应占蛋白质总量的50%以上。鱼、瘦肉、鸡蛋、豆类及豆制品的蛋白质都是很好的优质蛋白质。

3. 脂肪

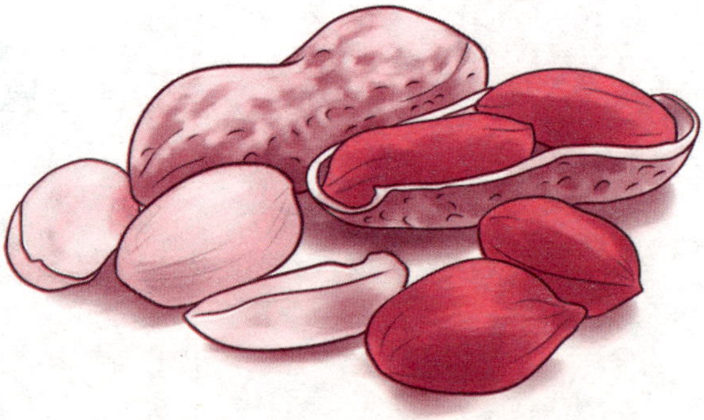

老年人摄入的脂肪量应按每日每千克体重0.7克计算，并尽量选用含不饱和脂肪酸的食品，即多食植物油（如葵花子、芝麻、大豆、花生、油菜籽等榨的油），少食动物性脂肪（尤其是猪油、肥肉、奶油、羊油等）。

4. 维生素

老年人对各种维生素的需要量都有所减少，但是，由于吸收不良或排泄增加等原因，老年人往往有维生素缺乏的现象。老年人应该注意摄取的维生素有维生素A、维生素B_1、维生素B_2、维生素C、维生素E等。这些维生素主要存在于绿色或黄色蔬菜、各种水果、粗粮及植物油中。

5. 无机盐

人体内含有钙、钠、钾、镁、磷、硫、氯、氮8种常量元素，即通常所说的矿物质；还有世界卫生组织推荐的14种必需微量元素：铁、碘、铜、锌、锰、钴、钼、硒、铬、镍、氟、锡、钡、矾，所有这些元素主要来自食物的供给。

老年人对这些元素的需要量基本与成人相同，同时更容易缺乏钙、锌和铁等元素，必须注意及时补充。

6. 膳食纤维

膳食纤维主要存在于芝麻、香椿、麦麸、稻米、豆类、竹笋、海藻等食物中，老年人每日应摄入10 ~ 24克。特别是以精白面、肉食、蛋类等食品为主的老年人，每日应加糠麸2 ~ 4汤匙，以增加膳食纤维的供应。此外，新鲜的蔬菜和水果也可提供丰富的膳食纤维。

7. 水

水占老年人体重的50%左右，应适量饮水。同时，饮水有助于排泄机体代谢所产生的废物。但也不可饮水过多，以免增加肾脏的负担，一般每日饮水量（包括饮料）在1500 ~ 2000毫升即可。

总之，老年人的饮食最重要的是要注意营养的平衡，因为老年人的代偿能力相对较差，任何一种营养物质都应适量，既不能过多，也不能太少。

五类维生素抗衰老，老人应多摄取

1. 维生素A

维生素A为脂溶性，有维持上皮细胞健康、增强视力、增加对传染病抵抗力等功效，对于老年人的眼花、夜盲、青光眼具有很强的预防作用。主要食物来源是动物肝脏、鱼肝油、乳类、禽蛋等，蔬菜中的小白菜、油菜、胡萝卜，以及水果中的杏和柿子也富含维生素A。

如果维生素A缺乏比较明显，老年人还可考虑间断性服用制剂，每丸为2500国际单位，日服1粒已足够。

2. B族维生素

B族维生素对促进红细胞成熟、维持神经系统的正常功能有重要作用，可以有效调节老年人的躁郁情绪。富含B族维生素的食物有水果、蔬菜、谷类、果仁及动物内脏等。

其中，维生素B_1是水溶性，长期吃精白米或长期饮食单调的老年人有可能缺乏，可服用制剂，每片10毫克，每日3次，每次服用2片即可，可间断服用。

3. 维生素C

维生素C为水溶性，能消除或减少细胞产生的自由基及其他有害物质，可增进人体对各种感染性疾病的抵抗力，使老年人始终保持青春活力。富含维生素C的食物有绿叶蔬菜、橘子、鲜枣等，但高温久煮时易被破坏。

对老年人来说，维生素C制剂为每片100毫克，长期服用时，可1日3次，每次2片；也有提倡较大剂量以维护老年人健康，即每日总量可达1000毫克（即10片）。服大剂量时最好间断性服用，但一般控制在每日 6 片左右为宜。

4. 维生素D

维生素 D 对促进骨骼的正常钙化有不可忽视的作用，成人每日在日光下照射半小时即可满足对维生素 D 的需要。但很多有骨质脱钙倾向的老年人，却并不经常外出活动，所以更应适当补充维生素 D，其主要来源是动物肝脏、乳类、鱼肝油和蛋黄，其中以鱼肝油中的含量最高。

5. 维生素E

维生素 E 为脂溶性，是一种天然的抗氧化剂，能大力清除“人体垃圾”——自由基，从而保护体内组织与细胞的健康。维生素 E 还具有抗肿瘤作用，有调节脂质代谢、预防血管硬化、改善末梢循环、预防老年性白内障等抗衰老作用。

维生素 E 广泛存在于各种蔬菜、粮食提炼的植物油中，如豆油、玉米油、麦胚油、花生油、菜籽油等。药物制剂为胶丸，每丸含维生素 E100 毫克（相当于 150 国际单位）。长期服用者，每日 1 ~ 2 丸即可。

强身健体，九种微量元素缺一不可

1. 铁

铁是血液中的重要成分，经常注意补充铁质，是老人强身健体的一个重要内容。含铁丰富的食物有肝脏、大豆、豆制品（特别是豆腐皮）、菠菜、韭菜、木耳、芝麻、紫菜、海带、羊栖菜等，可以交叉食用。

2. 碘

碘主要分布于人体的甲状腺中，被合成为甲状腺素后，经血液运送到全身各组织中，对组织细胞的正常代谢起到调节作用。人体长期缺乏碘，则甲状腺代偿性增大，称地方性甲状腺肿，俗称“大脖子病”。

海产品中含有丰富的碘，海带、紫菜含碘量丰富，海鱼、海虾、干贝、海参等含碘量也很高。所以，为保证正常的代谢功能，老年人应常食海产品。对于居住在远离海洋的内陆地区的老年人来说，吃加碘盐是预防“大脖子病”的最好方法。加碘盐在储存时要加盖保存，以避免碘的蒸发。

3. 铜

老年人体内的血清铜随着年龄的增长有下降的趋势，而人体组织缺铜则易发生肿瘤，而且此时各组织、血管、骨骼的脆性增加易导致脑出血、骨折等疾病的突发。此外，防癌、防衰老都与血清铜有关。蔬菜、贝壳类、动物内脏、豆类、胡萝卜、山药、牛蒡、蜂蜜等食物中含铜较多。

4. 锌

锌参与胰岛素的合成，人体缺锌时可影响蛋白酶的合成、维生素 A 的利用和细胞的免疫功能，因而对全身各个系统产生不利影响，引起体内代谢紊乱，产生各种疾病。

锌还是构成唾液中味觉素和胃酸的重要成分，体内缺锌的早期表现是味觉减轻与食欲不振，老年人吃东西没有胃口，往往就是缺锌的缘故。所以，老年人应当适量多吃一些含锌的食物，如沙丁鱼、胡萝卜、牛肉、花生、核桃仁、杏仁、糙米等。

5. 钴

钴是维生素 B_{12} 的成分之一，与造血功能有关。钴也是防止人体内恶性肿瘤生长的重要微量元素，所以老年人必须注意摄取。含钴较多的食物包括蔬菜、动物内脏、牡蛎、腐乳、猪血等。

6. 钼

钼是人体内嘌呤氧化酶、醛氧化酶、亚硫酸氧化酶的重要成分，这几种酶对人体中氧化代谢和铁的代谢及醛类毒性的解除具有重要的生理作用。同时，钼还是植物亚硝酸盐还原酶的成分，人体缺钼会直接导致亚硝酸盐的增加，为合成致癌物亚硝胺提供条件。粗粮和豆类含钼较多。

7. 硒

硒是一种极强的抗氧化剂，能阻止致癌物与宿主细胞的脱氧核糖核酸结合。硒还能激活细胞的溶解酶的活力，从而使致癌物很快分解。硒是多种酶的组成部分，是诊断心肌梗死的重要参考依据。

老年人缺硒会使衰老速度明显加快，必须注意摄取含硒丰富的食物，如蔬菜、黄豆、玉米、大蒜等。

8. 铬

铬是维持血糖正常水平、控制胆固醇脂肪含量的重要微量元素。老年人缺铬会使糖耐量下降，易发生糖尿病，还会使血内脂肪及胆固醇增加，发生动脉粥样硬化。

大多数老年人随着年龄的增大，血铬浓度会逐渐降低，所以应注意多吃含铬量较多的食品，如粗粮、小麦、花生、蘑菇、胡椒、肝脏、牛肉、鸡蛋、红糖、乳制品等。此外，茶叶、人参、灵芝、黄芪、鳖甲、何首乌等均含有丰富的铬元素，老年人也可以吃一些。

9. 镍

镍能激活胰岛素，降低血糖含量，软化血管。老年人缺镍，会增加患心脑血管疾病和糖尿病的危险。粗粮、肉类、酵母、黑胡椒中富含镍。

补钙六妙招，助您摆脱缺钙危机

随着健康意识的逐步提高，越来越多的广告渲染着“缺钙”的危机，而越来越多的老年人也拥入了“补钙”的行列。为什么老年人的补钙问题会如此受重视呢？

这是因为，一方面，老年人对钙的需求量很大；另一方面，老年人的生理吸收能力和再生能力不断下降，要经常动用钙的库存，而骨骼是钙的仓库，用多了，就会导致骨质疏松、骨质软化，出现腰腿酸痛、关节不灵活、腿抽筋、身高变矮、驼背弯腰等现象，更甚者会出现手脚麻木、动脉硬化、高血压、心肌梗死等严重疾病。

因此，老年人必须时刻注意补充钙质：

①牛奶中含钙量丰富，并含有促进钙吸收的因素，应多食牛奶及乳制品。

②芝麻酱、虾皮、豆类及豆制品、绿色蔬菜，特别是野菜，是植物性食物中钙的良好来源。

③要注意必需营养成分的摄取，特别是要摄取足够的蛋白质、磷和维生素D。

④通过服用钙剂来补钙，同时服用维生素D以促进钙的吸收。

⑤进行适量的户外体育锻炼或进行日光浴，以刺激骨质的生成，推迟骨骼的老化。

⑥须忌烟、少饮酒。

五种“编外”营养素，补充要及时

碳水化合物、蛋白质、矿物质、脂肪、水、维生素和膳食纤维是人们熟知的七大营养素，对老年人的生命维持至关重要。另外，还有些营养成分对老年人的健康也影响甚大，却又极易被疏忽，所以又称“编外”营养素，其中较重要的五种是核酸、酶、前列腺素、氨基酸和激素。

1. 核酸

核酸是从细胞中分离出来的一种酸性大分子化合物，与细胞分裂有密切关系，具有保持青春、防老抗病的价值，特别是对防止老化有明显的效果。

人体内核酸有两个来源，一是自身合成，二是食物供给。但是人到30岁以后，合成核酸的能力会逐渐减弱，老年时更需增大从食物中获取的力度。

含核酸量较高的有青花鱼、沙丁鱼、鲑鱼（大马哈鱼）、墨斗鱼、鱿鱼、燕鲅鱼、虾、肝、瘦肉、蚝（即牡蛎，又叫海蛎子）、蛤子，还有青叶蔬菜、甜菜、芦笋、青葱、萝卜、蘑菇、菜花及豆类食物。

虽然老年人应多吃一些含核酸的菜，但每天摄入量不宜过多，过多则易发胖，每天以4克左右为宜，与蛋白质食物配合食用效果更佳。

2. 酶

酶是生命活动中不可缺少的物质，尤其是抗氧化作用的活性酶对老年人更为重要。香菇、山药、银杏、大枣、山楂、生姜、青椒、茄子、大蒜中的抗氧化酶含量较高。

3. 前列腺素

前列腺素是人体内的特殊激素，在降低血压、预防脑血栓形成、保护大脑及心脏方面起着重要作用。蔬菜中只有洋葱富含前列腺素。

4. 氨基酸

人到老年，体内氨基酸含量日趋降低是健康状况下降的原因之一，如血液中甘氨酸和丙氨酸降低，可使体内蛋白质合成过程减缓。因此，老年人增加氨基酸的摄入很有必要。据检测，30 多种氨基酸中有 20 多种是苦味的，所以，苦瓜、苦菜、百合、茶叶、荞麦中含氨基酸品种较全，数量充足。

5. 激素

大豆中所含的植物雌激素，红葡萄酒中大量存在的水杨酸，红薯和十字花科蔬菜中富含的抑癌物质，均是特殊营养成分，老年人也都应该注意摄取。

膳食六原则，延年又益寿

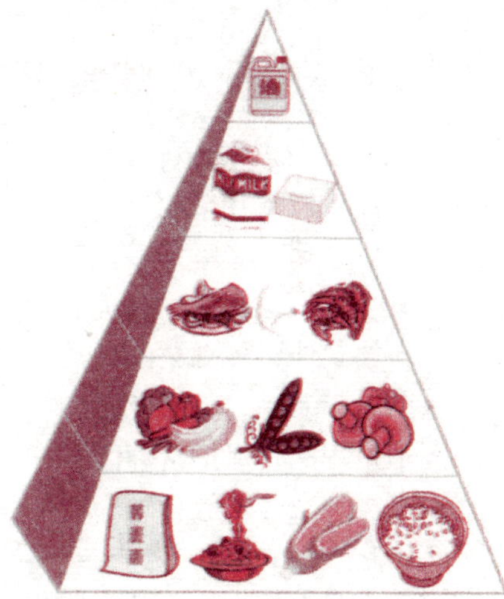

（1）食物多样化：一是注意食物选择，要合理搭配主副食，粗细兼顾；二要不偏食，不择食，对各种食物既不偏爱，也不拒食。

（2）饮食宜清淡可口：过于油腻的食物难以消化吸收，不适合老年人的消化生理特点，同时对防治老年人心血管疾病等多发病也不利。

（3）食物不可过咸：盐摄入过多，是高血压等心血管疾病发作的危险因素之一。

（4）饮食有节：一是切忌暴饮暴食，尤其是晚餐不宜吃得过饱，因过饱可使膈肌上升，影响心肌供血，是诱发心肌梗死的危险因素；二是节制某些食物的过多摄入，如肥肉、纯糖食品、含胆固醇高的食品等；三是控制热能食品摄入，如主食、脂肪、食用糖等，对于超重或肥胖的老年人更应注意限制热能食品摄入，以维持标准体重为最理想。

（5）少食多餐：老年人除了应保证一日三餐正常摄食外，为了适应其肝糖原储备减少及消化吸收能力降低等特点，可适当在晨起、餐间或睡前安排一些点心、牛奶、饮料等食物作为补充。每次数量不宜太多，以保证每日总热量不超过标准。

（6）适当进食一些具有延年益寿、防老抗衰功能的食物：在保证合理膳食的前提下，老年人应适当多吃一些具有降低胆固醇作用的食物，如洋葱、蘑菇、木耳以及海带、紫菜等海生植物；还可适度用人参、黄芪、桂圆、山药等具有抗衰老作用的药物、食物，制成药膳食用。

老年人早餐三宜三不宜

（1）宜迟不宜早：老年人各组织器官的功能都已逐渐衰老，尤其是消化系统的功能在逐渐减退，机体的新陈代谢需要更多的时间和能量，如果过早进食，机体的能量被转移用来消化食物，自然循环必然受到干扰，代谢物不能及时排除，积存于体内则会成为各种老年疾病的诱发因子。所以，老年人的早餐在 8 点半至 9 点之间较为合适。

（2）宜软不宜硬：老年人早餐不宜进食油腻、煎炸、干硬以及刺激性大的食物，否则会劳脾伤胃，导致食滞于中，消化不良；宜吃容易消化的温热、柔软食物，如牛奶、豆浆、面条、馄饨、馒头及花卷等，尤其适宜吃点粥，如能在粥中加些莲子、红枣、山药、桂圆和薏米等保健食品，效果则更佳。

（3）宜少不宜多：饮食过量会超过胃肠的消化能力，食物便不能被消化吸收，久而久之，会使消化功能下降，胃肠功能发生障碍而引起胃肠疾病。另外，大量的食物残渣贮存在大肠中，被大肠中的细菌分解，经肠壁进入人体血液中，对人体十分有害，并容易引起血管疾病，催人衰老。

饮食烹调的七个注意事项

烹调就是力求将各种食物的味道中庸调和，好让食物更加美味可口。但是，在烹调过程中要注意以下几个原则：

①应以色美、味鲜、多选菜油、少放盐、主食多蒸煮、副食少煎炸为原则。

②宜多食抗癌蔬菜，先洗后切，旺火急炒。

③不挤菜汁，多喝菜汤。

④少食腌制品，少用色素。

⑤适量用醋，保护营养。

⑥煮饭炖菜，忌放食碱。

⑦不吃烧糊的鱼肉。

老年人只有做到以上几点，才能防止食物中的营养丢失，避免在食物中形成硝酸铵等致癌物质，才有益于身体健康。

必须改掉的六种饮食习惯

1. 常吃泡饭

有些老年人经常吃水泡饭、汤泡饭，认为既简单又有助于消化。殊不知，吃泡饭往往会使食物还没有来得及咀嚼形成糜团，就滑到胃里去了，从而不利于食物的消化。同时，泡饭中的汽和水还可冲淡胃液，影响正常消化吸收。

2. 饭后马上吃水果

有的老年人喜欢饭后吃水果，认为利于消化。其实，水果中含有大量单糖类物质，很容易被小肠吸收，但若被饭菜阻塞在胃中，就会因腐败而形成胀气，导致胃部不适。正确的做法是，在饭前 1 小时或饭后 2 小时进食水果。

3. 常喝未煮透的豆浆

煮豆浆有时会有一种“假沸”现象，老年人绝不要被此迷惑。喝了未煮透的豆浆，会使人恶心、呕吐、腹泻甚至中毒。因为生豆浆里含有胰蛋白酶抑制剂，豆浆煮沸后须再加热3～5分钟才能破坏胰蛋白酶抑制剂。

4. 过分忌嘴

比如，怕胆固醇高就一点肉也不敢吃，而且长年不吃一点动物脂肪；有糖尿病就连烧菜也不敢放糖。

实际上，70%左右的胆固醇是体内合成的，食物中的胆固醇对血脂的影响相对较小，而且胆固醇过低者死亡率会增高，肿瘤发病率也较高，故老年人应该适当吃一点动物脂肪。

糖尿病患者对糖的摄入应适当控制，但不必过分严格。其实，每日主食经过消化酶的作用也是以葡萄糖形式吸收的。只要每天碳水化合物总量控制在个人允许范围内，吃少量的糖和水果是可以的。

5. 药物、保健药和补品吃得过多

公费医疗报销，晚辈孝敬，亲友赠送，药物品种多，作用重复，有的还有不良反应，吃得过多对健康反而不利。其实，正常饮食的老年人，除了钙摄入量不足外，一般不至于缺乏某种营养素，即使要补充，也应请医生评估一下，需什么补什么，不要滥服。

6. 容易受报章杂志的报道所左右

很多老年人很容易轻信报纸杂志上的信息，看到一点，就立刻照搬，以致看到完全不同的观点时，反而心中无底，莫衷一是。其实，那些信息中很多都是不具普遍性的个人经验，有些则是外行人一知半解东抄西摘的资料。老年人如果自己没有足够的判断能力，还是请教专业人员后再行动为好。

饮食“十不贪”，健康长伴左右

老年人由于生理功能的特殊性，对平时的饮食不仅要有所节制，而且还应有所禁忌。例如：老年人味觉衰退，平时喜欢以浓郁的食物来增进食欲，但吃太多甜和油腻的食物，不仅会产生腻嘴，而且还会造成过多的糖类和脂肪积累，使身体肥胖，加重心血管系统的负担。为此，有人提出“十不贪”，作为老年人的饮食禁忌。

（1）不贪肉：老年人膳食中肉脂肪过多，会引起营养平衡失调和新陈代谢紊乱，易患高胆固醇血症和高脂血症，不利心脑血管病的防治。

（2）不贪精：老年人长期食用精白的米面，摄入的膳食纤维少了，就会减弱肠蠕动，易得便秘。

（3）不贪硬：人到老年，牙齿松动，消化功能低下，食物宜切碎煮烂，蔬菜宜用嫩叶。如果食吃坚硬或没熟烂的食物，久之易得消化不良或胃病。

（4）不贪快：老年人因牙齿脱落，咀嚼功能大为降低，如果咀嚼不烂，就会增加胃

的消化负担。因此，老年人饮食时应注意细嚼慢咽，使食物充分磨碎，而且由咀嚼引起的反射，还会促使消化腺大量分泌腺液，有利于食物的充分消化。而快食反而容易卡喉，或由吞咽过急而出现哽噎的现象。

（5）不贪多： 老年人胃蠕动慢，应少吃多餐，饮食宜八分饱。如果长期贪多求饱，既增加胃肠的消化吸收负担，引起胃肠消化吸收功能紊乱，又会诱发或加重心脑血管疾病。

（6）不贪凉： 老年人多阴虚，不喜寒，饮食宜温，可暖胃养身，尤其在寒冷的冬天。

（7）不贪咸： 老年人摄入的钠盐量太多，容易引起水肿和加重心肾负担，严重时会引发高血压、中风和糖尿病。

（8）不贪甜： 老年人过多食用甜食，会造成功能紊乱，引起肥胖症、糖尿病，不利身心保健。

（9）不贪迟： 三餐进食时间宜早不贪迟，有利于食物消化与饭后休息，避免积食或低血糖。

（10）不贪热： 老年人饮食宜温不宜烫，因热食易损害口腔、食管和胃。如果长期受烫食热刺激，还易患胃癌、食道癌。

拒食七类“发物”，有根有据

有一些食物会诱发疾病，甚至导致病情进一步恶化，这就是民间通常所说的“发物”。

1. 海产品类

①心力衰竭、肝硬化腹水和肾炎水肿忌食用盐。

②气管炎、支气管哮喘、慢性肾炎、过敏性皮炎忌食用苔菜、带鱼、海藻、海带、昆布、紫菜、黄鱼、干贝等。

③冠心病、脂肪肝、传染性肝炎、糖尿病、肾病忌食用乌贼、海鳗和鱿鱼。

2. 禽畜类

①气管炎、哮喘、过敏性皮炎和神经性水肿忌食用鸡肉。

②冠心病、高脂血症和脂肪肝忌食用禽畜类内脏。

③高血压、冠心病和尿毒症忌食用猪、羊和牛肉。

3. 腌腊类

①胃癌、胃炎、心力衰竭、肾炎水肿、肝硬化腹水、气管炎和哮喘忌食用咸菜、腌苋菜梗和糟肉。

②肿瘤病人，尤其是恶性肿瘤患者忌食用火腿、腊肉和香肠。

4. 发霉加工类

胃炎和胃溃疡忌食用酱、豆豉和腐乳。

5. 蔬菜调味品类

①疔疮热毒、胃痛、风疹和皮肤瘙痒症忌食用韭菜、大蒜、辣椒、生姜等。

②日光性皮炎忌食用苜蓿。

③蛔虫症、糖尿病忌食用黑砂糖。

④慢性结肠炎和急性胃肠炎忌食用麻油。

⑤疔疮和哮喘忌食用绿豆芽和竹笋。

⑥传染性肝炎、阻塞性黄疸和脚气病忌食用黄瓜。

6. 豆类

①消化不良症、气管炎、尿毒症和疔疮忌食用黑大豆和黄大豆。

②口腔溃疡和口角炎忌食用赤豆。

③哮喘忌食用豌豆。

④慢性结肠炎和尿毒症忌食用绿豆。

⑤过敏性疾病和痔疮出血忌食用蚕豆。

7. 瓜果类

①气管炎、支气管扩张、肺脓疡和溃疡病忌食用柿子。

②便秘、疔疮和气管炎等忌食用枇杷、杨梅和樱桃。

③慢性支气管炎、慢性肠炎和盗汗症忌食用李子、杏子和桃子。

饭前四件事，食后五保健

日常生活中，老年人通常较为重视食后保健，而忽略饭前养生，但最新研究表明，某些保健措施一旦从饭后移到饭前，效果更好。

1. 饭前要做的四件事

（1）饭前运动：老年人如果餐后运动，摄入体内的大量脂肪酸已经进入脂肪细胞，无论怎样运动也难以将其“动员”出来。而饭前运动时腹中已空，脂肪细胞中尚无新的脂肪酸进入，锻炼较易将其“动员”出来化为热量而消耗掉，故专家主张老年人饭前做1小时运动。

（2）饭前吃水果：医学专家认为，饭后吃下的水果易被食物阻滞于胃中，产生发酵反应，出现胀气、便秘等症状，给消化道带来不良影响。但老年人在饭前吃水果则可保护体内免疫系统免受热食的恶性刺激。

（3）饭前刷牙：龋齿的形成主要是牙垢与食物中的糖分发生化学反应，形成酸性物质腐蚀牙齿的结果。当老年人进餐后，牙垢已与食物中的糖分发生反应，酸性物质已经形成，再刷牙为时已晚。只有在饭前将牙垢去除，才能明显减少酸性物质的形成，从而保持牙齿的清洁。

（4）饭前喝汤：从口腔、食管到胃、肠，是食物的必经之道，老年人饭前喝汤可减少干硬食物对消化道黏膜的刺激。

2. 食后的五个保健方法

（1）食后用手摩腹：古代大药学家孙思邈说“食毕摩腹，能除百病”。老年人食后按摩腹部，既可促进胃肠蠕动和腹腔内血液循环，有益于增强胃肠功能，又可作为一种良性刺激，通过神经传入大脑，有益于中枢神经系统功能的调节和发挥，健身防病。具体做法是：以掌心着腹，以脐部为中心，慢而轻柔地按顺时针和逆时针按摩各 20 圈。

（2）食后慢慢走：《摄养枕中方》中记载：“食止行数百步，大益人”。现代科学研究认为，老年人食后小憩片刻进行慢步行走，可以增强胃肠蠕动，增加血液营养的供应，有助于消化液的分泌和食物的消化吸收。但切记食后不可急步快走，不可进行剧烈运动，不可立即坐下或躺下休息，否则会给健康带来不利。

（3）食后赏音乐：柔和轻快的音乐，乃至赏心悦目的环境，都可以作为一种良性刺激通过中枢神经系统调节人体的消化吸收功能。因此，老年人食后不妨怀揣袖珍收音机，漫步于绿柳之下或庭院之中，多听一些优美动听的音乐，保持柔和心境。

（4）食后须漱口：古代医学家张仲景指出：“食毕当漱口数过，令牙齿不败口香。”老年人食后漱口，可保持口腔的湿润度、清洁固齿，有效地防治口腔及牙齿的疾病，还可刺激舌上味蕾，增强味觉功能，利于增进食欲和帮助消化吸收。

（5）食后三不宜：一不宜立即松腰带；二不宜立即入睡；三不宜立即进行剧烈活动。

胡吃海塞不叫吃，吃也有学问

美食营养行动，从现在开始

（1）每天一个鸡蛋：蛋类的蛋白质可提供老年人必需的氨基酸，所含的卵磷脂被胃肠吸收后，能使血液中胆固醇和脂肪颗粒变小，并保持悬浮状态，从而防止沉积在血管壁上，预防血管硬化。鸡蛋还可提供维生素 A、B 族维生素、维生素 D 等，钙、磷、铁等无机盐的含量也较高。

（2）每周至少吃海鱼一次：海鱼中的系列不饱和脂肪酸有降血脂、降低血小板聚集、降低血液黏稠度的作用。

（3）用鸡肉、鸭肉代替猪肉：每 100 克鸡肉含蛋白质 16.6 克，脂肪 14.1 克；而每 100 克猪肉含蛋白质只有 9.5 克，脂肪则为 59.8 克。所以，应尽可能用鸡肉、鸭肉代替猪肉，以减少脂肪摄入，又可保证足够的动物蛋白摄入量。

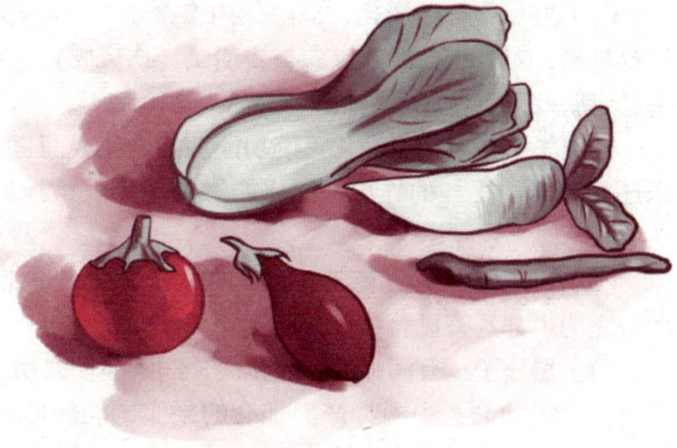

（4）增加豆及豆制品的摄入量：每日摄入 30 ~ 50 克大豆蛋白能显著降低血清总胆固醇、低密度脂蛋白及三酰甘油水平。黄豆中的蛋白质抑制剂还是预防胃癌的一种保护因素。

（5）每天最好食 500 克蔬菜：第一，老人肠胃功能下降，生理上需要较多的维生素、粗纤维等，帮助消化、吸收及排泄；第二，老人活动量减少，蔬菜大都是低热量食物，正好符合老人的生理需要；第三，老人机体器官衰退，免疫力变差，多吃蔬菜是既抗老化、又防疾病的重要饮食措施。

（6）菌菇类食品要多食：香菇、蘑菇、冬菇、平菇、草菇、银耳和木耳等菌菇类食品，不仅味道鲜美，而且含有老年人必需的氨基酸和多种微量元素。所含的多种酶还有抗恶性肿瘤、提高人体免疫力的功效。所以，老年人要改变菌菇类食品只做配料的习惯，增加摄入量。

（7）多吃燕麦、玉米：燕麦、玉米所含膳食纤维较大米、小麦更多。这些食品能增加肠蠕动，起到预防老年性便秘的作用，还能改善血糖、血脂的代谢。

（8）常吃猪血：每 100 克猪血中含蛋白质高达 19 克，脂肪却仅含 0.4 克，属低热量、低脂肪、高蛋白食品。每 100 克猪血中含铁量高达 45 毫克，比猪肝高 2 倍，比鸡蛋高 18 倍。猪血中的卵磷脂有助于防治动脉硬化，是高血压、冠心病和高脂血症患者的理想食品。此外，猪血便于咀嚼，容易消化吸收，更适宜老年人常吃。

（9）每天吃早饭时以数片生姜佐餐：能促进血液循环，帮助消化。

又红又专的“黑五类”，您吃了吗

在过去，“黑五类”曾是一个并不光彩的政治名词，但如今，“黑五类”却更多地成为食物名称，代表的是黑豆、黑米、黑芝麻、黑松子、黑加仑五种能够调整全身功能的健康食品。

老年人所患的绝大多数病和癌症的发生都与基因有很大关系，活性氧已开始引起医学界的关注，而黑五类食品具有非常强的防止活性氧危害的抗氧化作用，即 SOD 作用，也可称消除活性氧作用。此外，黑色食品与普通食品相比，具有更高的能量，还可以排出毒素，温热内脏，促进新陈代谢，改善体质，延缓衰老。所以，老年人应该常吃不懈。

下面介绍一下黑五类食品及其主要功效：

（1）黑豆：可助消化，消除体内多余水分，解毒作用强，因此可治疗腹痛、痢疾、饮食过量，对老年人的心脏病、胃溃疡、伤风感冒、耳鸣、耳背、目眩有显著疗效，对美容肌肤效果更佳。

（2）黑米：对胃及消化系统功能弱的老年人而言，是很好的营养补给食品。由于黑米还具有养精提神的作用，所以能够使老年人精神焕发，还可以防止白发早生，保养头发。

（3）黑芝麻：是防衰老和健脑的最佳食品，还能够调理胃肠功能，对便秘、腰痛、四肢乏力也都具有显著疗效。

（4）黑松子：有润肺、止咳化痰、润肠通便之功效，可强化老年人内脏整体功能。

（5）黑加仑：中国特产黑加仑的果实，能使体内温热，对消除疲劳，治感冒、发热、支气管炎有很好的疗效。

总之，这些黑色食品都是低热量、低脂肪、促进新陈代谢、调节平衡人体功能的健康食品，都有排出体内过剩脂肪和毒素的作用，是老年人的养生佳品。

把优质蔬菜放进“菜篮子”

蔬菜不但可为老年人提供人体必需的营养素，而且具有良好的药用价值。老年人可以根据自身的体质、健康状态，对症食菜，择优食用，有助疗疾养生，延年益寿。

一般来说，深色蔬菜营养价值最高；浅色蔬菜，即白色、无色菜等营养价值较低。深色蔬菜不但含有丰富的维生素 A、维生素 C、维生素 E、B 族维生素等，而且还具有较多核酸和抑制癌变的物质。深色蔬菜中的粗纤维不仅有畅通大便、防止便秘的作用，而且能吸收肠内的胆固醇等有害物质，并能较快地排出体外，既能抑制结肠癌的发生，又能增强肠的功能。所以，老年人每日的深色蔬菜食用量要保持在 100 ~ 150 克以上。

白菜有通利肠胃、除胸中烦闷、解酒渴、利大小便及止咳的作用。

萝卜能消积滞、化热痰、解毒，对食积、腹胀满、痰咳、失音、痢疾、偏头痛等病症有良效。

胡萝卜含特有的“胡萝卜素”，在人体内可以很快转化为维生素 A，对老年人能起到明目养神、防治呼吸道感染、调节新陈代谢、增强抵抗力、防止癌症发生等作用。但胡萝卜中的维生素 A 要在脂肪里才能溶解吸收，所以胡萝应适当与猪肉同煮食。

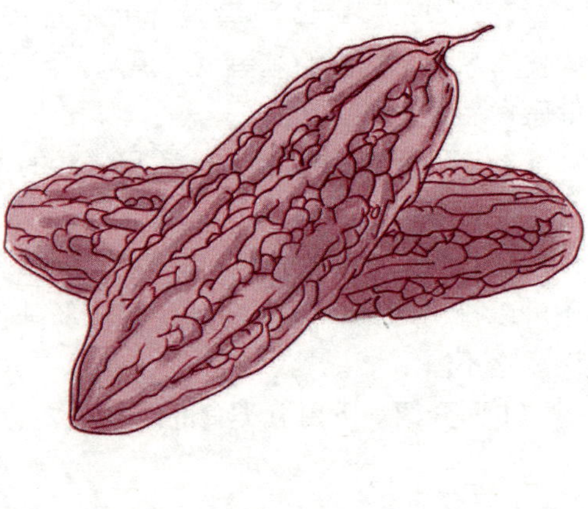

韭菜有杀菌、杀虫、解毒的功效，能促进肠胃消化。

苦瓜等苦味食品是维生素 B_{12} 的重要来

源，对癌细胞有强大的杀伤力，能抑制癌细胞中的细胞色素化酶，使之发生代谢障碍。

芹菜有提神、健脑、润肺止咳、降血压的功能。

西红柿有利尿、健胃消食、凉血平肝、清热解毒、降血压的功效，可使前列腺炎发病率降低 50%。此外，加热西红柿释放出西红柿红素，还能发挥抗癌的作用。

多吃海藻类食品，疾病不缠身

海洋藻类植物，如紫菜、龙须菜、裙带菜、羊栖菜、马尼藻、海带等，都含有丰富的优质蛋白质、氨基酸、维生素和人体必需的磷、镁、钠、钾、钙、碘、铁、硅、锰、锌等矿物质，其中有些成分甚至是陆生蔬菜所没有的。

近几年，世界上许多国家都对海藻进行食用研究，发现老年人经常吃海藻类食物可使体液保持弱碱性，于健康有利，对高血压、糖尿病、癌症等多种疾病都有辅助治疗作用。

①海藻中的活性多肽，其功能同胰岛素相似，对糖尿病患者有较好的治疗和保健功能。

②海藻中的优质蛋白质、不饱和脂肪酸，正是糖尿病、高血压、心脏病患者所需要的。

③海带中的甘露醇有脱水利尿作用，可治肾功能衰竭、药物中毒、老年性水肿。

④紫菜中的牛磺酸对保护视力和老年人大脑起重要作用。

⑤海藻中的碘是甲状腺功能低下者的最佳治疗食物。

⑥海藻还能滤除锶、镭、镉、铅等致癌物质，有预防癌症的功效。

一味吃素，会使您与健康无缘

在生活中，很多老年人由于害怕血脂过高，所以对荤菜总是抱着敬而远之的态度，有时很想打打“牙祭”，但出于“健康”考虑，也只得克制自己的欲望。

其实，一味吃素对老年人的健康也极其不利，可能造成以下危害：

1. 增加心脏血管疾病的发病率

长期素食会导致低胆固醇血症。研究表明，老年妇女血液中胆固醇含量过低时，死亡率会增加 4 倍，其中冠心病的发病率升高是重要的原因。低胆固醇还易致脑出血性中风，因为缺乏胆固醇者的血管脆性明显增高，容易破裂出血，特别是在有高血压的情况下。

2. 增加抑郁症的发病率

研究表明，长期素食或荤素搭配不合理的老年人，由于血清胆固醇含量低下，出现抑郁症的相对危险性增大。因为低胆固醇可使脑内血清素再摄取速度加快，血清素有明显抑制中枢神经系统功能的作用，因此低胆固醇血症会直接导致或加速老年抑郁症的发生。

3. 增加肿瘤的发病率

许多素食者，摄入蛋白质的来源主要是米饭、面粉等。但这类食物中蛋白质的质量较差，如果进食者平时又不注意吃蛋白质质量高的豆类食物，就会发生蛋白质不足，使身体抗病能力下降，导致各种疾病发生，其中也包括恶性肿瘤，特别是消化道肿瘤。

因此，老年人适当增加蛋白质是很有必要的。猪瘦肉、牛肉、羊肉、鸡肉、鸭肉、鱼类以及海产品都含有丰富的蛋白质，鸡蛋和牛奶更是含丰富蛋白质的佳品。

另外，维生素被称为“抗癌先锋”。而动物食品中同样含有丰富的维生素，特别是脂溶性维生素。比如，维生素 A 在动物肝脏、蛋黄、奶油、虾、蟹、带鱼中含量较高。如果体内缺乏维生素 A，就容易发生皮肤癌、口腔癌、肺癌等。

长期素食还会引起核黄素（维生素 B_2）的缺乏，也不利于防癌。含核黄素量多的食物有动物肝、肾、乳类、豆类、蛋类、香菇等。

4. 影响老年人的性功能

研究发现，摄入蛋白质过少的老年男性，其睾丸激素分泌亦会偏低，因而直接影响其性功能。而缺少睾丸激素，除会影响性功能外，还会减少红血球数目，导致骨质疏松和影响肌肉生长。

因此，老年人从健康角度出发，不应长期保持素食。

常吃带馅食品，美味又营养

老年人常吃水饺、馄饨、包子和馅饼等各种带馅食品，既能增加营养，又有益于身体健康。这是因为：各种馅料可以把荤素搭配在一起，并添加了葱、姜、盐、酱油、味精等调味品，使食品能提供多种维生素及钙、磷、铁、镁、钾等矿物质；多元的馅料食品，也有利于老年人的消化吸收；面粉做的皮儿含有多种维生素和微量元素，可以促进肠蠕动，在一定程度上能够避免便秘产生。

在带馅食品的选料和做法上要注意：

①平时最好多吃些以蔬菜馅为主的食品，因为蔬菜含有大量膳食纤维，常吃可以明显增进胃肠蠕动，对通便、降低血脂、防治动脉硬化等都有重要作用。

②肉馅相比炒肉、炖肉更易消化，因此，只要控制好不要过量也是比较合适的馅料。

③做法上，应该以蒸煮为主，煎、炸的由于偏油、偏硬，老年人应该少吃。

④最好现做现吃，不宜长时间存放，否则其中营养素就会损失。

吃对水果，吃跑疾病

水果，酸甜适口，人人喜食，不仅是日常茶余饭后的一种享受，而且能为人体提供丰富的维生素和无机盐，有助于老年人保健，可以有效防治老年疾病，并能增强免疫功能。因此，老年人应经常吃些新鲜的水果。

1. 香蕉

香蕉富含碳水化合物和无机盐，常食能使老年人提神爽气，有润肺生津、养阴清燥的功效。香蕉中还含有丰富的钾，对减轻动脉硬化程度、治疗高血压有奇效。

但由于含糖量高，糖尿病患者应少食或不食。香蕉性寒、质滑，患有肾炎等疾病的老年人，也切不可多食。

2. 苹果

苹果能使血液中的胆固醇降低，其功效在于它本身不含胆固醇；可促进胆固醇从胆汁中排出。含有大量果胶，能阻止肠内胆固醇重吸收，使胆酸排出体外，从而减少胆固醇含量。在肠道分解出来的乙酸，有利于胆固醇代谢。另外，还含有丰富的维生素 C、果糖、微量元素镁等，都有促进胆固醇代谢的作用。可见，苹果对老年人，尤其是胆固醇高的人，是最理想的水果。

另外，苹果果汁可止泻，空腹吃可治便秘，饭后吃能助消化。但苹果富含糖类和钾盐，摄入过多不利于心、肾保健，患有冠心病、心肌梗死、肾炎、糖尿病的患者，切忌多食。

3. 梨

梨有降低血压、清热镇静之作用，高血压患者如头晕目眩、心悸耳鸣，食梨最好。方法：鸭梨 1 个、西红柿 1 个，剥去外皮，放在锅内煮，每天吃 1 次，连吃 20 天。

梨含有丰富的糖分和多种维生素，有保肝、助消化、促食欲的作用，对肝炎等各种肝脏疾病患者来说，可作为辅助治疗食物。方法：鸭梨 1 个，清洗切片，与柳枝 3 节同水煎，喝汤食梨，每日 1 次，可治传染性肝炎；生梨 2 个，去皮、核，切片浸醋中，一日吃完，有清肝退黄疸之功能。

梨具有止咳、化痰、清燥的作用。方法：雪梨 3 个捣烂，加蜂蜜 50 克，水煎服，每日 2 次分服。

梨虽为佳果，但也不宜多食，因梨含糖量高，过食会引起血糖升高，加重胰腺负担，故糖尿病患者应少食。另外，梨性寒凉，脾胃虚寒的人不宜多食。

4. 柑橘

鲜橘能健脾和胃、温肺止咳，橘皮加糖煎服能治感冒。橘子含维生素 C 较多，肝炎患者多吃有利于肝炎的治疗和恢复。

但橘性温，多食易“上火”，可致目赤牙痛及痔疮，还可引起皮肤黄斑。所以，必须注意适量摄入。

5. 柿子

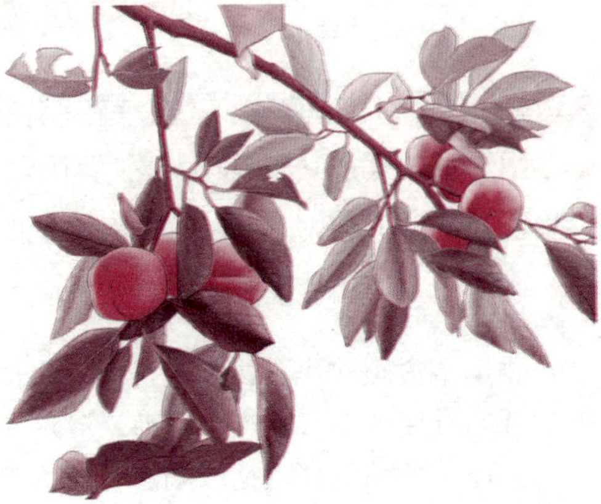

柿肉含大量单宁酸、柿胶粉，具有较强的收敛力，故便秘者不宜多食。另外，空腹食或与蟹同食，易形成柿石，因此，胃炎、脾胃虚寒者不宜多食或应禁食。

6. 其他水果

①经常胃酸的人，不宜吃李子、山楂、柠檬等含有机酸较多的水果。

②有心脏病及水肿的人，不宜吃含水量较多的西瓜、椰子等水果，以免增加心脏的负担以及加重水肿。

③桃、杏、哈密瓜等富含维生素 A 的水果，可润肌肤、养毛发、减皱纹、护眼力，减轻衰老症状。

④老年人由于胃肠蠕动减慢，易患便秘，可常吃些桃，具有缓泻作用。

⑤胃肠功能不良、经常患腹泻的老年人，可适量吃些生石榴。石榴具有收敛、固肠作用，能止泻理肠。

另外，老年人由于内脏器官衰老，导致各生理功能减弱，如消化能力差、肠蠕动减慢、胃黏膜萎缩、胃酸过量等，因此，一次不宜进食大量的水果，可采用“少食多餐”的吃法。

八种坚果飘香，“长生”有术

坚果类食品是指外有硬壳，内有果实的食物。坚果增寿在我国古书中也早有记载，唐代就有人把坚果称为“长生果”。老年人咀嚼能力减退，唾液分泌减少，而常吃瓜子、松子等坚果则不仅可达“齿宜常叩”之效，又能收“津宜常咽”之果，起到推迟牙齿衰老的作用。

而从营养学角度来说，坚果类食品大多含有极为丰富的油脂、蛋白质、不饱和脂肪酸、维生素 A、维生素 B_1、维生素 B_2、维生素 E 以及许多微量元素，能使老年人获得固齿、补益、养身的功效。

1. 葵花子

葵花子含有丰富的植物油脂，子仁含油率高达 15% ~ 55%，并含有糖、维生素 A、维生素 B_2、维生素 E、磷以及其他微量元素，特别是维生素 E 的含量极为丰富。每天吃一把葵花子，就能满足人体一天所需的维生素 E。

葵花子所含的蛋白质可与各种肉类媲美，特别是含有制造精液不可缺少的精氨酸。

葵花子所含的脂肪酸，其中亚油酸占50%，有助于生理调节，能起到降低血清胆固醇的作用，对防治动脉粥样硬化、高血压、冠心病颇多效用。

葵花子还能治失眠，增强记忆力，对预防癌症和神经衰弱有一定作用。

2. 南瓜子

南瓜子含有胡萝卜素，维生素 B_1、维生素 B_6、维生素C、维生素E、维生素P，还含有脲酶和锌、镁、铁、铜等微量元素。

3. 西瓜子

子仁富含脂肪、蛋白质、维生素 B_2，还含有一种皂甙物质，具有清肺、润肠、和中、止血、止渴、健胃等作用。

4. 松子

《本草经疏》指出，松子味甘补血，血气充足，则五脏自润，发黑不饥，故能延年，轻身不老，被誉为“长寿果”。松子含蛋白质、糖类，所含脂肪大部分为亚油酸、花生四烯酸、亚麻酸等有益于健康的必需脂肪酸，钙、磷、铁等含量也很丰富，常吃可滋补强身。

5. 榛子

榛子营养丰富，果仁中除含有蛋白质、脂肪、糖类外，胡萝卜素、维生素 B_1、维生素 B_2、维生素E的含量也十分丰富。榛子中人体所需的8种氨基酸样样俱全，其含量远远高过核桃。榛子中钙、磷、铁含量也高于其他坚果。榛子性平味甘，有补气、健脾、止泻、明目等功效。

6. 花生

花生中的蛋白质含量高达30%左右，其营养价值可与鸡蛋、牛奶、瘦肉等媲美，且易被人体吸收。研究表明，花生中所含有的白藜芦醇化合物还有助于降低癌症和心脏病的发病率。

7. 板栗

板栗素有“干果之王”的美称，在国外被誉为“人参果”。《名医别录》中将它列为上品，它对人体的滋补功能，可与人参、黄芪、当归等媲美。栗子更是老年人的滋补品，可强腰壮阳，具有养胃健脾、补肾止血、强筋活血的功效。与乌骨鸡煮食更具有滋补壮骨的作用，但多食会导致消化不良等。

8. 核桃

核桃自古就有“长寿果”的美称，在历代养生的典籍中，核桃的养颜、润肌、乌发功能都是有口皆碑的。现代医学研究证明，核桃仁含有的不饱和脂肪酸（内有亚油酸）可降低胆固醇，对预防动脉硬化、高血压、冠心病有益。

此外，坚果类食品含丰富的碳水化合物，是老年人理想的供应热能的食品。据测定，每100克松子仁产热681千卡，葵花子628千卡，花生仁573千卡。这样高的热量不仅在植物性食物中不多见，就连许多动物产品也望尘莫及，这对年老体弱的人大有裨益。所以，老年人日常生活中不妨多吃点坚果。

老年人必吃的十种保健食品

1. 大豆

营养： 富含磷脂，不饱和脂肪酸占脂肪的 8% ~ 15%，每 100 克黄豆中含有蛋白质 36 克，黑豆含 49 克。

功效： 保肾健脾、长肌肤、益颜色。

做法： 磨粉做豆腐、豆浆或炒熟浸酒。

2. 芝麻

营养： 主要含不饱和脂肪酸、卵磷脂、蛋白质等。

功效： 滋养强壮、润脂和血，补肝肾、乌须发，用于治疗动脉粥样硬化、神经衰弱、早年白发等。

做法： 可与其他中药如何首乌（研成粉）、桑叶（蒸熟捣烂）混制药丸。

3. 大枣

营养： 含枣酸、脂肪、钙，鲜枣含丰富维生素 C（每 100 克含 300 ~ 600 毫克）。

功效： 补脾和胃、益气生津。

做法： 和其他中药一起煎服，或与花生、冰糖炖服。

4. 山楂

营养： 含山楂酸、维生素 C、黄酮。

功效： 降血压、强心助消化。

做法： 水煮饮用。

5. 葡萄

营养： 含糖类、蛋白质，维生素 A、维生素 B_1、维生素 B_2、维生素 C，烟酸及铁。

功效： 其果营养强壮，根藤去风利水，治风痹筋骨痛，兼镇静、止咳、止痛。

做法： 果可制酒、果酱及晒干，根藤煮水饮。

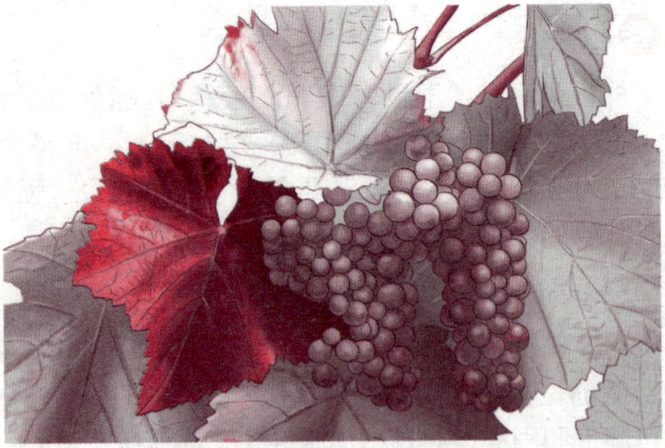

6. 荸荠

营养： 含淀粉、钙、磷、铁、维生素 C。

功效： 解毒、利尿、降血压。

做法： 去皮生吃或水煎服。

7. 莲藕

营养： 含淀粉、鞣质、B族维生素、维生素C。

功效： 藕可止血，莲子为滋补品兼镇静、降血压。

做法： 煎水饮或做水果吃。

8. 木耳

营养： 含无机盐露糖醇。

功效： 滋养、益胃、和血，适用于高血压、动脉粥样硬化、便秘、痔疮。

做法： 煮烂加糖睡前吃。

9. 香菇

营养： 含多糖类、维生素 B_1、维生素C、维生素 B_2 及钙、磷、铁。

功效： 降低胆固醇、抗癌。

做法： 清蒸、煮汤或炒菜吃。

10. 蜂蜜

营养： 含葡萄糖、果糖、蔗糖、矿物质、多种维生素和酶。

功效： 补中益气、安五脏、和百药、解百毒、营养心肌、保护肝脏、润肠胃、降血压。

做法： 每天早晨空腹吃一匙蜂蜜，或冲服，睡前服一杯。

致癌食品要远离，抗癌食品要多吃

1. 远离致癌食品

①霉变食物，如霉变的花生米、黄豆、玉米等粮油食物，即使煮透了也不能吃。

②含亚硝酸胺食品，如腌菜、酸菜、咸菜。

③含苯超标的食品，如熟食中加了超标的防腐剂。

④色素超标的食品。

⑤熏制品。

⑥添加剂多的食品，如膨胀剂。

⑦用了催长素的鸡、猪、鸭、鱼等。

⑧有农药污染的蔬菜。

⑨反季节菜。

2. 多吃抗癌食品

①黑豆浆或黄豆浆均可增强营养、抗癌。

②大蒜抗肠癌、胃癌、食管癌等消化系统的癌症。

③蘑菇、灵芝通过增强免疫力来抗癌。

④大部分蔬菜都对防癌有好处，有些食物甚至可以直接杀灭癌细胞，如莴苣、卷心菜、苦瓜、竹笋、西红柿、胡萝卜、洋葱、茄子等。

⑤杂粮，如玉米、小米、荞面、高粱等。

⑥水果，如猕猴桃等。

⑦米糠含有抑癌增殖成分。

⑧墨鱼的墨液中含有抗癌物质，是糖、蛋白质和脂质结合成的复合糖类。

⑨合理进补能提高人体免疫功能的某些滋补品，如人参、蜂王浆等，有直接抑癌的功效。

防白内障须多吃五类食物

1. 含类叶红素的食物

类叶红素具有抗氧化作用，能使人眼晶体保持透明状态，人体缺乏时，容易引起晶体混浊而导致白内障。深色、红色、黄色、橙色的蔬菜瓜果以及菠菜、胡萝卜、辣椒等含类叶红素丰富。

2. 含维生素C的食物

维生素 C 可减少光线和氧对晶体的损害。富含维生素 C 的食物有番茄、菠菜、洋葱、大白菜、四季豆以及草莓、橘子、柚子、橙子等。

3. 含维生素E的食物

血液中维生素 E 含量降低时会增强氧化反应，易使晶状体的蛋白质凝结变为混浊。从蔬菜、葵花子油、花生油、谷类、豆类、深绿色植物、肝、蛋和乳制品中，可获得较多的维生素 E。

4. 含硒丰富的食物

人体缺硒能诱发晶体混浊而致白内障。富含硒的食物有鱼、虾、乳类、动物肝脏、肉类、坚果类等。

5. 含锌丰富的食物

血清锌水平与白内障发病率有关。在动物性食物中，以牡蛎、鱼、瘦肉、动物内脏、蛋类含锌量高；植物性食物中，粗粮、海藻类、坚果、豆类、大白菜、萝卜、茄子含锌较多。

预防中风的三类食物

1. 高钾食物

能调整细胞内钠和钾的比例，减少体内钠水潴留，降低血容量，从而使血压降低，防止中风发生。富含高钾的食物有菠菜、西红柿、青蒜、大葱、土豆及香蕉、柑橘、甜瓜、柚子等。

2. 富含类黄酮与西红柿红素食物

类黄酮与西红柿红素能捕捉氧自由基，阻遏低密度脂蛋白氧化，对防止血管狭窄和血凝块堵塞脑血管有积极作用。富含类黄酮与西红柿红素的有洋葱、香菜、胡萝卜、南瓜、草莓、苹果、红葡萄、西红柿、西瓜、柿子、甜杏、辣椒等。

3. 优质蛋白质食物

蛋白质食物摄入量不足或质量欠佳，会使血管脆性增加，易引起颅内微动脉瘤破裂出血。多吃富含硫氨酸、赖氨酸、葡氨酸、牛磺酸的食物，如鱼类和鸡鸭肉、兔肉、鸽肉等，不仅对维持正常血管弹性及改善脑血流量有益，还能促进钠盐排泄，防止中风发生。

九类食品不宜常吃

（1）油炸类：这类食品含脂肪量甚高，老年人胃肠难以承受，容易患消化不良，还易诱发胆、胰疾患。

（2）熏烤类：食物在熏烤过程中，可产生某些致癌物质，如果老年人经常吃熏烤类食品，则会增加患癌概率，特别是胃癌的危险性。

（3）腌渍类：腌渍食品一般含盐量高，维生素含量低，不适于老年人经常食用。腌渍食品如果在加工过程中被污染，更容易引起胃肠疾患。

（4）酱制品：包括酱油、大酱和各种酱菜，普遍含盐量极高。老年人如果过量摄取，会加重心血管和肾脏的负担。

（5）变质品：老年人抵抗力差，消化腺分泌机能减退，胃肠蠕动弱，若食品不新鲜，易造成消化、吸收不良及消化道其他不适。

（6）冰镇类：冰镇食品入胃后，会导致胃液分泌下降，容易引起胃肠道疾病，甚至会诱发心绞痛和心肌梗死。

（7）甜食类：甜食食品含糖量高，多食易引起肥胖，并能引起血脂增高，对已有动脉硬化倾向和糖尿病的老年人尤为不利。

（8）高脂类：动物血含胆固醇较高，老年人不可常吃，但可以偶尔吃一两次，一次食量不宜过多。

（9）方便类：方便面、糕点、油茶面等方便食品含有的维生素等营养成分较少，若当主食来吃容易出现维生素缺乏症。

喝，也要喝出高质量

水是生命之源，不渴也要喝

步入60岁之后的老年人，体内水分随着年龄的增长逐渐减少30%～40%，会出现慢性脱水现象。而人体细胞水分减少，会引起营养障碍，皮肤变得干燥，皱纹增多；体内水分不足则会影响消化液的产生，使老人感觉头晕、精神萎靡，消化功能障碍，产生慢性便秘等。

与此相对应的是，老年人的饥渴感觉中枢往往变得十分迟钝，总是不觉得渴。有的老人还会说“我整天不喝水也不觉得渴”。而一般人又认为，喝水是为了解渴，口不渴就可以不喝水。

其实，这种观念是不对的。不渴不等于身体不需要水，如果老年人长时间不喝水，就会使体内血液循环中的水分减少，血液黏稠度增加，易导致脑、心血管形成血栓、心肌梗死。脑血栓多发生在清晨，就是因为老年人一觉醒来，体内水分在一夜之间失去太多的缘故。体内水分含量减少，还会影响肾脏排泄功能对废物的清除。因此，老年人为了健康，要养成每天口不渴也要喝点水的习惯。为保证人体内水分的平衡，老年人必须以液体饮料和白开水补上 1200 毫升的水分，才能基本上达到平衡。当然，老年人过多、过量饮水也不好，长期过量饮水，会加重心脏、肾脏的负担，甚至引起水中毒。因此，老年人饮水宜少量多次，饮水还必须主动，不要感到非常口渴时再饮水。

老年人饮水的五个“良辰吉时”

1. 睡前

研究表明，老年人晚间睡前不饮水，可导致血浆浓缩、血液黏稠度升高和血小板凝聚能力亢进，从而可促进体内血栓形成。而对于老年人或患心脑血管缺血性疾病的人，晚间睡前饮杯水，则可以预防致死性梗塞。

2. 半夜

老年人由于肾脏收缩功能减退，夜间尿多，很容易导致体内缺水，易使血液黏稠，心脑血流阻力加大，易引发心脑血管病变。对于患有心脑血管病的老人来说，因血管内膜发生变化，血液黏滞性偏高，易形成缺血性脑中风，夜间缺水更加大了这种危险。因而，老人半夜饮水很重要。

3. 起床后

老年人在夜间睡眠时，因排尿、出汗、呼吸，使体内相对缺水，导致血液浓缩、血流缓慢、机体代谢物积存。所以，早晨起床以后，应当先空腹喝一杯白开水或茶水，既可及时补充水分，又可起到稀释血液的作用，不但有利于促进新陈代谢，而且对缓解心脑血管疾病大有好处，有预防高血压、脑血栓、心肌梗死等疾患发生的作用。

4. 跑步前

饮水后跑跑步，水分可使胃肠道保持清洁，还有助于肝脏的解毒以及肾、内分泌功能的改善，提高免疫功能，预防感冒、咽喉炎、关节炎和某些皮肤病。

5. 用餐前后

有的老年人认为，饭前饭后饮水会冲淡唾液、胃液，削弱它们的消化作用。其实，用餐前后喝点水不仅不会削弱消化，反而会帮助消化，只是喝水一定要少、速度一定要慢，并切忌喝冰水。

喝水学问大，六条应照做

（1）不要喝生水：特别是农村的天然水源，如湖、河、井水中往往含有大量的致病微生物。

（2）不要喝反复烧开的水：因为开水久煮后，一部分水会变成蒸汽跑掉，原来溶解在水中的一些矿物质和无机盐及其他化学元素，还有一些金属元素如汞、铝等有害物质的含量也就相应增加。特别是硝酸根离子在长时间的煮沸过程中，会被还原成亚硝酸根离子，引起血液中毒。长期饮用这样的水，无疑对老年人是十分有害的。

（3）不要经常饮用过热的水：否则，会使口腔、食道和胃黏膜发生炎症，而长期发炎下去，可引起黏膜的质变，发生癌变。

（4）解渴的佳品是最普通的新鲜凉开水：我国民间早就有清晨空腹饮一杯（250 ~ 300 毫升）新鲜凉白开水的习惯。凉白开水近似生物活性细胞中的水，极易透过细胞膜而产生奇妙的生物活性，对老年人的健康非常有益。不过凉白开水放久了，会使其生物活性丧失甚至变质，此时饮用，有害无益。

（5）饮水最好定量：老年人一次如果喝大量的水容易使血容量猛增，加重心肾负担。所以，每日最少要饮 3 ~ 4 次，不要不渴时不饮，渴急了猛饮一通。

（6）大量出汗后不要立即狂饮，应掌握科学的饮水方法：先用少量水含在口中，让口腔、咽喉、呼吸道和食道上段的黏膜先湿润一下，然后再多次少量地喝些淡钾盐温开水或淡钾盐温茶水等含钾盐的饮料。这样，老年人既能解渴，又能及时补充体内的水分和钾盐分，减轻出汗后引起的疲劳、乏力等综合症状。

奶香四溢，了解五类营养哲学

1. 牛奶

新鲜的、经低热处理的牛奶比长时间存放的牛奶对老年人的健康更有益。因为能长时间存放的牛奶须经高温加工，这样必然要丢失许多有益的物质。

老年人对蛋白质的消化力比较强，多喝牛奶可保证有足量的蛋白质摄入。多喝牛奶，可以让老年人获得如亚麻酸和花生四烯酸等人体必需的不饱和脂肪酸。亚麻酸有显著的降低血胆固醇作用，花生四烯酸可以降低甘油三酯，对于防止动脉粥样硬化和高血压都有好处。

牛乳脂肪是脂溶性维生素 A、维生素 D、维生素 E、维生素 K 的含有者和传递者。老年人喝牛奶可以补充包括上述维生素在内的人体所需的所有维生素，特别是维生素 A 和维生素 B_2。

牛奶中含有 4.6% ~ 4.7% 的乳糖，能促进人体肠道内有益的乳酸菌生长，维持肠道的正常消化功能；还有利于老年人对钙的吸收，可防止机体因缺钙而产生的骨质疏松等病症；消化后变成葡萄糖可以补充能量。

牛奶中也含有0.7%～0.75%的矿物质，如钾、钙、磷、硫、镁、锌、铜、碘、锰等12种必要的矿物质。与其他食物相比，老年人更易吸收和利用牛奶中的钙和磷。

另外，老年人患肝、胆疾病和糖尿病时喝牛奶，奶中的乳蛋白能促进细胞生成；高血脂老人可以饮脱脂牛奶，牛奶中的乳清酸可以清除附在血管壁上的胆固醇；轻度肾功能损害的老人喝牛奶，可以提高肾脏的排泄功能。

2. 酸奶

酸奶是老年人早晚最理想的食品，早上喝酸奶可以补充蛋白质和能量，晚上喝酸奶时加上两勺麦片可以促进激素分泌。酸奶中还含有乳酸菌，能够清除人体消化器官内的有害菌群，防止炎症的滋生和蔓延，从而加强抵抗力。

3. 活性乳

食用活性乳制品时，关键要看是否具有活性菌，并又不含水果或其他添加剂。因为如果加进水果或其他添加剂就必须添加稳定剂，以防止水果和添加剂在有菌的环境中迅速变质，而稳定剂显然不利于老年人的健康。老年人也最好不要食用可以长期存放和脂肪含量过高或过低的活性乳。

4. 奶酪

对老年人来说，最好的奶酪是白色的无异味软奶酪。胃肠学专家并不推荐老年人食用脂肪含量高的黄色硬奶酪，而那些脱脂奶酪也不太好，因为生产者在其中添加了化学稳定剂。

5. 豆奶

豆奶含有2%～3%的蛋白质，接近于鲜牛奶，其氨基酸组成也较合乎人体需要，特别是赖氨酸比例较高，有利于弥补老年人饮食中粮谷类食品的不足。

豆奶中脂肪含量不高，其组成多为不饱和脂肪酸，可降低胆固醇在人体内的吸收。

豆奶的铁含量较鲜牛奶高20倍以上，其维生素B_1、维生素E的含量与牛奶不相上下。

老年人或病人每天早餐一个面包或一个鸡蛋，再加上一瓶豆奶，就可使营养全面丰富。

喝茶品茗，悠然养生

汉末华佗曾有言："苦茶久饮益体"；梁代陶弘景说："久饮茶可以轻身换骨"；李时珍在《本草纲目》中讲过"茶主治喘急咳嗽、去痰垢""茶令人少睡，有力……茶行小便"。现代医学研究发现，茶中含有很多对人体有益的成分，对老年人的健康尤其有利。

茶中主要的生物碱（咖啡碱、茶碱）可以使人精神振奋，消除疲劳，冠状血管扩张，改善血液循环，并能抑制肾小管的再吸收，有强心利尿的功效。茶中的鞣酸可以帮助消化，还可以与误入胃中的毒物结合、沉淀，以延迟毒物的吸收。

茶叶中还含有维生素C及"茶丹宁"，对于加强毛细血管韧性，防止动脉粥样硬化，预防高脂血症及冠心病都有一定的功能。茶中还含有维生素 A 原，维生素 B2 和微量元素。茶叶中营养物质和药学成分的含量虽然低于一般蔬菜及食品，但经常饮茶，也是增加一种营养或辅助治疗的手段。因此，对老年人来说，应该提倡饮茶。

老年人在选茶时应量力而行，不必皆求名品，可根据个人喜好选用。但总体看来，未经高温炒烤和混有添加物的绿茶，对老人较为适宜，因为此种绿茶的降脂和抗癌作用更为明显。

当然，老年人也可根据喜好选用红茶或花茶，更可根据病情和体质配制药茶。如常气短汗出的气虚者，可加人参片；常口干舌燥的阴虚者，可加麦冬；血脂过高者，可加三七叶；夏日暑盛时，可加苦丁茶等。

必须遵循的五种健康“茶道”

老年人饮茶，应掌握“清淡为好，适量为佳，即泡即饮，饭后少饮，睡前不饮”的原则。具体方法如下：

1. 老年人不要饮头道茶

因为现代茶叶在种植、加工、包装的过程中难免会受到农药、化肥、尘土等物质的污染。头道茶其实是洗茶的水，应尽快倒出后再冲入开水，这样泡出的茶水才是最卫生的茶。

2. 茶叶不宜冲泡次数过多

普通的茶用沸水冲泡，茶叶中的维生素 C 和氨基酸，在第一次冲泡时，有 80% 被浸出，第二次冲泡后，有 95% 以上被浸出，所以，茶一般以冲泡 2 ~ 3 次为宜。冲泡次数过多等于喝白开水，而又往往会使一些难溶的微量有害物质也逐渐被浸出。

3. 不要饮用劣质茶或变质茶

茶不易妥善保管，易吸湿而霉变，而有些老年人出于爱茶节约，舍不得丢弃已霉变的茶。殊不知，变质的茶中含有大量对人体有害的物质和病菌，是绝对不能饮用的。

4. 可以在早饭后泡一缸茶水，待口渴时慢慢品呷，并不断续水

这样的一缸茶水，上午饮，咖啡碱和鞣酸浓度较大，能提神消食；至中午，茶水渐淡，无碍午睡；而到了下午，基本以饮水为主，仅借茶叶余香，对晚间睡眠无不良影响。因此，特别适合老年人。

5. 饮茶需考虑自身状况

①体质较好、热力较高的老年人宜饮绿茶；胃寒、体质较弱的老年人宜饮红茶。

②腹泻和便秘的老年人不宜饮红茶。

③缺铁性贫血的病人忌饮茶，茶叶中的单宁与铁在消化道内会形成不溶解的铁单宁复合物，不能被小肠黏膜上皮细胞所吸收，从而阻碍了老年人对铁的摄取。而其他类型的贫血病人则宜饮绿茶。

④肝脏病人忌饮茶。茶叶中的咖啡碱等物质绝大部分经肝脏代谢，若老年人肝脏有

病，饮茶过多超过肝脏代谢能力，就会有损肝脏组织。

⑤患有神经衰弱的老年人应慎饮茶，可以在白天的上午及午后各饮一次茶，上午饮花茶，午后饮绿茶，晚上不饮茶。这样，就会白天精神振奋，夜间静气舒心，利于入睡。

⑥严重的溃疡病患者慎饮茶，否则易使胃酸分泌量加大，增加对溃疡面的刺激。但轻微患者可以在服药 2 小时后饮些淡茶，加糖红茶、加奶红茶都有助于消炎和胃黏膜的保护。饮茶也可以阻断体内的亚硝基化合物的合成，防止癌前突变。

⑦尿结石患者忌饮茶，因为尿路结石通常是草酸钙结石，由于茶含有草酸，会随尿液排泄的钙质而形成结石，若尿结石患者再大量饮茶，会加重病情。

⑧心率过快、早搏或心房纤颤的冠心病患者，大量喝浓茶会使心跳加快，导致其发病或加重病情，因此只能喝一些淡茶；而心率在 60 次 / 分钟以下的患者，可以多喝一些茶，反而能提高心率，有配合药物治疗的作用；心肌梗死患者则宜饮绿茶。

老年人饮茶，恪守八个禁忌

老年人适量地饮茶可以起到保健养生的作用，但饮茶不当则有害无益。

（1）忌饮浓茶：茶叶中含有咖啡碱，咖啡碱有兴奋神经的作用，浓茶的咖啡碱含量更多，容易使老年人产生心动过速、心律不齐等症状。同时，常饮浓茶还会引起便秘。

（2）忌睡前饮茶：老年人睡前 2 小时内最好不要饮茶，饮茶会使精神兴奋，影响睡眠，甚至失眠，尤其是新采的绿茶，饮用后，神经极易兴奋，造成失眠。

（3）忌空腹饮茶：空腹饮茶会冲淡胃酸，还会抑制胃液分泌，妨碍消化，甚至会引起心悸、头痛、胃部不适、眼花、心烦等茶醉现象，并影响对蛋白质的吸收，此外，还会引起胃黏膜炎。若老年人发生茶醉，可以口含糖果或喝一些糖水缓解。

（4）忌饮隔夜茶：隔夜茶由于放置时间太久，容易被各种病原微生物污染，茶水中的复杂成分也易发生变化，容易导致肠胃疾病。

（5）忌饭后立即饮茶：饭前后 20 分钟左右不宜饮茶，若饮茶，茶中的鞣酸可使食物中的蛋白质凝固成颗粒，老年人因胃肠功能下降，对这种颗粒很难消化吸收。

（6）忌用茶解酒：酒精对心血管的刺激性很大，浓茶同样具有兴奋心脏的作用，两者双管齐下，更易加重心脏负担。饮茶还会加速利尿作用，使酒精中有毒的醛尚未分解就从肾脏排出，对肾脏有较大的刺激性而危害健康。

（7）忌用茶水服药：茶叶中的鞣质、茶碱，可以和某些药物发生化学变化，因而，在服用催眠、镇静等药物和服用含铁补血药、酶制剂药、含蛋白质等药物时，不宜用茶水送药，以防影响药效。有些中草药如麻黄、钩藤、黄连等也不宜与茶水混饮，一般认为，服药 2 小时内不宜饮茶。

（8）忌饮生茶：所谓生茶，是指杀青后不经揉捻而直接烘干的烘青绿茶。这种茶的外形自然绿翠，内含成分与鲜叶所含的化合物基本相同，低沸点的醛醇化合物转化与挥发不多，香味带严重的生青气。老年人饮了这种绿茶，对胃黏膜的刺激性很强，饮后易产生胃痛。如果购买了这种生茶，最好不要直接泡饮，可放在无油腻的铁锅中，用文火慢慢地炒，烤去生青气，待产生轻度栗香后即可饮用。

醇香美酒浅饮慢酌

逢年过节，亲朋相聚，老年人举杯畅饮，以酒助兴，这无可非议。而且，老年人少量饮用酒精浓度在 20% 以下的果酒、葡萄酒、料酒、米酒、啤酒等，对身体健康是有益的。正如《本草备要》所说："少饮则和血运气，壮神御寒，遣兴消愁，避邪逐秽，暖水脏，行药势"。

美国科学家认为，葡萄酒可以作为某些疾病的辅助治疗剂，尤其对老年人或身体虚弱、患有失眠症、精神不振的人是良好的滋补剂。而红葡萄酒的抗病毒作用又高于白葡萄酒。但每次饮用葡萄酒的量不宜超过 100 毫升，过量反倒化利为害了。

啤酒中的啤酒花具有杀菌和防腐作用，并有清热解毒、镇静、健胃和利尿之功。有的医生还用"啤酒疗法"治疗肺结核、神经衰弱、胃肠消化功能紊乱和血液系统疾病、高血压及心脏病等，尤其对习惯性便秘的疗效更为显著。

资料表明，适量饮酒可以提高血液中高密度脂蛋白的含量，减少脂类在血管壁上的沉积，对防治动脉粥样硬化有一定作用。

然而，无论如何，老年人饮酒过量是有害无益的，会"伤神耗血，损胃烁精，动火生痰，发怒助欲，至生湿热诸病"，是"丧生之源"。因为酒精进入人体后，首先通过胃肠道进入血液循环，其中 90% 要经过肝脏代谢，其他 10% 则通过肾脏、肺脏等代谢。因此，长期或大量饮酒会影响肝脏功能，损伤肝细胞，造成老年性肝功能衰退或肝脏萎缩。

有的老年人嗜酒如命，饭可以一日不吃，酒却不可一日不饮，以致对身体造成极大的危害。调查表明，长年大量饮酒的老年人中，患脂肪肝的人占 30% ~ 50%，患肝硬变的人占 10% ~ 20%。

心脏病患者过量饮酒更为有害，因为酒精可以造成心动过速，从而增加心脏耗氧量，使心功能异常。对患有冠状动脉粥样硬化的老年人，过量饮酒，则会导致心肌缺血，发生心绞痛、心肌梗死、心律失常，甚至危及生命。此外，老年人在服药前后，以及服药同时切不可饮酒。因为，酒精能影响药物疗效，甚至产生严重后果。

综上所述，可以认定，老年人大量或长期饮高度酒，对身体健康十分有害，为健康长寿着想，必须改掉不良的饮酒习惯，即使是饮低度酒，也应适量。

老人喝咖啡，时尚"六讲究"

咖啡是当今世界上消费量最大的一种饮料。近年来，我国也悄悄出现了一股"咖啡热"，相当一部分老年人，尤其是一些老年知识分子，也养成了喝咖啡的习惯。

咖啡中含有咖啡因，饮后能使人振奋精神，消除疲劳，提高脑的活动能力，并能增进食欲，促进消化等。但老年人如饮咖啡不当，也可对身体健康产生不利影响。因此，应注意以下几点：

①所饮咖啡不宜过浓，晚上不宜喝咖啡。浓咖啡会使老年人心跳加快，引起早搏、心律不齐及过度兴奋、失眠等，从而影响休息和恢复体力。

②常饮咖啡的老年人，应注意补钙。据测定，喝2杯咖啡将损失15毫克的钙。因此，常饮咖啡的老年人，每天需补充100毫克的钙，或喝牛奶1～2杯，也可吃豆类、黄花菜、芝麻酱、虾皮、海带等含钙丰富的食物，以弥补因喝咖啡引起的钙损失。

③有饮酒习惯的老年人，饮酒后不宜喝咖啡，因为咖啡因能增加酒精引起的损害。

④患有动脉硬化、高血压、心脏病的老年人，最好不要喝咖啡。研究表明，心脏病患者平均每天饮用1～5杯咖啡，发生心肌梗死的机会要比不喝咖啡者高50%；平均每天饮用6杯以上者，其发病机会还要高1倍。此外，喝咖啡的人，饭后2小时之间，其血中的游离脂肪酸会增加，血糖、乳酸、丙酮酸也都升高，这是因为咖啡因有升高血脂的作用。

⑤患有溃疡病的老年人，也不宜喝咖啡。因为咖啡有刺激胃酸分泌的作用，而胃酸又可引起溃疡病加重，导致疼痛、出血等。

⑥患有糖尿病的老年人，喝咖啡时不宜放糖。

适合老年人的四种防暑佳品

老年人因皮肤功能减退、体温调节功能下降，很容易发生中暑，所以，老年人应合理地安排夏天的饮料，以预防中暑。

下述几种饮料对老年人较为合适：

1. 山楂

可消食健胃，生津止渴，尤适用患有冠心病、高脂血症的老年人食用。每天食用15～30克。水煮，待凉后服用，或以山楂精冲服，如放置冰箱后冷饮效果更佳。

2. 决明子

有祛风散热、清肝明目、利水通便的作用，尤其适用于患有便秘、高脂血症的老年人。每天用15～30克炒黄、水煮，待冷或置于冰箱后饮用。

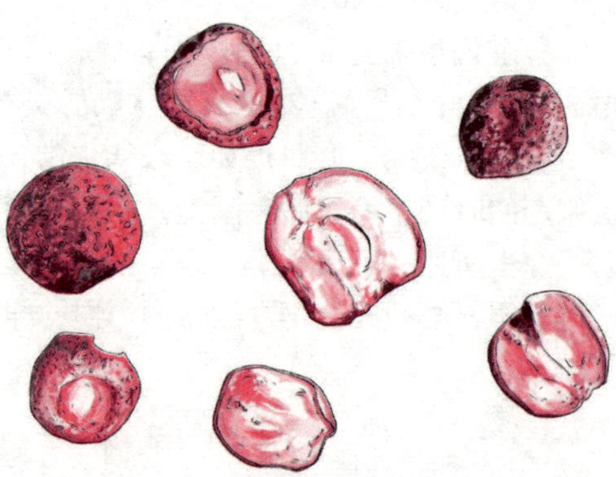

3. 酸枣汁

有养血益阴、生津止渴、宁心安神、清热利尿、解暑止渴的功效。

4. 鲜竹叶

取200克鲜竹叶（含心），鲜荷叶（含心）300克，生甘草90克，薄荷（鲜品200克，干品50克），先用5升水将甘草煮沸，倒入大容器内，同时将其余的药放入，盖好待冷透后饮用，还可加适量五味子和绿豆。

食补得法，胜于药补

不同体质，补法也不同

饮食疗法，即用食物来治疗疾病，在我国起源很早。《周礼》就记载有“食医”科。唐代孟诜专门搜集食物治病的经验，写成《食疗本草》。元代皇家厨师忽思慧的《饮膳正要》除研究食物疗法、烹调技术外，还讨论了养生与饮食及饮食卫生等问题。其他有关医药著作也常涉及饮食疗法，尤其对老年人平时的养生保健更是着重强调食补的必要性。因此，金元名医张从正指出：“养生当论食补，治病当考药攻”，甚至有“药补不如食补”之说。

但是，食补并不代表就要大肆进食山珍海味、人参鹿茸，而应该根据老年人自身的体质特点和食物的性味进行选择。

（1）阴虚怕热者：宜适当选吃芝麻、龟、鳖（团鱼）、淡菜、海参、黑木耳、银耳、梨、橙子、西红柿、胡萝卜、慈姑、藕、菱角、梅子、百合、豇豆、竹笋、猪瘦肉、人奶等。

（2）阳虚怕冷者：宜适当选吃牛肉、羊肉、狗肉、鹿肉、荔枝、大枣、韭菜、油菜、芥菜、南瓜、蘑菇、姜、大豆、蚕豆、蚕蛹、牛奶等。

（3）阴虚消瘦者：吃法同阳虚怕冷者相似。

（4）阴阳两虚者：两种人的食物混食。鹿茸粉蒸鸡蛋对于阳虚和阴阳两虚的瘦人都适宜，但须防血压增高，故不宜长期服用。

（5）阴阳气血不虚、身体壮实者：应不择食，什么都吃。

（6）痰湿者：宜适当选吃白萝卜、芹菜、蕹菜、香菜、菠菜、苋菜、小白菜、青菜、冬瓜等，多吃绿叶蔬菜，减少米、面主食，少吃或不吃酒、肉、糖。

（7）体虚消瘦者：宜适当多吃牛奶、鸡蛋、鸡汤、淮山药、大枣、鱼类。

肥胖老年人的减重方法

肥胖，对于老年人的危害是不言而喻的，而如何有效控制甚至减轻是至关重要的。

轻度肥胖，每月减 0.5 ～ 1 千克体重，应每日减少 525 ～ 1050 千焦热量；或每日减少 25 ～ 50 克粮食，并散步 15 分钟到半小时；严格限制零食、糖果、甜饮料，要戒酒，忌蔗糖及油炸食品；增加膳食纤维摄入量以满足饱腹感，可食用豆类、蔬菜、水果、麦麸、果胶，以此来影响碳水化合物与脂代谢，有利减肥。

中度肥胖，要加大消耗，每周减少 0.5 ～ 1.0 千克体重，每日减少 535 ～ 1070 千焦热量，即每日要减少 150 ～ 250 克粮食与 20 克脂肪；或减少 150 克粮食，而运动量加到每日散步等运动 1 小时。

减肥时要循序下降，热量虽然减少，但蛋白质数量和质量不可减少过多，故蛋白质热比要达到 20% ～ 25%，而碳水化合物热比达 40% ～ 50%，脂肪热比 20% ～ 30%，还要注意矿物质、维生素含量不足时以制剂补足。

为防止伴有糖尿病、心律不齐的肥胖老人由于饥饿引起低血糖、心律不齐，应准备饼干等小食品待用。

消瘦老年人的饮食调理

俗话说，“有钱难买老来瘦”，似乎瘦对于老年人来说就是健康的标志。其实，有很多老年人的瘦都是一种病理表现，不可一概而论，应注意适时调整。

调整前要分清老年人的消瘦是体质性的还是营养不良性的：前者常有家族史，老人虽瘦，但精神、食欲、体力都正常，就不要勉强一定要吃出个胖子来；如系营养不良引起的，表现在体重进行性减轻、肌肉萎缩、易疲劳、抵抗力差等，化验有贫血、血浆白蛋白较低、淋巴细胞偏低等，则应加以调理，以增强体质，增进健康。

（1）找出原因：是否有潜在的慢性病，如肿瘤、糖尿病、慢性肝病、慢性胃肠疾病等增加消耗或影响吸收的疾病，然后及时予以治疗。若是衰老引起的消化吸收障碍，牙齿脱落、味觉减退等，则应增加花样，切细炖烂，使之刺激食欲又易于消化吸收。

（2）注意选择食物种类

①适当补充些锌，以改善食欲。

②增加蛋白质的摄入，特别是动物性蛋白质。

③甜食易于吸收，脂肪类热量高，应适当多吃些。

④富含膳食纤维的食物既占了体积又影响其他营养素吸收，应适当控制。

⑤每日多吃几餐，尽量使总进食量增加。

怕冷老年人冬天应吃四类食物

在寒冷的冬季，有些老年人由于身体阳气不足，因而特别表现出畏寒怕冷。这些老年人可以在饮食上选用一些补气助阳的食物，促使代谢加快，分泌功能增强，可有效地改善畏寒现象。

（1）肉类：肉类中以狗肉、羊肉、牛肉、鹿肉、獐肉、公鸡肉、鸭肉、鹌鹑肉、鲫鱼肉、乌龟肉、章鱼肉、草鱼肉的御寒效果为最佳。它们富含蛋白质、碳水化合物及脂肪，产热量多，有益肾壮阳、温中暖下、补气生血之功。

（2）根茎类：老年人怕冷与机体内无机盐缺乏有关。胡萝卜、山芋、青菜、大白菜、藕、菜花、大葱、土豆等根茎类蔬菜中含有大量的矿物质，可将它们与肉类御寒食物掺杂食用。

（3）含铁食物：缺铁性贫血的老人也容易怕冷，因此应多食一些含铁的食物，如动物血、蛋黄、驴肉、猪肝、牛肾、羊舌、黄豆、芝麻、腐竹、黑木耳等。

（4）含碘食物：甲状腺素具有产热效应，而甲状腺素由碘和酪氨酸组成。酪氨酸可由体内“生产”，碘却得靠外界补充。海带、紫菜、贝壳类、牡蛎、沙丁鱼、菠菜、鱼虾等食物含碘丰富，老年人不妨选择食用。

益智健脑，老年人的七条营养方案

老年人要补脑，应多食富含蛋白质、卵磷脂和多种维生素以及矿物质的食物。

1. 常吃大豆

大豆中含有大量优质蛋白质，与鸡蛋、牛奶的蛋白质差不多。大豆中还含有营养价值很高的卵磷脂，这种卵磷脂是构成脑代谢和神经组织的重要物质。另外，大豆中的核黄素、钙、磷、铁的含量也很丰富，因此，它是老人健脑益智的优良食品。

2. 常吃鸡蛋

鸡蛋是最优良的蛋白质之一，其蛋黄中含有大量的卵磷脂、钙、磷、铁及维生素A、维生素D、B族维生素。只要每日摄取1～2个鸡蛋，就能满足老年人对必需氨基酸的需要。

3. 常吃鱼虾

鱼虾类含蛋白质也很高，鱼类脂肪多为不饱和脂肪酸，易消化，吸收率高达95%，并且钙、磷含量也比肉高。

4. 适量吃肉

肉含有香味物质，可以刺激食欲，促进消化液分泌。但肉类脂肪多为饱和脂肪酸，含卵磷脂又较少，不宜多吃。在蛋乳供应不足时，可多吃一些瘦肉，因瘦肉为完全蛋白质。

5. 常吃蔬菜、水果

蔬菜和水果是钙、磷、铁、胡萝卜素等的主要来源。

6. 常吃坚果类

花生、核桃、松子、芝麻等食物都含有丰富的蛋白质、不饱和脂肪酸、卵磷脂、维生素等，经常食用，对补脑健脑很有好处。

7. 选择四个食疗方

（1）松子抗衰膏：将松子仁200克，黑

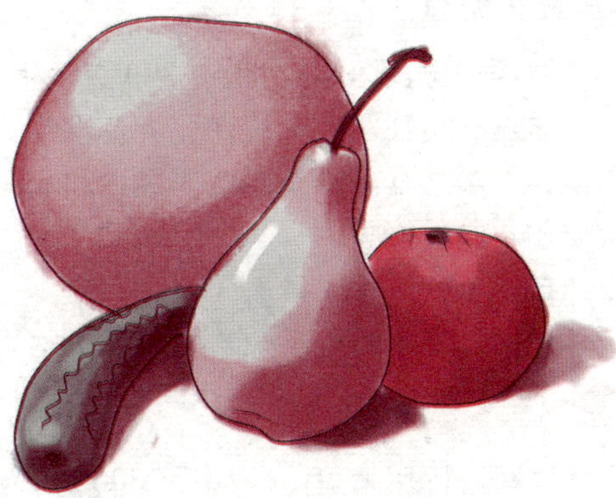

芝麻 100 克，核桃仁 100 克同捣成膏状，入砂锅中，加入料酒 500 毫升，文火煮沸约 10 分钟，倒入蜂蜜 200 克，搅拌均匀，继续熬煮收膏，冷却装瓶备用。每日 2 次，每次服食 1 汤匙，温开水送服。

（2）姜枣龙眼蜜膏：先将龙眼肉 250 克，大枣肉 250 克，洗净，放入锅内，加水适量，煎煮至熟烂时；加入蜂蜜 250 克，鲜姜汁 2 汤匙，文火煮沸，调匀；待冷后，装瓶即可。每日 2 次，每次取 1 汤匙，开水化开，饭前食用。

驻颜有术，常吃七种抗衰老药膳

1. 强美灵汤

原料：黑芝麻 60 克，胡桃仁 60 克，北杏仁 20 克，生薏米 30 克，冰糖 30 克。

做法：全部用料洗净，入砂锅内，加水适量，文火煎煮 7 小时。

用法：饮汤食胡桃仁、黑芝麻，每日 1 剂。每日早、晚空腹服食。

功效：乌须发，驻颜，抗衰老。

2. 乌发糖

原料：核桃仁 250 克，黑芝麻 250 克，赤砂糖 500 克。

做法：将红糖放入锅内，加水适量，用武火烧开，移文火上煎熬至稠厚时，加炒香的黑芝麻、核桃仁搅拌均匀停火即成乌发糖。将乌发糖倒入涂有熟菜油的搪瓷盘中摊平、晾凉，用刀划成小块，装糖盒内备用。

用法：早、晚各食 3 块。

功效：健脑补肾，乌发生发。适用于头昏耳鸣、健忘、脱发、头发早白等症。

3. 芝麻白糖糊

原料：芝麻 500 克，白糖适量。

做法：将芝麻拣净，放入铁锅内，用文火炒香后晾凉，捣碎后装入瓦罐内备用。

用法：每次 2 汤匙，放入碗中，再加白糖适量，用开水冲服。

功效：补阴血，养肝肾，乌须发，长肌肉，填精髓。适用于肺燥咳嗽、皮肤干燥、肝肾阴虚的头发早白及老人便秘等症。

4. 黄芪鳝鱼汤

原料：黄芪 30 克，鳝鱼 300 克，生姜 1 片（切丝），红枣 5 颗（去核），大蒜 2 瓣。

做法：黄芪、红枣洗净，大蒜洗净切段，鳝鱼杀后去肠杂、洗净、斩件。起油锅放入鳝鱼、姜、盐、炒至鳝鱼半熟，将全部用料放入锅内，加清水适量，武火煮沸后，文火煲 1 小时，调味。

用法：饮汤吃鳝鱼肉。

功效：补气养血、健美容颜。用于气血不足之面色萎黄、消瘦疲乏等。

5. 田鸡鱼胶炖枸杞

原料：枸杞子 30 克，田鸡 300 克，鱼胶 30 克，猪腰 1 个，大蒜 5 瓣。

做法：枸杞子洗净；田鸡取腿起肉去骨；鱼胶用开水浸软剪丝；猪腰洗净切开，去脂膜，切片；大蒜头去皮。全部用料放入炖盅内，加开水适量，炖盅加盖，文火隔水炖2小时，调味。

用法：饮汤食田鸡、猪腰。

功效：补气血、养容颜。用于气血不足、失于调养，症见神疲体倦、肌肤不泽、面部皱纹者。

6. 二冬参地炖猪脊髓

原料：天冬15克，麦冬15克，熟地25克，生地25克，人参10克，猪脊髓200克。

做法：将麦冬、天冬、熟地、生地、人参洗净，麦冬、人参切薄片，把全部用料放入炖盅内，加开水适量，炖盅加盖，文火隔水炖3小时，调味。

用法：饮汤吃猪脊髓、人参。每天1料。

功效：滋阴补髓，颐养容颜。用于气血不足、容颜无华，或阴虚内热之潮热心烦、肾阴亏虚面有暗斑者。

7. 黄精生地鸡蛋汤

原料：黄精50克，生地50克，鸡蛋3个，冰糖20克。

做法：黄精、生地洗净，切片；鸡蛋煮熟，去壳。同放入砂锅内，加清水适量，武火煮沸后，放入冰糖，文火煲半小时。

用法：饮汤吃蛋。每天1料。

功效：滋润养颜。用于颜面枯槁无华、毛发干枯脱落、面皱肤糙等。

补精益气，多食九种延年药膳

1. 参芪红枣乳鸽汤

原料：党参60克，黄芪50克，红枣6颗（去核），乳鸽2只。

做法：党参、黄芪、红枣洗净；乳鸽杀后，去毛及内脏，切块。诸料一齐放入砂锅内，加清水适量，武火煮沸后，再改用文火煲2小时，调味。

用法：饮汤吃乳鸽肉。隔天1料，连用5料为1疗程。

功效：补气健脾。用于久病体弱、面黄食少、气短乏力、神疲形瘦者，老年人经常服用可延年益寿。

2. 参茸枸杞炖乌龟

原料：人参10克，鹿茸片10克，枸杞子15克，乌龟1只（约300克）。

做法：乌龟宰杀去内脏，洗净切块；人参、鹿茸、枸杞子和龟肉一同放入砂锅内，加清水适量，武火煮沸，再文火隔水炖3小时，调味。

用法：饮汤吃龟肉。

功效：补精髓、益气血。用于腰膝酸软无力、须发早白、遗精盗汗、气短懒言、形容憔悴等。

3. 长寿益元汤

原料：黄芪 25 克，党参 25 克，当归 15 克，肉桂 6 克，茯苓 15 克，枸杞子 15 克，乌骨鸡肉 200 克。

做法：黄芪、党参、当归、肉桂、茯苓、枸杞子洗净，用干净纱布包裹扎紧；乌骨鸡肉洗净，切肉丝。一同放入砂锅中煮 50 分钟，去药包，加盐、味精调味。

用法：饮汤吃鸡肉。每日 1 料，连用 5 ~ 8 天为 1 疗程。

功效：补益元气、滋阴养血。用于营养不良、久病体虚之脸色无华、年迈形衰者。

4. 强身延寿汤

原料：党参 25 克，白术 10 克，茯苓 15 克，当归 10 克，川芎 6 克，熟地黄 10 克，白芍 10 克，枸杞子 20 克，甘草 6 克，生姜 6 克，红枣 10 颗（去核），乳鸽 1 只。

做法：将上述药材洗净，用干净纱布包裹扎紧；白鸽去毛及内脏。一同放入砂锅内，加清水适量，先用武火煮沸，再改用文火炖煮 2 ~ 3 小时，去药包，调味。

用法：饮汤吃鸽肉。每日 1 料。

功效：补肾健脾，益气养血。用于诸虚百损，常服强身健体，延年益寿，返老还童。

5. 人参炖鸡汤

原料：人参 12 克，老母鸡 1 只，姜、葱、米酒、盐各适量。

做法：人参切薄片；鸡宰杀去毛及肠杂，切块洗净。二味同放入砂锅内，加水适量，下诸调料，武火烧开，除去汤面上的浮沫，改用文火慢炖 2 ~ 3 小时。

用法：佐膳食用。

功效：大补元气，健脾养胃。用于久病或体虚神疲乏力者。老年人常食可强身延年。

6. 养元鸡子

原料：鸡蛋 2 枚，小茴香 6 克，菟丝子 15 克，桑寄生 15 克，蜜炙黄芪 15 克。

做法：鸡蛋打入碗中备用；小茴香、菟丝子、桑寄生、蜜炙黄芪入砂锅中，加水适量，煎煮 2 小时，趁沸时滤取药汁冲调蛋花，可依个人口味调以白糖或盐。

用法：每晚睡前服 1 次。

功效：补肾健脑，强壮元阳。常服可治疗肾虚所致的早衰。

7. 莲子鸡丁

原料：净鸡脯肉 250 克，莲子 60 克，香菇 10 克，火腿肉 10 克，蛋清、淀粉、调料适量。

做法：将鸡脯肉切丁，用蛋清、淀粉拌匀；香菇泡软，同火腿肉切成小菱形块；莲子去心，蒸熟备用。先将鸡丁在油锅中煸至七成熟，沥去油，加入莲子、香菇、火腿及适量调味品，翻炒几下出锅即成。

用法：分数次佐餐食。

功效：健脾补肾，养心强身。适宜于食欲不振、消化不良、肢软无力、眩晕健忘、心烦失眠、遗尿、遗精者食用。健康老年人常食，能增强体质、益智延年。

8. 菟丝鳝段

原料：干地黄 12 克，菟丝子 12 克，净鳝鱼肉 250 克，净笋 10 克，黄瓜 10 克，木耳 3 克，酱油、味精、盐、淀粉、料酒、胡椒面、姜末、蒜末、香油、白糖各适量，蛋清 1 个，高汤少许。

做法：将菟丝子、干地黄煎两次，取汁过滤；水发木耳；调水淀粉；鳝鱼肉切成片；笋切片；黄瓜切方片。将鳝鱼片放入碗内加水淀粉、蛋清、盐、药汁煨好，放温油中划开，待鱼片泛起，滗入笊篱。原勺留油，炸蒜末、姜末，下笋片、黄瓜片、木耳、鱼片，加盐、味精、白糖，料酒、高汤，淋香油出勺装盘，撒上胡椒面即成。

用法：佐餐食。

功效：菟丝子古人认为它是“补肾养肝，温脾助胃之药也”，具有益精髓、坚筋骨、止遗泄之作用。再配合滋阴补血的地黄及益气健脾的鳝鱼制成此菜肴，久服可明目轻身延年。

9. 莲子银耳羹

原料：莲子肉 30 克，银耳 20 克，冰糖少许。

做法：取莲子肉、银耳，加入清水适量，文火煮烂，放少许冰糖。

用法：每日清晨食用。

功效：莲子肉善入脾胃二经，能补脾胃之虚。白木耳善入肺胃二经，能滋养肺胃之阴，二药相用，能气阴双补。

缓解疲劳，应吃六种强身药膳

1. 双参猪瘦肉美味汤

原料：人参 10 克，海参（水发）150 克，香菇 20 克，猪瘦肉 150 克，荷兰豆仁 50 克，竹笋 60 克，盐、上等鱼露、香油各适量。

做法：海参洗净切小块，香菇切丝，猪瘦肉切片，竹笋切片，人参切小片，荷兰豆仁洗净。将全部用料放砂锅中，加清水适量炖煮，至猪瘦肉熟烂，加入鱼露、味精、香油调味即成。

用法：食用佐膳。每天 1 料。

功效：大补气血，增进食欲。用于久病气弱不复或年老体衰、胃纳不佳、精神萎靡、身体疲倦者。

2. 参灵甲鱼

原料：党参、浮小麦各 15 克，茯苓 10 克，灵芝 6 克，甲鱼 200 克，火腿 50 克，红枣 5 颗（去核），葱、姜各 20 克，鸡汤、盐、味精各适量。

做法：将甲鱼切块，同以上各味药及调料同放入大碗内，加水适量，放蒸锅内蒸至甲鱼熟烂即可。

用法：吃肉喝汤。

功效：益气健脾，消除疲劳。

3. 虫草红枣炖甲鱼

原料：冬虫夏草 10 克，活甲鱼 1 只，红枣 15 克，料酒、盐、葱、姜、蒜、鸡清汤各适量。

做法：将甲鱼宰杀，去内脏，洗净，剁成 4 大块，放锅中煮沸捞出，割开四肢，剥去油洗净；冬虫夏草洗净；红枣用开水浸泡。甲鱼放汤碗中，上放冬虫夏草、红枣，加料酒、盐、葱段、姜片、蒜瓣和鸡清汤，上笼隔水蒸 2 小时取出即成。

服法：佐餐食。

功效：滋阳益气，补肾固精，抗疲劳。适用于腰膝酸软、月经不调、遗精、阳痿、早泄、乏力等症。健康老年人常食，可增强体力、防病延年、消除疲劳。

4. 丁香火锅

原料：丁香 6 克，蛤蜊肉 200 克，鱼圆 100 克，墨鱼 2 条，虾仁 100 克，粉丝、芹菜、冻豆腐、葱、味精各适量，鸡汤 4 碗。

做法：将蛤蜊肉、虾仁洗净备用；鱼圆切片；墨鱼除去腹内杂物洗净后，在开水锅里速烫一遍，然后切成 2 片；粉丝用热水泡软，切成几段；芹菜切成寸段；冻豆腐切成小块；葱切小段。将以上各料先各放一半入锅，汤也加入一半，并可加入适量葡萄酒，盐少量，旺火烧 5 ~ 6 分钟后，即可趁热吃，边吃边加。

用法：佐餐食。

功效：丁香具有强烈的芳香，有兴奋强身作用。身体疲劳时，食丁香火锅能使人精神振奋，增强全身活力，消除疲劳。

5. 三稔煲荠菜

原料：三稔 4 ~ 5 枚，荠菜 500 克。

做法：将三稔切开；荠菜洗净，同煎汤，不加油，加盐少许调味。

用法：1 次饮服。

功效：清热，止渴，除烦，抗疲劳，利小便。适用于风热感冒及头痛发热、咳嗽、痰黄稠、口干舌燥、口鼻气热、大便秘结、小便短黄等症。日常体力劳动或体育活动后肌肉酸痛，服之可透汗解肌、祛除疲劳、恢复精力。

6. 黄精蒸鸡

原料：黄精、党参、山药各 30 克，母鸡 1 只（重约 1000 克），姜、川椒、盐、味精各适量。

做法：将鸡宰杀，去毛及内脏，洗净，剁成 1 寸见方的块，放入沸水锅烫 3 分钟捞出，洗净血沫，装入气锅内，加入葱、姜、盐、川椒、味精，再加入黄精、党参、山药，盖好气锅盖，上笼蒸 3 小时即成。

用法：空腹分顿食用，吃鸡喝汤。

功效：益气补虚。适宜于体倦无力、精神疲惫、体力及智力下降者服食。

注意：湿热内盛者不宜食用；感冒时暂停。

宁心安神，常补六种养心药膳

1. 玄参猪肝

原料：玄参 15 克，猪肝 500 克，姜、葱、白糖、酱油、原汤适量。

做法：玄参先煮 30 分钟后，再放入猪肝同煮 5 分钟，捞出切片，然后用姜、葱、白糖、酱油、原汤等炒猪肝片。

用法：佐餐食。

功效：滋阴降火，对肝肾阴虚引起的咽干口燥、心烦少寐有良效。

2. 松子核桃膏

原料：松子仁、核桃仁各 30 克，蜂蜜 250 克。

做法：松子仁、核桃仁用水泡过去皮，然后研成末，放入蜂蜜和匀即成。

用法：每日 2 次，每次取 1 汤匙，用滚开水冲服。

功效：益精润燥、补脑安神。核桃有抗衰老、健脑、强心等重要作用。松子仁是补五脏、补虚损、益智力佳品。蜂蜜也是润养补益之品，有明显的抗衰老和益智作用。适宜于腰膝酸软、健忘失眠、心神不宁、大便干燥者服。

注意：大便溏泻者慎食。

3. 白醋鸡蛋

原料：陈白醋 1.5 克，鸡蛋 1 个。

做法：将鸡蛋打入碗中，将白醋放入其中。将有白醋鸡蛋的碗置笼屉上，蒸熟即成。

用法：趁热服食，可加少量蜂蜜调味。每日晨起 1 碗蒸蛋，连服半月以上。

功效：养心安神。适用于气虚、心血不足引起的心悸、失眠等症。

4. 参砂蒸蛋

原料：苏条参（或潞党参）、淮山药各 30 克，朱砂 6 克，鸡蛋 1 个。

做法：先将苏条参（潞党参）、淮山药研成细末，与朱砂拌匀备用。每次用 6 克混合药末，与鸡蛋在碗内搅均匀，蒸锅上蒸熟即成。

用法：每日晨起 1 碗蒸蛋，连服半月以上。

功效：补气养血，安神。适用于气血虚、心脾不足之心悸、失眠、食少纳呆等症。

注意：血脂高、肝有器质性病变者不宜服用。

5. 桂圆童子鸡

原料：童子鸡 1 只（重约 1000 克），桂圆肉 30 克，葱、姜、料酒、盐各适量。

做法：将鸡去内脏、洗净，放入沸水中氽一下，捞出，放入钵或汤锅；再加桂圆、料酒、葱、姜、盐和清水。上笼蒸 1 小时左右，取出葱、姜即可。

用法：佐餐食。

功效：补气血，安心神。适用于贫血、失眠、心悸。健康老年人食用能使精力更加充沛。

6. 玫瑰枣仁心

原料：猪心1个，枣仁20克，玫瑰花10克。

做法：将猪心去脂膜，洗净；枣仁略炒与玫瑰花共研末，灌入猪心中。将灌药的猪心盛碗中，隔水蒸或上笼屉蒸至熟透。

用法：食用时去猪心内药末，切片，拌调料服。

功效：养心血，宁心神。适用于心血不足所致的心悸怔忡、失眠健忘等症。

免疫抗衰，应喝十六种药粥

粥是我国的日常膳食。老年人可根据自己的身体状况选择粥的种类，凡精气衰微、诸虚百损，皆可用粥治疗，坚持经常服用，定能取得祛病延年之效。

（1）**葱白粥：**将粳米60克淘净，入沸水中，熬成粥，投入洗净的葱白30克和盐少许，混匀即可。早晚皆可温服，可发汗解毒。

（2）**韭菜粥：**将韭菜50克洗净切碎待用，再将粳米100克淘净煮沸，加入韭菜同煮至烂。早晚各服一次。此粥辛辣，温胃助阳，有促进生发作用。但阴虚体质、身患疮疡者不宜食用。

（3）**生姜红枣粥：**鲜生姜或干姜6～9克，粳米或糯米100～150克，红枣2～4颗。将生姜洗净切碎，与米、枣同煮成粥。有温胃散寒、温肺化痰的作用，但阴虚者慎食。

（4）**大蒜粥：**将紫皮大蒜30克去皮，与粳米100克同煮，将熟时放入盐、生姜、香菜等调味食用，有去痨下气、降血压血脂、温补肠胃、杀菌止痢之功效。

（5）**莲子粥：**莲子50克、粳米100克，入锅同煮至烂熟，用冰糖调味食用。具有清热除烦、健脾涩肠、养心安神之功效。

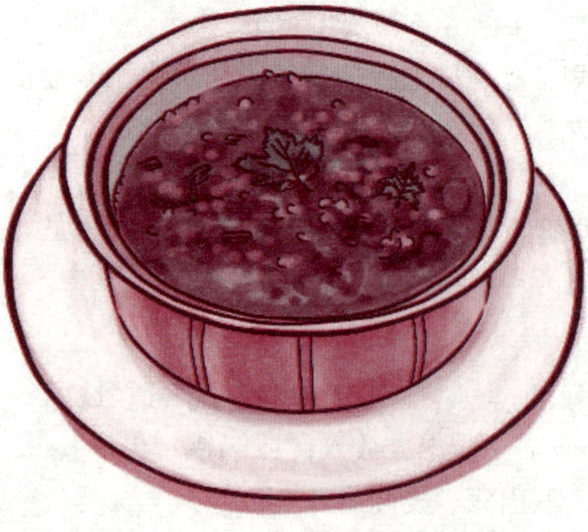

（6）**芝麻粥：**芝麻50克炒熟研末，待粳米100克煮成粥后，拌入芝麻末同食。可滋补肝肾，治虚风眩晕、大便燥结等。

（7）**薄荷粥：**将薄荷15克煎15分钟取汁备用，粳米100克煮成粥时对入薄荷汁，并加入冰糖适量。常食助消化，治感风热、头痛、目赤、咽喉肿痛、口疮、牙痛及食滞气胀等。

（8）**芹菜粥：**取大米250克，加适量清水，煮至半熟，再加入洗净切碎的连根芹菜

120 克，煮粥至熟食用。可以清肝火、降血压、止晕。

（9）菊花粥：先将菊花 50 克煎汤，再将菊花汤与粳米 100 克同煮成粥。常食，清热散风、明目、解毒，治老年风热头痛、眩晕耳鸣、目赤等。

（10）荠菜粥：先将粳米 100 克入锅内加水煮沸，再放入荠菜 100 克同煮粥。可利尿、明目、消肿，治疗目赤疼痛等症。

（11）桂圆粟米粥：将桂圆肉 15 克洗净，与粟米 100 ~ 200 克同煮。先用武火煮开，再用文火熬成粥。桂圆肉性味甘温，能补益心脾，养血安神。

（12）核桃粥：将核桃肉 20 克洗净捣碎，与粳米 100 ~ 200 克同煮成粥。能润肺止咳，补肾固精，润肠通便。但有痰火、积热或腹泻者忌食。

（13）芡实粥：芡实 30 ~ 50 克，粳米 100 ~ 200 克，同放入锅中，加水煮开后，改用小火熬。芡实性味甘平，能固肾涩精、健脾止泻，适合老年人食用。

（14）山药栗子粥：栗子 50 克去壳后，与山药 15 ~ 30 克、红枣 2 ~ 4 颗、粳米 100 克同煮成粥。山药性味甘平，能补脾胃、益肺肾，尤其适用于脾肾气虚者。但一次不宜多食，否则容易食滞，造成消化不良。

（15）紫苏粥：紫苏 1 份，炒至微黄略有香气时入锅煎煮，取汁，与粳米共煮成粥。常食，理气宽胸、解郁化痰，治咳嗽、气喘等。

（16）鸡肉皮蛋粥：先将鸡肉 200 克切成小块，加水煲成浓汁，用浓汁与粳米 200 ~ 300 克同煮。待粥将熟时加入切好的皮蛋 2 个和煲好的鸡肉，加适量的调味品。有补益气血、滋养五脏、开胃生津的作用，适用于气血亏损的老年人。

茶疗的十七个“金玉良方”

近年来，茶叶中的营养成分和药理作用不断被人们发现，其保健功能和防治疾病功效愈加得到肯定。老年人如能根据自身体质，选用适宜疗方，对增进健康、增强体质定会有益。

（1）萝卜茶：先将白萝卜 100 克洗净切片煮烂，略加盐调味（勿放味精），再将茶叶 5 克冲泡 5 分钟后倒入萝卜汁内服用，每天 2 次。有清热化痰、理气开胃之功，适用于咳嗽痰多、纳食不香等症。

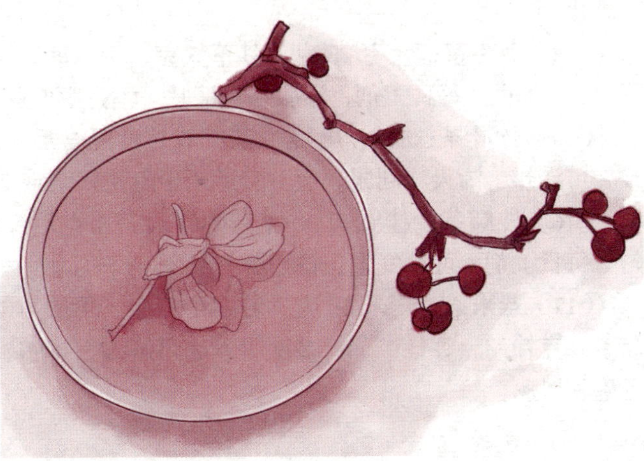

（2）银耳茶：先将银耳 20 克洗净，加水与冰糖 20 克（勿用绵白糖）炖熟；再将茶叶 5 克泡 5 分钟，取汁和入银

耳汤，搅拌均匀服用。有滋阴降火、润肺止咳之功，适用于阴虚咳嗽。

（3）橘红茶： 橘红 3 ~ 6 克、绿茶 5 克，用开水冲泡再放锅内水蒸 20 分钟后服用，每日 1 剂，随时服用。有润肺消痰、理气止咳之功，适用于咳嗽痰多、黏而咳痰不爽之症。

（4）玫瑰花茶： 干玫瑰花放入茶杯中，冲入热水饮用。玫瑰花性温味甘，适合肝胃气痛、胸口胁下胀满疼痛、易怒者饮用。

（5）荷楂菊茶： 以荷花、山楂、金银花、菊花加水煮沸饮用。荷花性味甘平，清肺热，去湿消肿；山楂酸甘，行瘀血；金银花甘寒，清热。但容易疲倦、大便溏稀、脸色苍白者不适合饮用。

（6）杞菊药茶： 枸杞子、白菊花、绿茶各 10 克，用沸水泡 10 分钟饮用。菊花味甘苦；枸杞性味甘平，滋阴润燥，视力不好、口干、头晕目眩者适合服用。但手足冰冷、脾虚易腹泻者不宜饮用。

（7）生姜茶： 绿茶 5 克，生姜 8 片，葱白 5 ~ 8 根，混合后用沸水冲泡 5 分钟。每日 1 ~ 2 剂，有祛风发汗之功效，适用于风寒感冒。

（8）银花茶： 金银花 20 克，茶叶 5 克，用沸水冲泡 5 分钟。每日 2 剂，多次服饮，可清热解毒，辛凉解表。

（9）蜂蜜茶： 蜂蜜 5 毫升，茶叶 3 克，混合后用沸水冲泡 5 分钟。每日 3 剂，饭后饮。可润肺、益胃、通便。

（10）浓糖茶： 茶叶 50 克，红糖 50 克，加水煎至汤发黑时服饮。每日 1 剂，可收敛、消积，适用于腹泻。

（11）杜仲茶： 杜仲叶 6 克，高级绿茶 6 克，混合后用沸水冲泡 5 分钟。每日 1 剂，可补肝肾、降压、强筋骨，适用于高血压及心脏病。

（12）山楂茶： 山楂片 25 克，绿茶 1 克，混合后用沸水冲泡 5 分钟。每日 1 剂，3 次服用，可消食、降脂，适用于冠心病。

（13）香蕉茶： 茶叶 10 克用沸水冲泡后去渣取汁，香蕉 50 克去皮后切碎与蜂蜜少许同和茶汁。每日 1 剂，多次服用，可降压、润燥、滑肠，适用于冠心病、高血压和动脉硬化。

（14）葱枣茶： 大枣 25 克，甘草 5 克，用水煎沸 15 分钟，趁热加入葱须 25 克、绿茶 0.5 ~ 1 克。每日 1 剂，温服。可清热，治疗呕吐腹泻。

（15）竹叶茶： 竹叶 10 克，茶叶 5 克，混合后用沸水冲泡 5 分钟。每日 1 剂，频服。可清热、泻火、利尿、通淋，适用于急性尿路感染、小便淋涩不通。

（16）桂圆茶： 桂圆肉 20 克蒸熟，绿茶 1 克用沸水冲泡 5 分钟后，去渣取汁，拌匀。每日 1 剂，可补气血、益心脾。

（17）薏米茶： 薏米 50 克（若用于癌症，用量为 100 克）加水煎至熟后，趁沸加入绿茶 3 克拌匀。每日 1 剂，多次服饮。可解毒、排脓、健胃、去湿、抗癌，特别适用于肠癌和胃癌。

五种饮料不只解渴，更为养生

1. 延年茯苓饮

原料：茯苓、白术各 90 克，党参、炒枳实各 60 克，生姜 120 克，陈皮 45 克。

制法：将上述药材共切碎，加水煎熬 3 次，合并煎液，浓缩。

饮法：分 3 次服，每日 1 次。

功效：适用于体虚，痰湿素盛，胸闷咳嗽，痰浊黏腻，身倦肢乏，饮食减少，大便溏薄者调服。久服可化痰延年。

2. 桂枣芡实饮

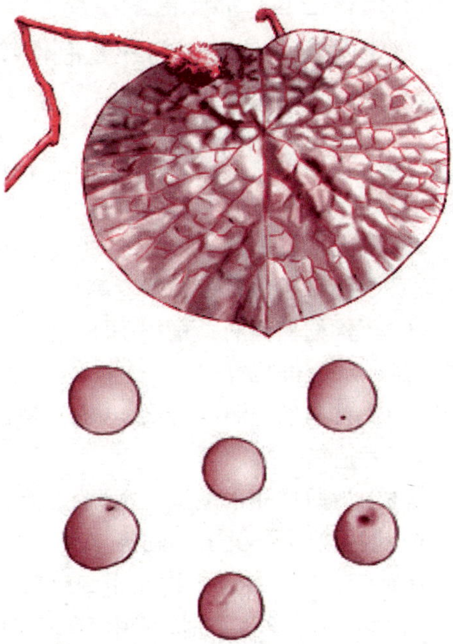

原料：桂圆肉、炒酸枣仁各 10 克，芡实 12 克。

制法：将桂圆肉、炒酸枣仁、芡实同置于砂锅中，加水适量，用文火煎煮。

饮法：取汁饮用。

功效：养血安神，益肾固精，适用于心悸、怔忡、失眠、神倦乏力等。感冒者不宜饮用。

3. 人参蜂蜜饮

原料：人参 3 克，蜂蜜 15 克。

制法：先将人参文火煎煮半小时，约得煎液 150 ~ 200 毫升（人参渣嚼服），加入蜂蜜 15 克调匀即成。

饮法：每日分数次空腹时饮用。

功效：人参味甘，大补元气，搭配蜂蜜，既能防止人参上火之弊，又能增强其补气强身、延年益寿的作用。

4. 生脉饮

原料：人参 10 克，麦冬 15 克，五味子 6 克。

制法：混合后，水煎取汁。

饮法：不拘时温服。

功效：补气、清热、收涩三效均佳。故对体倦气短、口渴多汗、脉虚弱或久咳气弱、口渴自汗者疗效显著，且药液甘酸可口，为老年人夏日及热病的优良饮料。

5. 老年保健饮

原料：粳米、炸核桃仁各 60 克，生核桃仁 50 克，牛奶 200 克，白糖适量。

制法：先将粳米洗净，浸泡 1 小时，捞起滤干水分；与两种核桃仁及牛奶混合磨成浆；过滤，取汁备用。煮好适量的糖水，把滤汁慢慢倒入糖水中，边倒边搅拌均匀，煮沸即可饮用。

饮法：可作为老年人家庭常备饮料。

功效：常饮可调节老年人机体的新陈代谢，延年益寿。本饮偏温，故咳痰黄稠、口干咽燥、舌苔黄厚者忌服。

十一种酒喝对了，也是健身妙药

用白酒浸泡某些中药，药中的有效成分便会溶解到酒内，可以起到一定的治病强身效果。一般配药酒时，应将所需药材切成薄片，放置瓶内，加入适量白酒，然后盖紧瓶盖，15 天后就能服用。

下面介绍几种适合家庭制作饮用的药酒，老年人在制作及服用前需向医生请教。

（1）人参酒：吉林人参 15 克，白酒 500 克。可用于肺虚脾弱，神倦食少、疲乏无力，适用于老年或体弱者。

（2）党参当归酒：西党参 50 克，全当归 30 克，白酒 500 克。可用于气血两虚，面色萎黄、头晕乏力、食欲减退等症。

（3）枸杞桂圆酒：枸杞子 40 克，桂圆肉 30 克，白酒 500 克。可用于肝肾不足，精神萎靡，失眠健忘等。

（4）首乌熟地酒：首乌 40 克，熟地 30 克，白酒 500 克。可用于贫血体弱、头晕耳鸣、肾亏遗精等症。

（5）当归杜仲木瓜酒：当归 30 克，杜仲、木瓜各 10 克，白酒 500 克。可用于腰膝酸痛、四肢麻木、关节不利等。

（6）杞地人参酒：枸杞子 80 克，熟地黄 80 克，红参 15 克，茯苓 20 克，首乌 50 克，白酒 1000 克。熟地、枸杞子、首乌填精补血；红参补元气；茯苓利尿祛湿浊，五味同用补肝肾、益精血、补五脏、延年益寿。

（7）甘草酒：将甘草洗净切碎浸入酒中，即可成甘草酒。有强心利尿的作用，并能防治咳嗽、气喘。

（8）五味子酒：五味子中含有挥发油、有机酸、维生素 C 等，能调节心脏血管的功能，并有滋补神经系统的作用，对患头晕、失眠、心悸、梦遗的老年人有较好的治疗效果。

（9）桂圆酒：将龙眼肉切碎浸入酒中，1 个月左右即可饮用。一般身体虚弱的老年人均可饮用，对健忘失眠、心慌气短、面黄贫血的老年人更有补益作用。

（10）健阳酒：当归 9 克，枸杞子 9 克，破故纸 9 克，好烧酒 1000 克，容器封固，隔水加热半小时，取出容器静置 24 小时，次日即可饮用。可补肾助阳，温益精血，适用于肾阳虚及精血不足、腰痛、遗精、头晕、视力下降等症。

（11）乌须黑发药酒：当归 120 克，枸杞子 120 克，生地黄 120 克，人参 120 克，莲子120克，五加皮60克，黑豆250克，桑葚子120克，槐角子30克，何首乌120克，没石子一对，旱莲草90克，五加皮酒1500克（应用单味南五加皮酿制或浸出而成的药酒，不可使用其他复方五加皮酒，以免使配方成分混杂，影响服用效果），容器封固，21天后，压榨、过滤取澄清酒液，其药晒干为末，制成药丸，如梧桐子大。每日适量饮用，并可适量送服药丸。可固敛精气，滋补肝肾，益气养血，乌须黑发，适用于肾气不固、肝肾不足、气血虚弱所致的腰酸、头晕、遗泄、须发早白、乏力等症。

泡药酒时，药材一般可浸泡3次。药酒配好后要连续服完，不要间断，一般要服2000毫升左右，疗效才会明显。

对症食疗，让您健康永驻

老年健忘症的饮食战略

人的记忆力随着年龄的增长有可能逐渐减退，以至出现一定程度的健忘，这是正常现象。但是，首先应注意区分老年健忘症是生理性的还是病理性的。生理性健忘的特点是程度较轻，与年龄相符，发展到一定程度后不会进一步发展；病理性健忘则相反，多见于老年性痴呆。

（1）饮食调整

如果没有禁忌证，应在饮食方面有意识地多进食如下食品：

①含有胆碱的食物，如鱼、瘦肉、鸡蛋（特别是蛋黄）。

②含卵磷脂丰富的食物，如蛋黄、豆制品、动物肝脏等。

③碱性食物，如豆腐、芹菜、莲藕，以及维生素丰富的新鲜蔬菜水果，如青辣椒、金针菇、猕猴桃等。

④含镁丰富的食物，如豆类、荞麦、坚果类、麦芽等。

⑤适量服用一些维生素E药剂，对于防治老年健忘症也很有作用。

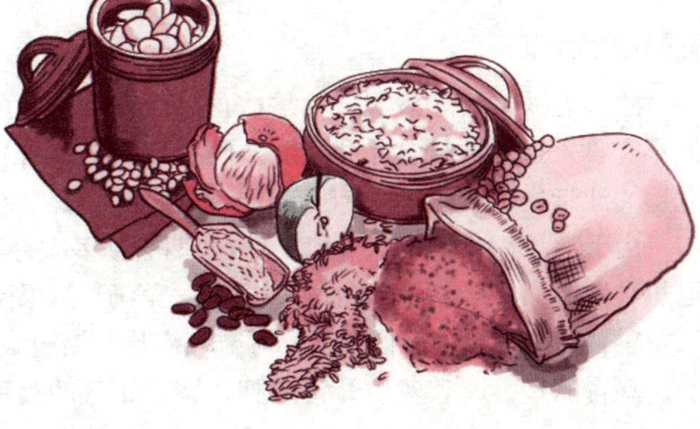

⑥适量进食具有补肾安神作用的人参、枸杞、桂圆、核桃仁、芝麻、百合、莲子、首乌等补益食品，也大有裨益。

⑦少食精制糖及其制品，减少膳食中的盐含量，戒烟、戒酒，避免过食膏粱厚味、辛辣燥

热之品。

（2）根据中医辨证选择适当的药膳

①心脾两虚。表现为健忘失眠，多梦易醒，神疲肢倦，少气懒言，头晕眼花，面色少华，心悸心慌，食少腹胀，大便稀烂等症。治疗宜益气健脾、养心安神为主。

对应药膳：

银耳大豆红枣鹌鹑蛋羹：银耳15克用清水泡发20分钟后，洗净，撕成小块；鹌鹑蛋6个煮熟后去壳。在锅内加入适量清水，大豆100克和红枣5颗用清水洗干净后，与银耳一同放入锅内，文火炖至烂熟，起锅前再把鹌鹑蛋加入，稍煮片刻后，根据个人不同口味，可适当加入少许盐或白糖调味，饮汤吃各物。每日1次，可常服食。

②肾精亏虚。表现为健忘失眠，头晕心悸，耳鸣眼花，精神萎靡，腰膝酸软，夜尿频多或遗尿等症。治疗宜补肾活血、益脑安神为主。

对应药膳：

山楂首乌熟地炖猪脑：将猪脑2具剔去血筋、洗净，与山楂30克、首乌20克、熟地30克，一同放入砂锅中，加适量清水，锅盖盖严，文火慢炖。炖至熟烂后，加入少量盐、味精调味，饮汤吃肉。每周可服食1～2次，可经常服用。

③瘀痰交阻。表现为健忘失眠，头重、头沉如蒙，或头痛且痛有定处，困倦嗜睡，手足麻木乏力，胸闷痰多，恶心欲呕等症。治疗宜活血化痰、醒神开窍为主。

对应药膳：

田七党参黄芪炖鸡汤：1～1.5千克重的鸡1只宰杀后，去毛洗净，剔去内脏，切成小块，与党参30克（或西洋参10克）、黄芪30克、三七10克、酸枣仁20克同入锅，加适量清水，小火慢炖1～2小时后，加入盐、味精调味。吃肉喝汤，分顿食用。每日1次，连服10～15日。

老年人感冒时的饮食调养

老年人身体的各项机能逐步衰退，对疾病的抵抗力日趋下降，尤其是在寒冷气候的刺激下，很容易招致感冒。在关于感冒的各种疗法中，饮食调养简便易行，是一种较好的辅助疗法，老年人应善加利用。

1. 饮食须知

感冒老人饮食宜清淡，日常饮食以面食为主，可摄入高维生素、高蛋白质的食物，但不宜食入过量油腻食品和脂肪。因感冒病人的脾胃功能低下，对脂肪不易消化吸收，大量的油脂分布于食管、咽喉部位，也不利于分泌物的排出。

由于感冒多伴有发热，所以感冒初期必须多次补液，日进液量应不少于3升，有助于退热、发汗及排毒作用。可饮用白开水、菜汤、鲜果汁、稀粥、蛋汤、牛奶、豆浆等。

感冒后期应大量进食水果，对减轻症状，缩短病程有益。

感冒后期，还宜多用开胃健脾、调补正气的食物，如大枣、扁豆、银耳、龙眼肉、海参、黑木耳、黄豆制品等。

反复感冒的老年人宜吃富含锌的食物，如牛奶、豆类、鱼、肉等，水果中苹果含锌较多，服用葡萄糖锌片也可缩短感冒病程，缓解患者症状。

2. 十个有效食疗方

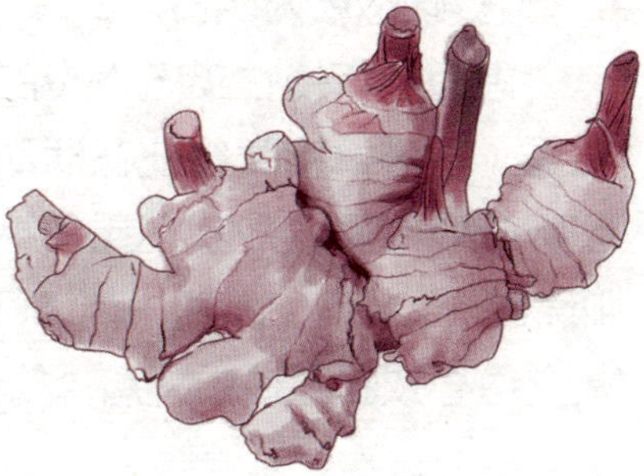

（1）姜糖饮：生姜10克洗净切丝，红糖15克，放入杯内，开水沏。趁热服，服后宜卧床盖被出微汗。适应于风寒型感冒。

（2）葱豉料酒汤：先煎煮淡豆豉15克约10分钟，再放入洗净切碎的连须葱白30克，继续煎煮5分钟，滤出煎液，加入料酒15克。趁热服用，每日2次。适应于风寒型感冒。

（3）桑菊薄豉饮：桑叶、菊花各9克，薄荷、淡豆豉各6克，芦根15克（鲜者加倍），水煎。1日内分数次饮服，或开水沏，代茶饮。适应于风热型感冒。

（4）薄菊粥：薄荷、菊花各9克，桑叶、淡竹叶各6克，水煎，沸后5分钟滤出药汁，去渣，加入粳米100克煮粥，稍煮即成。每日分2次服食。适应于风热型感冒。

（5）藿香代茶饮：鲜藿香叶、鲜荷叶各12克（干者减半），白糖适量，水煎，或开水沏，代茶饮。适应于暑湿型感冒。

（6）地瓜葛根煎：鲜地瓜100克洗净切片，葛根（干品）50克，加适量水煎，去渣。每日1次，1次服完。适应于流行性感冒。

（7）荆芥粥：荆芥10克，薄荷5克，淡豆豉15克，水煎取汁备用（荆、荷含挥发油，不宜久煎）；另将大米50克煮为稀粥，待粥熟时调入药汁服食，每日2次，连服3日。可发汗解表、清热利咽、退热除烦，适用于伤风感冒、发热恶寒、头痛、咽痛、心烦、失眠等。

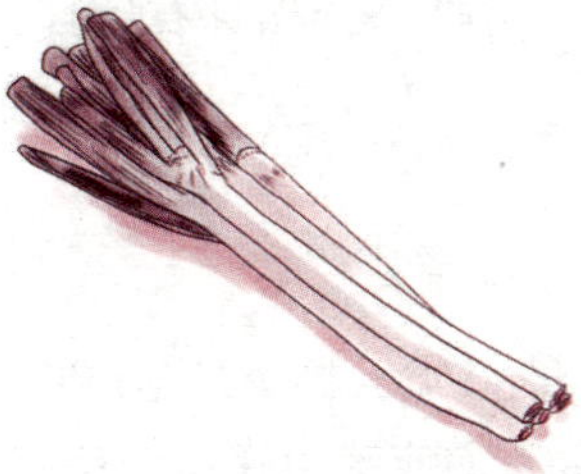

（8）防风粥：防风15克，葱白2段，姜3片，大米50克。同上法煮成药粥后趁热服食，盖被静卧，以少汗出为佳。可清热祛风、散寒止痛，适用于风寒感冒、畏寒发热、头痛身痛、骨节酸痛、鼻塞声重、肠鸣泻泄等。

（9）神仙粥：糯米50克淘净，生姜3片研末，同煮一两沸后，再放进连须葱白5段，待粥将熟时，调入米醋15毫升，稍煮即可，趁热服食，服后盖被静卧，避风寒，以微汗出为佳。可发散风寒，适用于风寒感冒、头痛发热、怕冷、浑身酸痛、鼻塞流涕，以及胃寒呕吐等。此粥专为风寒感冒而设，如属风热感冒、高热烦躁者，则不宜选服。

（10）发汗豉粥：淡豆豉15克，荆芥5克，麻黄2克，葛根30克，山栀3克，生石膏60克，姜3片，葱白2段，水煎取汁，加大米100克煮为稀粥服食，每日1～2剂。可发汗、清热，适用于感冒引起的高热不退、肺热喘急、头痛无汗、烦躁失眠、咽干口渴等。应用此粥的主证是高热、无汗、头痛，若汗出怕冷者则不宜服食，若服后汗出热退者应立即停服。

慢性支气管炎、肺气肿、肺心病的食物选择

慢性支气管炎的主要临床表现可概括为咳、痰、喘、炎四症，以长期反复咳嗽最为明显。

患有多年慢性支气管炎的老年人可并发阻塞性肺气肿，常出现呼吸逐渐加重、困难，初时往往在活动后气短，渐至休息时也感气促，在寒冷季节常因呼吸道感染使症状加重，甚至发生紫绀或呼吸衰竭。由于长期反复咳嗽使肺泡膨胀、压力增高、肺泡周围毛细血管受压而阻力加大，加重了心脏负担，久之可导致肺源性心脏病，简称肺心病。

1. 饮食选择

①选择富含维生素 A、维生素 C 和 B 族维生素的食物，如肝、蛋黄、绿叶及黄色蔬菜、鲜橘、橙、柑等。维生素 A 能维护气管黏膜上皮细胞正常功能，维生素 C 能增强机体抵抗力，B 族维生素能增进食欲。

②各种鱼、禽、瘦肉、蛋、奶及豆类食品应尽可能保证，做到每餐荤素搭配，粮、豆、菜混食。

③多选择中性食物，禁忌刺激性过强和过冷、过热的食物，如酒、茶、葱、辣椒等。少选偏寒凉的食物，或在偏寒凉的食物中加些生姜、胡椒等热性食物，或在蔬菜中加些羊肉、牛肉、狗肉等温性食物。

④多饮水，有助于排痰。

⑤患严重肺心病或急性感染使病情加重时，可食清淡、易消化、低脂、低盐饮食，伴浮肿时应限制水的摄入。

⑥木耳、花生、丝瓜、竹笋、萝卜、藕、核桃、梨、蜂蜜、海带等食品具有祛痰、润肺功能。

⑦某些食物易引起过敏，如虾、蟹等，应适当加以限制。

2. 日常食谱举例

早餐：馒头（面粉 100 克），小米稀饭（小米 50 克），咸鸭蛋 50 克，榨菜丝 10 克。

午餐：大米饭 150 克，红烧鱼（白鲢鱼 100 克），菠菜豆腐汤（菠菜 100 克、豆腐 100 克）。

晚餐：面包 100 克，大米稀饭（大米 50 克），酱牛肉 50 克，素炒小白菜（小白菜 100 克）。

餐后水果 100 克。

全日烹调用油 20 克，热能 9030 千焦（2150 千卡）左右。

3. 10个有效食疗方

①将红枣15克、葶苈10克洗净后用纱布包裹，与粳米同入沸水锅中，用文火熬煮成粥。早晚餐服食。

②将牛肺150～200克切块，加糯米适量文火焖熟，起锅时加入姜汁15～20毫升。每日2次，拌匀调料服食。

③将萝卜子末15克与粳米100克同煮粥。早晚餐温热服食。

④将干百合100克洗净，放入大搪瓷碗内，加入蜂蜜150克，上笼蒸1小时，趁热调均匀，晾冷后装入瓶内。每日早晚各服1汤匙。

⑤鲜藕汁100～150毫升，蜂蜜15～30毫升，调匀内服。每日1剂。

⑥在伏天取黑枣若干，放入姜汁内浸泡数日后取出，在烈日下晾晒，晒至干硬，存入玻璃瓶内密封。到冬至日启开，每日食用。

⑦薏米60克，茯苓粉15克，加水适量煮粥食用。每日服2次。

⑧苏子15克研粉，粳米100克，加水适量共煮粥，加白糖调味。每日服2次。

⑨白果仁、甜杏仁各100克，胡桃仁、花生仁各200克，共捣碎，每日早晨取20克，加水1小碗，煮数沸后打入鸡蛋1个，加冰糖适量，顿服。连服半年。

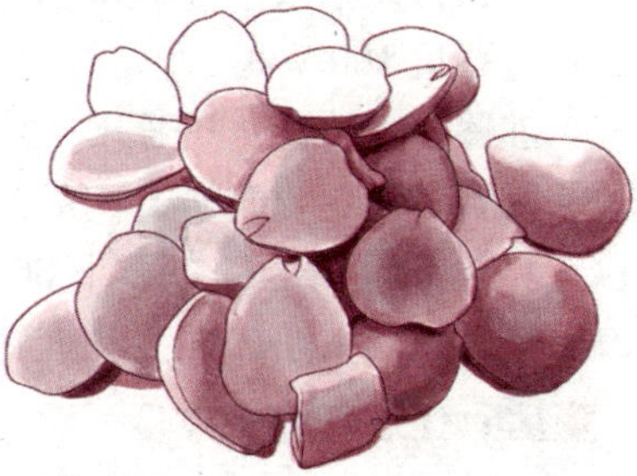

⑩北五味子250克，新鲜红皮鸡蛋10个。先将五味子煮汁，待冷，入鸡蛋浸泡6～7日。每日早晨用滚水或热料酒冲服，服时加白糖适量调味。

慢性胃炎的饮食调理

慢性胃炎发病率随着年龄增长而增加，有浅表性胃炎、肥厚性胃炎、萎缩性胃炎之分；按胃酸分泌多少又可分为高酸性胃炎和低酸性胃炎。其病程能迁延，个别患者可无任何临床表现，但大多数病人会有程度不同的消化不良症状，并可有食欲不振或厌食，中上腹部饱闷感或疼痛，多在进食后立即就出现。有的患者可伴消瘦、贫血、舌炎等症状。胃酸分泌过多者可有烧心、泛酸，而低酸性胃炎是诱发胃癌的危险因素。

1. 慢性胃炎的膳食搭配应做到的9点

①主食可选用软米饭、面包、馒头、包子、馄饨等。

②牛奶、奶油、淀粉、蔬菜、煮熟瘦肉等不刺激胃酸分泌的食物，适于高酸性胃炎病人。

③浓肉汤、鸡汤、鱼汤等含氮浸出物较高的食物，能强烈刺激胃酸分泌，适于低酸性胃炎病人。

④新鲜而含纤维少的蔬菜及水果，如冬瓜、黄瓜、西红柿、土豆、菠菜叶、小白菜、苹果、梨、香蕉、橘子等适合食用，而芹菜、韭菜、黄豆芽、金针菜等含纤维多的食品宜少食。

⑤为防止便秘发生，宜经常选食一些有润肠通便功能的食物，如琼脂（洋菜）制品、果子冻、蜂蜜、果汁、菜汁等。

⑥避免有强烈刺激性作用的食物，忌食生冷、硬及酸辣食物。

⑦饭菜宜软烂，容易消化，可粗粮细做。烹调方法宜选用蒸、煮、炖、烩等，忌煎炸。

⑧少量多餐，每日可安排 4 ~ 5 餐。

⑨酒精对胃黏膜有刺激作用，并能损伤胃黏膜防御机制，故应忌酒。

2. 日常食谱举例

早餐：面包 50 克，大米粥（大米 50 克），瓜片鸡蛋（黄瓜 50 克、鸡蛋 40 克）。

加餐：豆浆 300 毫升（加糖 5 克），饼干 25 克。

午餐：大米饭（大米 50 克），面片汤（面粉 50 克、苋菜 20 克、猪瘦肉 10 克），清蒸鱼（草鱼 100 克）。

加餐：麦乳精 200 毫升，蛋糕 25 克。

晚餐：肉卷（面粉 100 克、猪瘦肉 20 克），紫菜汤（紫菜 10 克、细粉丝 10 克、虾仁 5 克），素炒三丝（胡萝卜 50 克、土豆 50 克、大青椒 50 克）。

全日烹调用油 20 克，热能 9030 千焦（2150 千卡）左右。

3. 五个有效食疗方

（1）玉参焖鸭：将玉竹、沙参各 20 克洗净，切片，混合加水煮，提取 2 次得玉竹、沙参浓缩汁约 40 毫升；净鸭 1 只（约 2000 克），由背部劈开，洗净，放盆内，加入盐、料酒、葱各少许，入笼蒸至熟烂；锅内注入原汤、鸭子、玉竹和沙参浓缩汁、盐、料酒、白糖、葱，文火焖至鸭肉熟烂，切成适宜小块，按原体形排于盘中，原汤用鸡油、淀粉勾成汁浇上。适用于胃阴虚所致的慢性胃炎。

（2）玉竹山药鸽肉汤：净白鸽 1 只，肉切块，放砂锅中，加玉竹 15 克、山药 20 克、盐、调料，加水 500 毫升，文火炖煮 60 分钟至肉熟烂。适用于慢性萎缩性胃炎的补养，及气阴两虚型消渴病的辅助食疗。

（3）肉桂粳米粥：先将肉桂 1 ~ 2 克研成细末；再将粳米、砂糖共放入砂锅内，加水煮为稀粥，然后取肉桂末调入粥中，改用文火，再煮沸，停火。早晚餐时空腹温食。主治脾胃虚寒型慢性胃炎。

（4）核桃姜汤：取干姜适量，洗净切片，加水煎汤。取核桃仁适量，嚼细后用姜汤送服。可治酸心、吐酸水。

（5）槟榔粥：将槟榔 10 ~ 15 克水煎，取汁与粳米 50 ~ 100 克共煨粥。日服 1 ~ 2 次，不易久食。可治湿阴气滞类胃炎。

胃和十二指肠溃疡的营养搭配

胃和十二指肠溃疡的主要临床症状是慢性、周期性及节律性上腹痛，疼痛可表现为饥饿痛、钝痛、胀痛、灼痛或剧痛。胃溃疡疼痛多在餐后1小时左右开始，直至下次餐前；而十二指肠溃疡疼痛多在餐后3～4小时出现，持续至下次进餐前，进餐可使疼痛缓解。发作多在初秋至次年早春，精神紧张、过度疲劳、饮食不当及某些药物可诱使疼痛发作。其他症状还有嗳气、泛酸、恶心、呕吐等。

1. 营养调理方法

①宜食用质软、易消化的食物，避免体积大、坚硬、粗纤维多的食物，以减少对溃疡面的机械性刺激。如玉米面、高粱米等粗粮，干黄豆、茭白、竹笋、芹菜、藕、韭菜、黄豆芽和腊肉、火腿、香肠、蚌肉、花生米等，都不宜食用。

②少量多餐、定时定量、细嚼慢咽。一般每餐不宜过饱，以正常食量的2/3为宜，每日进餐4～5次。

③为促进溃疡愈合，应提供足够的热能、适量蛋白质、低脂、丰富维生素的膳食。

④烹调方法应以蒸、煮、炖、烧、烩、焖等较好，不宜采用干炸、油炸、腌腊、滑溜等方法。

⑤避免能强烈刺激胃液分泌的食物，如咖啡、浓茶、可可、巧克力、浓肉汤、鸡汤、过甜食物、酒精、地瓜等食物；各种香料及强烈调味品，如味精、芥末、胡椒粉、辣椒、茴香、花椒等也应加以控制。

⑥生葱、生蒜、生萝卜、洋葱、蒜苗等产气多的食物对溃疡病不利。

2. 日常食谱举例

早餐：大米粥（大米50克），花卷（面粉50克），蒸蛋羹（鸡蛋40克），酱豆腐20克。

加餐：牛奶300毫升（加糖10克），饼干25克。

午餐：大米软饭（大米100克），胡萝卜熘鱼片（鲤鱼100克、胡萝卜50克、团粉10克），菠菜蛋汤（菠菜50克、鸡蛋40克）。

加餐：豆浆300毫升（加糖10克），蛋糕25克。

晚餐：大米粥（大米50克），发糕（面粉50克），肉末炒土豆泥（猪肉50克、土豆100克）。

全日烹调用油25克，热能10080千焦（2400千卡）左右。

3. 四个有效食疗方

①将红茶5克放入低温杯中，以沸水冲泡，加盖浸泡10分钟后再加入适量蜂蜜和红糖，趁热饮服。每日3剂。治疗十二指肠溃疡。

②把老姜250克洗净抹干水分，和红枣250克一起用猪油250克炸酥后研为细末，与面粉250克调匀加水适量做成小饼，蒸熟后分两天食尽。有温中健脾、解痉止痛作用。用于十二指肠溃疡。

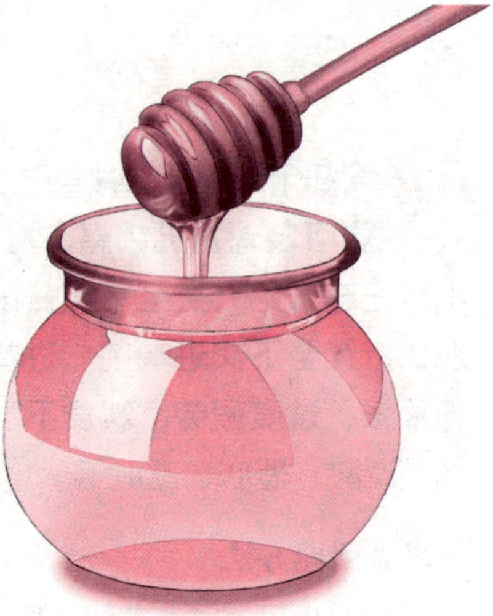

③将鲜包心菜用冷开水洗净后捣烂，置消毒纱布中绞汁。每日早晚饭前，取菜汁1杯，加温后加入适量饴糖饮服。每日2次，每10天为一疗程。有清热止痛、促进溃疡愈合作用。适用于胃、十二指肠溃疡。早期疗效明显。

④蜂蜜100 ~ 150毫升，隔水蒸熟，于食前空腹1次服下。每日3次，连服2 ~ 3周。能使胃液总酸度降低，疼痛消失，大便正常。适用于十二指肠溃疡。

慢性胆囊炎、胆石症的饮食控制

慢性胆囊炎、胆石症在老年人中很常见，两者常同时存在。饮食控制是发作期治疗措施之一，也是平时保持胆汁排泄通畅，减少急性发作的重要手段。

1. 饮食控制方法

①少吃高脂肪、高胆固醇食物，如蛋黄、鱼子、动物肝、脑、肠等。胆汁中胆固醇增高，易于形成胆固醇结石。植物油既可降低胆固醇，又可促使胆固醇转变成胆汁酸防止胆石形成，故宜以植物油为主。油炸、油煎食品最好不吃，以免诱发胆绞痛。烹调上尽量清淡、少油，宜蒸、煮，忌煎、炸。

②多吃富含维生素A的食品，如胡萝卜、西红柿等黄红色的水果蔬菜。维生素A能保持胆囊内壁上皮的健全，也可减少胆固醇结石的形成。萝卜、水果汁、荠菜、山楂等有利胆疏肝的作用，可常吃。

③增加食品中的蛋白质和碳水化合物的比例，以保证热量需要和利于肝糖原的生成。

④减少膳食纤维含量，少渣饮食还可减少对胃肠的刺激。

⑤增加进餐次数，以刺激胆汁分泌，减少胆囊中胆汁瘀滞浓缩。

2. 日常食谱举例

早餐： 大米粥（大米50克），花卷（面粉50克），酱豆腐10克，酱甜瓜10克。

加餐： 西红柿汁（西红柿100克、糖5克），蛋糕25克。

午餐： 大米软饭（大米100克），爆鱼片（青鱼100克、笋片20克），炒苦瓜（苦瓜 100 克）。

加餐：藕粉 50 克（加糖 5 克）。

晚餐：小米粥（小米 50 克），发面饼（面粉 50 克），肉末豆腐（猪瘦肉 20 克、豆腐 100 克），拌黄瓜丝（黄瓜 100 克、粉丝 20 克）。

全日烹调用油 25 克，热能 8337 千焦（1985 千卡）左右。

3. 三个有效食疗方

①玉米油或芝麻油煮西红柿汤，适量，间日服 1 次。

②核桃肉，早、晚各 1 个。

③金钱草 30 克、鲜芦根 100 克（干者 50 克），加水适量，煮 30 分钟后，去渣取汁，入赤豆 30 克、绿豆 30 克煮熟。一日分数次饮汤吃豆。

肾盂肾炎的膳食调理

肾盂肾炎好发于女性，男女患病比为 1 ∶ 10，在老年妇女和高龄男子中常见发病。

急性肾盂肾炎一般起病急骤，有发热、寒战、头痛、恶心、呕吐、全身酸痛、腰部钝痛或酸痛，主要症状为尿急、尿频、尿痛等；慢性肾盂肾炎患者多有反复发作或经久不愈的病史，临床表现不一，发作时可有尿路刺激症状，发作间歇期可无症状或仅有轻微症状，到后期可出现肾实质严重损害，出现高血压、贫血、多尿、夜尿、酸中毒，甚至发生尿毒症。

1. 膳食调理原则

①急性发作期应卧床休息，大量饮水，食谱中也要适当增加汤菜类或饮料，每日摄入水量应在 2500 毫升以上，以增加尿量，促进细菌、毒素及炎性分泌物迅速排出。

②磺胺类、氨基甙类抗生素在碱性尿中抗菌作用增强，可多食用一些碱性食物或碳酸氢钠（小苏打）。碱性食品有裙带菜、海带、蘑菇、菠菜、大豆、栗子、香蕉、油菜、胡萝卜、土豆、萝卜、果汁、牛奶、豆腐，以及茶和咖啡。

③四环素族、呋喃妥因等药物在酸性尿中抗菌作用增强，可食用酸性食物或口服大量维生素 C，使尿液酸化。酸性食品有鱿鱼、鱼松、鸡肉、鲤鱼、肉类、紫菜、花生、大米、面粉等。

④提供丰富的营养，包括充分的热量、数量充足的优质蛋白质和维生素 A、维生素 B_1、维生素 B_2、维生素 C 等的供给。

⑤饮食宜清淡、易消化。

2. 日常食谱举例

早餐：金丝卷（面粉 50 克、鸡蛋 10 克），小米面粥（小米面 50 克），雪里蕻烧豆腐（豆腐100克、雪里蕻50克）。

加餐：橘汁饮料200毫升。

午餐：大米饭（大米150克），素炒豆芽菜（绿豆芽100克），土豆烧牛肉（牛肉100克、土豆50克），紫菜汤（紫菜10克、小白菜叶20克）。

加餐：豆浆晶50克，配成200毫升饮料。

晚餐：包子（面粉100克、猪瘦肉30克、大白菜100克），拌西红柿（西红柿100克、糖10克），菠菜豆腐汤（菠菜50克、豆腐50克）。

全日烹调用油20克，热能9030千焦（2150千卡）左右。

3. 七个有效食疗方

①鲜荠菜250克，生甘草10克，加水煮汤喝。适用于小便灼痛者。

②甘蔗500克，去皮绞汁；生藕500克，切碎绞汁，两者混合饮汁。每日1次。可利尿通淋，适用于尿频、尿急者。

③马兰头500克，洗净切碎，加盐、味精、麻油，拌匀后生食用。适用于湿热下注者。

④绿豆芽250克，洗净后入锅加调料炒熟后食用。可清热利尿，适用于热淋患者。

⑤大麦10克，加水1大碗煎汁，加姜汁少许及蜂蜜1匙，和匀后食用。适用于小便涩痛者。

⑥赤小豆50克，加水煮熟；鸡内金15克，捣成细末，混匀后食用。每日1次。适用于尿频、尿急者。

⑦银耳10克，用温水泡开，然后入锅，加水适量煮至烂熟，放入冰糖20克，待溶化即可服用。适用于久病虚损。

老年性阴道炎的食疗方略

进入老年期以后，约1/3女性会发生老年性阴道炎，症状表现为自觉外阴部位瘙痒，阴道有灼热感，下腹坠胀不适，白带增多，且多为黄水样，感染时可呈脓性，有臭味。如果黏膜有轻度溃疡，分泌物可为血性，有的可有点滴出血。如果炎症波及尿道口周围黏膜，可出现尿频、尿痛等症状。

老年性阴道炎的发生，大多是因雌激素缺乏和内分泌失调引起的菌群失调，所以，除了在急性发作期必须用相应的抗生素进行治疗以外，在炎症消失后，从饮食上防治可能效果更好。

1. 饮食防治方略

①老年性阴道炎在中医学中属于湿热证，所以患者饮食宜清淡，可以食用一些具有清热祛湿或健脾利湿作用的饮食，如赤小豆粥、薏米粥、冬瓜汤等，禁食过咸或辛辣食品。

②多食富含雌激素的食物，如大豆。

③多食复合碳水化合物，如全谷类、全麦、糙米和蔬菜等，这些食物消化比较慢，不可能促进酵母菌的成长。

④ 多食富含抗氧化剂的食物，利于抗感染，如葡萄、柿子椒、苦瓜、西红柿、芥末和花椰菜等食物以及姜黄和银杏等草药中均含有生物类黄酮、西红柿红素、多酚类和花色素等，具有非常强的抗氧化作用。

⑤多食富含维生素 A、维生素 C、维生素 E 以及微量元素锌、铁、镁、铜和硒等的食物，可有效增强机体免疫力。

⑥多食含有丰富的活性嗜酸乳杆菌的酸奶，如双歧杆菌的酸奶、大豆低聚糖等，具有促使体内有益菌繁殖与生长、抑制有害菌生存的作用。

⑦可将肉桂和蒜汁作为主要调料，能对抗感染，杀死造成尿道感染的白色念珠菌。

⑧尽量避免摄取富含单糖的食物和高量酵母食物，因为白色念珠菌靠单糖而繁衍。诸如酒精饮料、蔗糖、糖蜜、甜菜、花生、乳酪、水果干以及土豆、玉米、红薯等含糖较高的食物都应远离。

2. 三个有效食疗方

①山萸肉 10 克，山药、薏米各适量，共煮粥。每日 1 ~ 2 次，连服 2 周。

②把炒锅置于武火上倒入生油烧热，倒入洗净的淡菜 60 克速炒片刻，再加水 2 碗煮沸，然后倒入洗净切好的韭菜 120 克和料酒适量，略煮 1 ~ 2 沸即可。每日 1 剂，1 次服完，5 ~ 7 日为 1 疗程。

③莲子 60 克去皮、心；薏米 60 克洗净；蚌肉 120 克切成薄片，共入砂锅，加水 750 毫升，文火煮 1 小时即可。连服 7 ~ 10 日可以见效。

缺铁性贫血的营养法则

老年人缺铁性贫血，常因胃切除术后或长期腹泻造成的铁吸收不良，或者因痔出血、溃疡病出血等慢性失血所引起，最常见的症状有面色苍白、倦怠乏力、头晕、耳鸣、眼花、心悸、心率加快、活动后气促等，严重患者可伴口腔炎、舌炎、匙状甲等。

1. 营养法则

①蛋白质是合成血红蛋白的原料，应注意膳食补充，每日数量以 80 克左右为宜，可选用动物肝脏、瘦肉类、蛋、奶及豆制品等优质蛋白质食物。

②适量摄入脂肪，每日以 50 克左右为宜，不可摄入过多，否则会使消化吸收功能降低及抑制造血功能。

③适量摄入碳水化合物，每日 400 克左右。

④提倡使用铁锅。进食含铁丰富的食物，如动物肝脏、肾、舌，鸭肫、乌贼、海

蚕、虾米、蛋黄等动物性食品，以及芝麻、海带、黑木耳、紫菜、香菇、黄豆、黑豆、腐竹、红腐乳、芹菜、荠菜、大枣、葵花子、核桃仁等植物性食品。

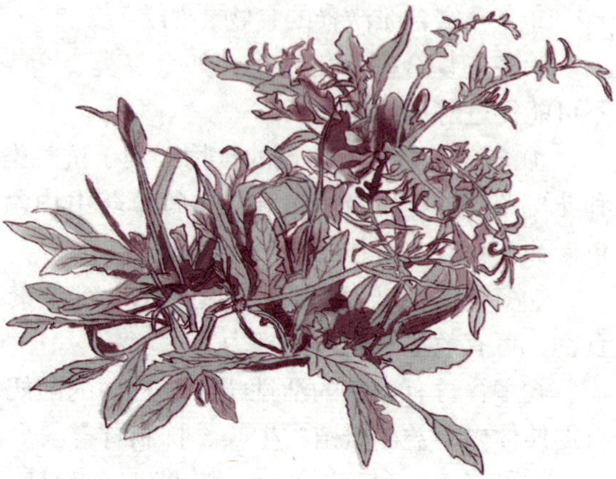

⑤多吃富含维生素C和B族维生素的食物，如新鲜绿叶蔬菜和水果，以促进肠道内铁的吸收。必要时可口服维生素C片剂。

⑥忌饮茶，尤其是忌饮浓茶，因茶中鞣酸可阻止铁的吸收。

⑦纠正不良的饮食习惯，如偏食、素食主义等。

2. 日常食谱举例

早餐：面包50克，小米稀饭（小米50克），五香鸡蛋（鸡蛋50克），小咸菜10克。

午餐：大米饭150克，氽丸子（牛肉50克、黄瓜50克），炒小白菜（小白菜100克、猪瘦肉30克）。

晚餐：大米饭100克，菠菜炒猪肝（猪肝100克、菠菜100克），木耳白菜片（木耳20克、白菜50克）。

全日烹调用油25克，热能7980千焦（1900千卡）左右。

3. 十个有效食疗方

①赤小豆15克，红糯米30克，煮粥，加红糖1匙。顿餐，每日1次。

②桂圆去壳12个，与红糯米煮粥，加红糖1匙。食法同上。

③红西红柿丁2匙，红糖1匙，加入红米粥内。食法同上。

④五香猪肝（或羊肝）50克切末，加入食醋、盐、味精等调味品，配食红米粥。

⑤瘦肉末1匙，嫩菠菜（带根）50克，一次放入沸红米粥内烫熟，加入盐、味精、麻油适量，拌匀食用。

⑥鸡蛋1个，打入沸红米粥内，成蛋花；瘦肉火腿末2匙，蒸熟后连汤倒在粥上，加盐、味精适量。顿餐，每日1次。

⑦菠菜50克，切碎放入沸红米粥内烫熟，加盐、味精、麻油适量。食法同上。

⑧黑木耳15克，红枣15颗，温水泡发洗净，放入小碗内，加水和冰糖适量，隔水蒸1小时，吃木耳、红枣（带皮），喝汤。

⑨猪心1个，除去血管，加糖、酱油、料酒烧熟，熟后切成片与红糯米粥同吃。

⑩老豇豆15克，红糯米15克，煮粥，加红糖1匙。食法同上。

改善痛风的食疗措施

痛风是因为血中尿酸过高引起的疾病。尿酸是体内嘌呤化合物分解代谢的终末产物，嘌呤代谢紊乱可导致尿酸生成过多。许多蛋白质食物中嘌呤成分含量较高，因此，食疗在痛风的治疗中与药物疗法同样重要。

1. 饮食选择

①勿食含嘌呤高的蛋白质食物，如各种动物包括禽类、鱼类、肉类熬的汤，特别是浓汤，及各种动物内脏、鱼卵等，都含丰富的嘌呤。植物性蛋白如大豆制品，各种鲜、干的食用菇，发酵制品，蔬菜中的菠菜、豌豆、扁豆等也含较多嘌呤，少食为好。瘦肉、鱼、虾、禽肉等嘌呤含量较低，在急性发作期应禁食，缓解期可少量食用。

②蛋类、奶类中不含嘌呤，可作为老年痛风病人蛋白质的主要来源。

③多喝水，每日饮 2000 毫升以上，有利于尿酸经尿排出。

④多食蔬菜、水果，这些食品的代谢产物是碱性的，尿酸易溶于碱性体液中可排出体外。

⑤烈酒、浓茶、浓咖啡等可诱发急性痛风，都应戒除，至多只能偶尔、少量饮用。

2. 日常食谱举例

早餐：精粉面包 50 克，大米稀饭（大米 50 克），五香茶蛋（鸡蛋 50 克），腌瓜丝（黄瓜 50 克）。

加餐：橘汁饮料 200 毫升。

午餐：大米饭（大米 100 克），卤豆腐（豆腐 100 克），炒西葫芦（西葫芦 100 克）。

加餐：苏打饼干 25 克，牛奶 200 毫升。

晚餐：糖包（面粉 70 克、红糖 20 克），炒小白菜（小白菜 100 克），紫菜蛋汤（紫菜 10 克、鸡蛋 30 克）。

全日烹调用油 20 克，热能 7098 千焦（1690 千卡）左右。

3. 五个有效食疗方

①红花 5 克，苏木 5 克，加水适量，煎 20 分钟，去渣取汁，加食糖适量调味。1 日分 3 次食前温服。适用于关节肿胀、皮下有结节者。

②木瓜 30 克，鲜车草 60 克（干车前草用 30 克），薏米 20 克，加水适量，煎煮 20 分钟，去渣取汁。不拘时，当茶饮。适用于关节肿痛、小便黄热者。

③薏米 15 克，配大米 30 克，加水适量煮粥。早晚各服 1 次，10 日为一疗程。适用于血尿酸高而无明显症状者。

④板栗（蒸熟风干），每日空心服 5 ~ 10 颗，10 日为一疗程。适用于血尿酸高而腰膝无力者。

⑤慈姑，不拘量，可以做菜佐餐。

老年便秘的饮食疗法

老年人便秘十分常见，虽非重病，但常引起患者痛苦。通过饮食调理，常可改善症状。

1. 饮食疗法的措施

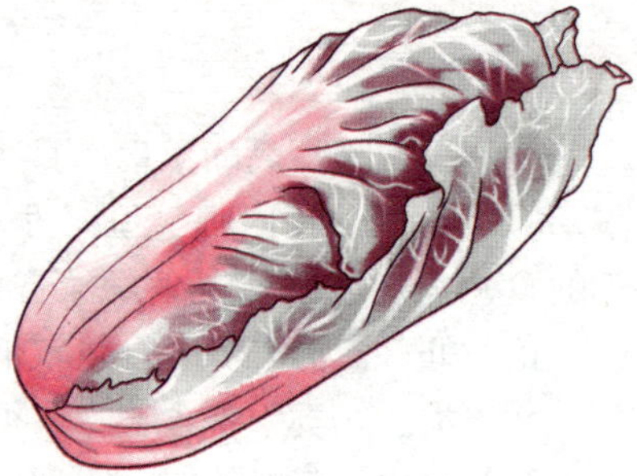

①常进多渣饮食，含渣量高即含膳食纤维量多的食物。膳食纤维在肠道内不能被消化吸收，但可吸收多量水分使大便容量显著增加，从而刺激肠道蠕动，将粪便向下推送，引起便意，帮助排便。多渣食物有芹菜、韭菜、豆芽、竹笋、大白菜、卷心菜、红薯等。

②多喝水。膳食纤维水解和膨胀需要水分，凉开水有刺激结肠蠕动的作用，每日定时如厕前 10 ~ 20 分钟喝一大杯凉开水，可引起便意。

③适当增加脂肪摄入量。

④少食辛香类及刺激性食品。

⑤浓茶及苹果等含鞣酸较多有收敛作用，可致便秘，尽量不食。

⑥蜂蜜、香蕉等有通便作用，可常食。

2. 日常食谱举例

（1）痉挛性、梗阻性便秘食谱：低纤维膳食。

早餐：馒头（面粉 100 克），煎鸡蛋（鸡蛋 50 克），什锦小咸菜，豆浆 250 毫升（加糖 5 克）。

午餐：大米饭（大米 100 克），滑熘豆腐（豆腐 200 克），土豆肉片（土豆 100 克、猪瘦肉 20 克），西红柿蛋汤（西红柿 30 克、鸡蛋 50 克）。

晚餐：葱油饼（面粉 100 克），大米粥（大米 50 克），虾仁冬瓜（冬瓜 100 克、虾仁 10 克），冬菇烧面筋（冬菇 20 克、冬笋 20 克、面筋 50 克）。

全日烹调用油 40 克，热能 9576 千焦（2280 千卡）左右。

（2）无力性便秘食谱：高纤维膳食。

早餐：花卷（面粉 50 克），麦麸饼干 25 克，小米粥（小米 50 克），煮茶蛋（鸡蛋 50 克），炝芹菜（芹菜 50 克、糖 5 克）。

午餐：大米饭（大米 150 克），炒黄豆芽（黄豆芽 100 克、猪瘦肉 10 克），洋葱肉片（洋葱 100 克、牛肉 30 克），紫菜汤（紫菜 10 克、小白菜 30 克）。

晚餐：馅饼（面粉 100 克、猪瘦肉 30 克），豆角炖肉（豆角 100 克、肥瘦肉 30 克），排骨萝卜汤（排骨 50 克、萝卜 100 克）。

全日烹调用油 30 克，热能约 9324 千焦（2220 千卡）左右。

3. 五个有效食疗方

（1）花粉决明子粥：天花粉 30 克、决明子 30 克，加水适量，煎煮 20 分钟后，去渣取汁，入大米 60 克煮成粥，加红糖适量即成。早晚分服。

（2）槟榔粥：槟榔 15 ~ 30 克，加水适量，煎煮 20 分钟后，去渣取汁，入大米 60 克煮成粥。早晚分服。

（3）黄芪粥：黄芪 30 克，加水适量，煎煮 40 分钟后，去渣取汁，入大米 60 克煮成粥。早晚分服。

（4）芝麻黄芪蜂蜜糊：将黑芝麻 60 克研成糊状，煮熟后调入适量蜂蜜；黄芪 30 克煎水，去渣取汁冲入。早晚分服。

（5）猪血菠菜汤：取猪血 500 克，切成片块；菠菜 500 克，洗净切断，共煮汤调味食用。每日或隔日 1 次。

冠心病的饮食要点

冠心病是冠状动脉粥样硬化性心脏病的简称，是老年人最常见的疾病之一。冠心病的主要临床表现是心肌缺血缺氧而导致的心绞痛、心律失常，严重者可发生心肌梗死，使心肌大面积坏死，危及生命。而注重合理营养是防治冠心病的重要措施之一。

1. 冠心病的饮食要点

①控制主食及脂肪摄入量，要点同高血压病。

②严格控制碳水化合物摄入总量，尤其是控制食糖摄入量，一般以不超过总热量的 10% 为宜。

③多选用豆类及豆制品，既可保证优质蛋白质供给，又能提供必需脂肪酸，避免动物性食品饱和脂肪酸和胆固醇的过多摄入，而且黄豆等还含卵磷脂及无机盐，对防治冠心病有利。

④适当增加海产品，如海带、紫菜、海蜇等，以便为机体提供丰富的碘。

⑤多选用水产鱼类，其蛋白质易消化吸收，与畜肉类食品相比更适合老年人特点，对防治冠心病有利。

⑥尽量少用动物肝、脑、肾，鱼子，墨斗鱼，松花蛋等含胆固醇高的食物以及含饱和脂肪酸高的食品，如肥肉、动物油脂、黄油、奶油等。

⑦保证新鲜蔬菜、水果供给，以提供维生素 C、B 族维生素和适量膳食纤维。

⑧可多选用冬瓜、萝卜、蜂蜜、山楂等食品。

⑨少量多餐，切忌暴饮暴食，晚餐也不宜吃得过饱，否则易诱发急性心肌梗死。

⑩禁饮烈性酒。酒精能使心率加快，加重心肌缺氧。

2. 日常食谱举例

早餐： 花卷（面粉 50 克、黄豆粉 20 克），玉米面糊粥（玉米面 30 克），炝芹菜（芹菜 50 克、花生仁 20 克），茶蛋 1 个（鸡蛋 60 克）。

午餐： 大米饭（大米 100 克），肉丝面（面条 50 克、猪瘦肉 10 克、木耳 10 克），西红柿炒鸡蛋（西红柿 150 克、鸡蛋 50 克），红烧鲢鱼（白鲢 100 克）。

晚餐： 千层饼（面粉 50 克），绿豆稀饭（大米 30 克、绿豆 20 克），炒油菜（油菜 150 克），五香豆腐丝（干豆腐 100 克）。

全日烹调用油 15 克，热能 8274 千焦（1997 千卡）左右。

3. 八个有效食疗方

①芹菜根 5 个，红枣 10 颗，水煎服，食枣饮汤。每日 2 次。

②红山楂 5 个，去核切碎，用蜂蜜 1 匙调匀，加在玉米面粥中服食。每日 1 ~ 2 次。

③水发海带 25 克，与粳米同煮粥，加盐、味精、麻油适量，调味服食。每日早晚服食。

④将鲜葛根切片磨碎，加水搅拌，沉淀取粉。以葛根粉 30 克、粳米 100 克煮粥。每日早晚服食。

⑤玉米粉 50 克用冷水调和，煮成玉米粥，粥成后加入蜂蜜 1 匙服食。每日 2 次。

⑥荷叶、山楂叶各适量，水煎或开水冲浸。代茶随饮或每日 3 次。

⑦菊花、生山楂各 15 ~ 20 克，水煎或开水冲浸。每日 1 剂，代茶饮用。

⑧柠檬 1 个，切成片，用蜂蜜 3 匙渍透。每次 5 片，加入玉米面粥内服食。每日 2 次。

糖尿病营养治疗方案

糖尿病是老年人常见的一种内分泌代谢性疾病。糖尿病早期可无症状，仅可见尿糖增多或空腹血糖稍高及糖耐量下降；症状期糖尿病病人临床上可有“三多一少”症状，即多饮、多食、多尿，而体重减少，可伴乏力、消瘦、皮肤瘙痒、四肢酸痛、性机能减退、便秘等症，易并发急性感染、肺结核、动脉硬化、视网膜及肾脏微血管病变及神经系统病变，严重者可发生酮症性酸中毒及昏迷。

营养治疗对于纠正糖尿病病人代谢紊乱、消除症状、预防并发症发生以及减少病死率、延长寿命，有重要意义。

1. 营养方案

①含胆固醇低的优质蛋白质食物可供选食，如奶类、蛋类、豆制品、鱼、瘦肉类等食品，而动物肝及其他内脏应限制食用。

②米、面、薯类、粉条等含淀粉高的食物在总热能比不提高的情况下可任意选食。但忌食白糖、巧克力、蜂蜜、蜜饯、糖浆、水果糖、含糖饮料、甜糕点等食品。烹调及食品加工时使用低热能的糖精、甜菊甙等甜味剂代替糖类。

③增加膳食纤维摄入，除粗粮、含纤维高的蔬菜、水果外，还可摄入豆胶、果胶、麦麸、藻胶、魔芋等食品。

④保证新鲜蔬菜、水果供应，但对含糖量较高的蔬菜及水果应加以限制，如甘蔗、鲜枣、山楂、柿饼、红菜头、鲜黄花菜等。

⑤餐次分配，属胰岛素依赖型病情稳定的，早、午、晚餐及睡前加餐，按2/7、2/7、2/7及1/7比例分配热能；而病情不稳定的，早餐、加餐、午餐、加餐、晚餐、睡前加餐，按2/10、1/10、2/10、1/10、3/10、1/10比例分配热能。非胰岛素依赖型病人可按早、午、晚餐2/7、2/7、3/7或1/5、2/5、2/5或1/3、1/3、1/3的比例分配热能。

⑥糖尿病病人在食用规定食物后仍觉饥饿时，可采取以下办法：

煮3次菜：用含糖量在3%以下的蔬菜，如芹菜、西葫芦、冬瓜、韭菜、油菜等，经炖煮后弃去汤汁，然后加水再煮，重复3次，食用后可有饱腹感，但热量很低。

去油肉汤：肉汤或鸡汤冷却后将汤上面凝结的油皮去掉，然后再烧再冷却、去油皮，可供充饥。

洋粉冻：洋粉即琼脂，可用1克洋粉加水400克煮开至洋粉全部溶化后，加入少许低热能甜味剂，冷却成冻后用以充饥。

2. 日常食谱举例

早餐：豆沙包（面粉50克、赤小豆25克），咸鸭蛋40克，牛奶250克。

午餐：大米饭（大米100克），肉丝炒芹菜（芹菜100克、瘦肉30克），拌茄泥（茄子100克、香菜10克、大蒜20克）。

晚餐：千层饼（面粉100克），滑熘豆腐（豆腐100克、淀粉10克），西红柿蛋汤（西红柿100克、鸡蛋50克）。

全日烹调用油15克，热能6342千焦（1510千卡）左右。

3. 十五个有效食疗方

①大萝卜5个，煮熟捣取汁，用粳米150克，同水共煮粥食用。

②冬瓜100克，鲜红薯叶50克，同切碎加水炖熟服，每日1剂；或干红薯藤适量水煎服。

③猪胰1具，用瓦锅加适量清水煮，再入山药60克和干地黄30克同煎。饮汤吃肉，佐餐亦可，连续用。

④黄芪30克，煮汁300毫升，加入山药粉60克搅拌成粥。每日1～2次。

⑤枸杞子15克，兔肉250克，加水适量，文火炖烂熟后，加盐调味，饮汤食肉。每日1次。

⑥猪胰1具，加薏米50克或黄芪100克，水煎服食，每日1剂，连用10日。

⑦大田螺10～20个，养于清水盆中，漂去泥沙，取出田螺肉加料酒半小杯，拌和，

再以清水炖熟，饮汤。每日1次。

⑧猪肚1具洗净，煮至烂，入葱、豉调味，切片。空腹渐次食用，渴即饮汤。

⑨猪胰1个，海参1个泡发切片，同炖，熟烂后将鸡蛋1个去壳放入，加酱油调味。每日1次。

⑩活鲫鱼500克，去肠杂洗净；再将绿茶10克塞鱼腹内，置盘中上锅蒸熟。不加盐食用，每日1次。

⑪枸杞15克，适量猪肝切片，一起用文火炖，饮汤食肝。每日2次。

⑫小米粉25克、麦麸50克，加适量盐、葱花、香油、五香粉，用水和匀，做成小饼，烙熟食用。

⑬绿豆250克，加水适量，煮烂熟频饮。

⑭南瓜1000克切块，加水适量，煮汤熟后随饭饮用。

⑮苦瓜250克，洗净切块，烧、炒时加食油、酱油、盐适量，随饭食用。

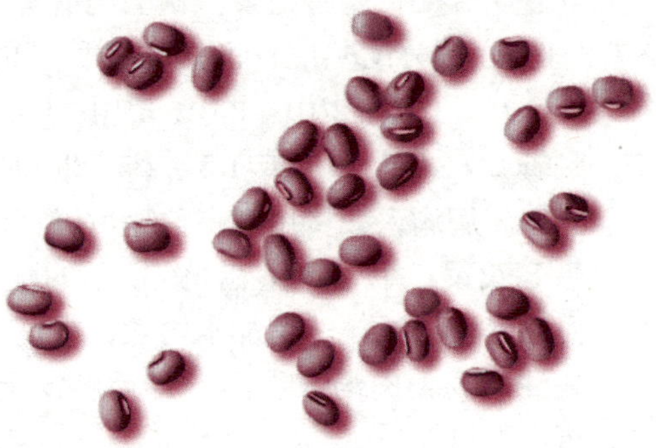

高血压病的营养要领

高血压病是老年人常见疾病之一，一般50岁以上的人，其收缩压超过20千帕、舒张压超过12千帕就属于高血压。临床表现，初期主要是头痛头晕、记忆力减退、失眠、健忘、心悸、乏力等症状，并在工作紧张或用脑过度时，症状加重；晚期病人可发生心、脑、肾和视网膜的小动脉硬化和痉挛，可产生组织病理改变。

1. 防治高血压的营养控制

①要控制热能和体重，须控制主食及脂肪摄入量，食物脂肪的热能比应控制在25%左右，最高不应超过30%。食用油宜多选用豆油、花生油、葵花子油等植物油，其他食物也宜选用低饱和脂肪酸、低胆固醇的食物，如全谷食物、鱼、禽、瘦肉及低脂乳等。少吃肥肉及各种动物性油脂，控制动物脑、鱼子等高胆固醇食物。尽量少用或不用糖果点心、甜饮料、油炸食品等高热能食品。

②减少烹调用盐量，尽量少吃酱菜类等盐腌食品。凡有轻度高血压或有高血压病家族史的，其盐摄入量最好控制在每日5克以下，对血压较高或合并心衰者摄盐量应更严格限制，每日用盐量以1～2克为宜。

③多吃一些富含维生素C的食物，如蔬菜、水果，尤其是深色蔬菜。维生素C具有保护动脉血管内皮细胞免遭体内有害物质损害的作用。

④适当增加海产品摄入，如海带、紫菜、海产鱼类等。

⑤每日膳食摄入钙 800 ~ 1000 毫克，可防止血压升高。

2. 日常食谱举例

早餐：大米粥（大米 50 克），蒸糕（面粉 40 克、玉米面 10 克、白糖 5 克），腐乳 1 块，海米拌菠菜（海米 10 克、菠菜 100 克）。

加餐：水果 200 克。

午餐：大米饭（大米 150 克），肉丝炒芹菜（猪瘦肉 50 克、芹菜 100 克），海带豆腐汤（豆腐 200 克、海带 50 克）。

晚餐：小米粥（小米 50 克），豆包（面粉 50 克、赤小豆 20 克、白糖 5 克），清蒸带鱼（带鱼 100 克），炒小白菜（小白菜 200 克）。

全日烹调用油 20 克，热能大约为 8400 千焦（2000 千卡）。

3. 十五个有效食疗方

①芹菜 500 克水煎，加白糖适量代茶饮；或芹菜 250 克，红枣 10 颗，水煎代茶饮。

②山楂 30 ~ 40 克，入砂锅煎取浓汁，去渣，然后加入粳米 100 克、砂糖 10 克煮粥。每日服 2 次，可作上、下午加餐用，不宜空腹服，7 ~ 10 日为一疗程。

③桃仁 10 ~ 15 克，捣烂如泥，加水研汁去渣，同粳米 50 ~ 100 克煮为稀粥。每日服 1 次，7 ~ 10 日为一疗程。

④莲子 15 克，糯米 30 克，红糖适量，同入砂锅内煎煮，煮沸后即改用文火，煮至黏稠为度。每日早晚空腹服。

⑤新鲜荷叶 1 张，洗净煎汤，再用荷叶汤同粳米 100 克、少许冰糖煮粥。早晚餐温热食。

⑥海带 100 克，切碎，与绿豆 100 克、大米适量同煮成粥。可长期当晚餐食用。

⑦生花生米浸泡醋中，5 日后食用，每天早上吃 10 ~ 15 粒。

⑧糖、醋浸泡 1 个月以上的蒜瓣若干，每天吃 6 瓣蒜，并饮其糖醋汁 20 毫升。连服 1 个月。

⑨水发海参 50 克，炖烂后加入冰糖，再炖片刻。早饭前空腹 1 次食。

⑩海带 20 克，草决明 10 克，加水 2 碗，煎至 1 碗，去渣饮汤。每日 2 次。

⑪煮熟的黄豆浸于食醋中，2 ~ 3 日后食用。每次 10 ~ 15 粒，每日 3 次。

⑫青萝卜切碎榨汁。每次饮用 30 毫升，每日 2 次，连服 10 日为一疗程。

⑬罗布麻叶 6 克，山楂 15 克，五味子 5 克，冰糖适量，开水冲泡代茶饮。

⑭何首乌 60 克，加水煎浓汁，去渣后加粳米 100 克、大枣 3 ~ 5 颗、冰糖适量，同煮为粥。早晚食用。

⑮淡菜、荠菜或芹菜各 10 ~ 30 克，每日煮汤喝。15 日为一疗程。

高脂血症的膳食防治

高脂血症指血中胆固醇或甘油三酯升高，或者胆固醇、甘油三酯均升高。膳食防治对于减缓高脂血症发展、减少动脉粥样硬化的发生有积极作用。

1. 膳食调配

①节制主食。体重超重或肥胖者尤应注意节制。忌食纯糖食品及甜食。

②多食用鱼类（尤其是海产鱼类）、大豆及豆制品、禽肉、瘦肉等，能提供优质蛋白质而饱和脂肪酸、胆固醇较低的食物。

③控制动物肝脏及其他内脏的摄入量，对动物脑、蟹黄、鱼子等要严格限制。

④用植物油烹调，尽量减少动物油脂摄入。

⑤多食用蔬菜、水果、粗粮等，保证适量膳食纤维、维生素、无机盐的摄入。尤应多食用富含尼克酸和维生素 C、维生素 E、维生素 B_6 的食品。

⑥以下食品具降血脂作用：

大蒜：可升高血液中高密度脂蛋白，对防止动脉硬化有利。

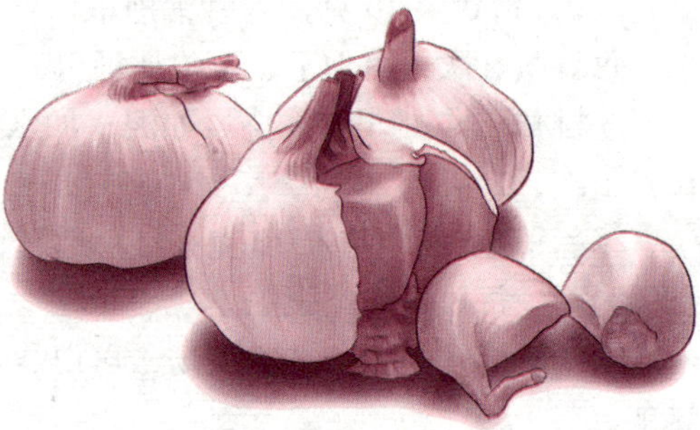

茄子：在肠道内的分解产物，可与过多的胆固醇结合，使之排出体外。

香菇及木耳：能降血胆固醇和甘油三酯。

洋葱及海带：可使动脉脂质沉着减少。

大豆：每天吃 115 克豆类，血胆固醇可降低 20%，特别是与动脉粥样硬化形成有关的低密度脂蛋白降低明显。

茶叶：能降血脂。

鱼类：含大量高级不饱和脂肪酸，对降血胆固醇有利。

植物油：含有人体必需的不饱和脂肪酸，能降血胆固醇，尤以芝麻油、玉米油、花生油等为佳。

其他食物：如山楂、芹菜、冬瓜、粗燕麦、苹果等，均有不同程度的降血脂作用。

2. 日常食谱举例

早餐：馒头（面粉 100 克），牛奶 250 克（加糖 5 克），拌瓜丝（黄瓜 50 克、豆腐干 20 克）。

午餐：大米饭（大米 100 克），馄饨（面粉 50 克、猪瘦肉 20 克），炒葱头（葱头 100 克、猪瘦肉 10 克），菠菜粉丝（菠菜 100 克、粉丝 10 克），熘豆腐（豆腐 100 克）。

晚餐：包子（面粉 100 克、羊肉 30 克、胡萝卜 100 克），苞米粥（玉米 30 克），炒小白菜（小白菜 100 克），什锦小菜（胡萝卜 20 克、芹菜 20 克、青萝卜 20 克、卷心菜 20 克）。

餐后水果 200 克。

全日烹调用油 20 克，热能大约为 9030 千焦（2150 千卡）。

3. 五个有效食疗方

①鲫鱼 1 条（重约 200 克），将鲫鱼去鳞及内脏，加葱、姜、料酒同赤小豆 60 克、蒜一起文火炖熟，食鱼喝汤。

②山楂 15 克，荷叶 12 克，煎水代茶饮。

③黑芝麻 60 克，桑葚 60 克，大米 50 克，洗净后一同放入砂盘中捣碎，再放入砂锅内加清水 3 碗，煮成糊状后，加入白糖即可食用。每日 2 次。

④大蒜榨汁，单味饮服，或加奶油适量调匀后一起服下；也可用大蒜油制成胶丸，饭后服用，每次 3 粒，每日 3 次，1 个月为一疗程。

⑤取绿豆 21 粒，胡椒 4 粒，同研末，用开水 1 次调服。

脂肪肝的膳食控制

脂肪肝是指肝脏内中性脂肪过度蓄积所引起的肝病。早期和轻度的脂肪肝，患者可无明显症状，而且肝细胞的脂肪化经适当治疗和饮食控制可恢复正常。但严重的脂肪肝若持续时间长，则肝功能会受到严重影响，肝组织也会发生纤维化，最终导致肝硬变。

1. 膳食控制

①按标准体重计算，每千克体重每天可给脂肪 0.5 ~ 0.8 克，宜选用植物油或含长链不饱和脂肪酸的食物，如鱼类等，少吃或不吃煎炸等油类含量高的食品。

②碳水化合物每天每千克体重可给 2 ~ 4 克，控制食糖、各种甜食及高热能食物，如含糖量高的蔬菜、水果、胡萝卜、土豆、芋头、山药、粉条、巧克力、甜点心等。

③高蛋白饮食，每天每千克体重可给 1.2 ~ 1.5 克，优质蛋白质应占适当比例，例如豆腐、腐竹等豆制品，瘦肉、鱼、虾、脱脂奶等。高蛋白可保护肝细胞，并能促进肝细胞的修复与再生。

④保证新鲜蔬菜，尤其是绿叶蔬菜供应，以满足机体对维生素的需要。

⑤限制食盐，每天以 6 克为宜。

⑥适量饮水，以促进机体代谢及代谢废物的排泄。

⑦多吃含有甲硫氨基酸丰富的食物，如小米、莜麦面、芝麻、油菜、菠菜、菜花、甜菜头、海米、干贝、淡菜等食品，可促进体内磷脂合成，协助肝细胞内脂肪的转变。

⑧忌辛辣和刺激性食物，如洋葱、蒜、姜、辣椒、

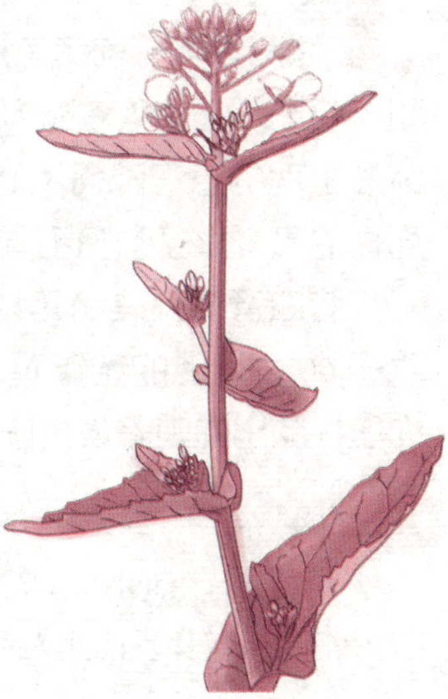

胡椒、咖喱和酒类等。

⑨少用肉汤、鸡汤、鱼汤等含氮浸出物高的食物。

2. 日常食谱举例

早餐：馒头（面粉 50 克），稀饭（大米 50 克），红腐乳 10 克，小咸菜 10 克。

午餐：大米饭 100 克，韭菜炒鸡蛋（韭菜 100 克、鸡蛋 50 克），菠菜牛肉丝（菠菜 100 克、牛肉 50 克），西红柿鸡蛋汤（西红柿 50 克、鸡蛋 20 克）。

晚餐：莜麦面饼（莜麦面 50 克），小米粥（小米 50 克），菜花炖肉（菜花 100 克、猪肉 50 克），腐竹炒芹菜（腐竹 50 克、芹菜 100 克）。

全日烹调用油 15 克，热能 6972 千焦（1660 千卡）左右。

3. 五个有效食疗方

①取生山楂 30 克，每日煎水代茶饮；或饮用山楂冲剂，每次 1 包，每日 3 次。

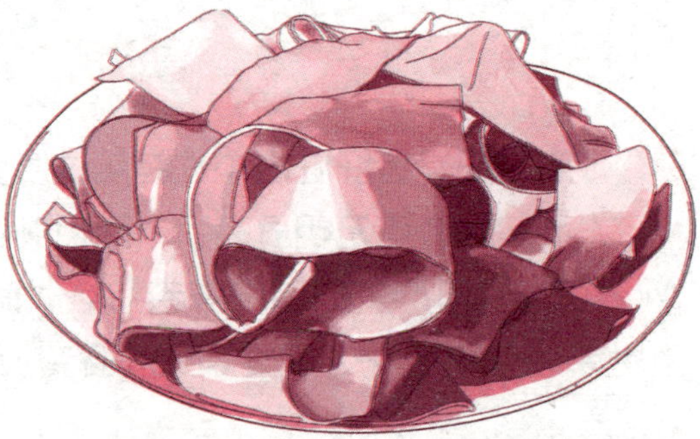

②用兔肉 100 克，佐以麻油 10 克煮食。每日 1 次。

③取大张鲜荷叶切细，加首乌 15 克，水煎后取汁 200 毫升，再与粳米 50 克加少许冰糖，煮粥食用。每日 1 次。

④以海带煮豆腐或蘑菇煮豆腐为副食。每日 1 次。

⑤红枣 10 颗，芹菜 30 克，煎汤饮用。每日 1 次。

脑血管意外的饮食调养

脑血管意外，又叫脑卒中，中医称之为“中风”，可分为缺血性和出血性两大类：前者有短暂性脑缺血发作、动脉硬化性脑梗塞、脑血栓形成和脑栓塞；后者有高血压动脉硬化性脑出血和蛛网膜下腔出血。临床表现以突然出现的意识障碍和肢体瘫痪最为常见，死亡率相当高，经及时抢救幸免死亡的患者大多留有不同程度的后遗症。

脑血管意外是老年人的常见病、多发病，其中动脉硬化性脑梗塞大多发生于 60 岁以上的老年人，尤其是患有高血压或动脉粥样硬化的老年人；而高血压性脑出血则多发生于 50 岁左右的高血压患者。

1. 饮食调养

发病前及恢复期病人的饮食需注意：

中等身高、体重的病人可按每日 8400 千焦（2000 千卡）热量摄入。

碳水化合物的供给应保持适量的淀粉，作为主要热能来源。而蔗糖及其他单、双糖类每日以不超过 150 克为宜，过多易刺激胃酸分泌，导致胃肠胀气，且长期摄入不易保证维生素、无机盐等供给。

保持动、植物蛋白的适当比例，一般以病人平时饮食习惯为依据。

注意补充植物油，以防必需脂肪酸缺乏。可每日补充植物油 10 ~ 20 克。

每日进餐次数及数量应根据病情而定，一般每次可喂 200 ~ 500 毫升，每日 4 ~ 8 次。

食物温度以 37 ~ 42℃为宜，过冷或过热食物均可致病人不适，或因刺激胃肠蠕动，发生腹泻。

食物内容可包括：以豆浆、牛奶、鸡蛋、糖等为主配制的混合奶；将多种普通饭菜用组织粉碎机搅成粥状的匀浆膳，可选用软米饭、馒头、稠粥、牛奶、豆浆、熟肉、熟肝、煮蛋、豆腐、煮菜、煮水果、植物油、糖、盐等制备；也可用要素膳。

急性期病人多伴有昏迷等意识障碍，不能正常进食，一般在发病 24 小时后可开始鼻饲流质软食，即通过鼻腔下到胃内的管道给病人喂食，可用牛奶、豆浆、浓米汤、稀藕粉、冲稀的炒面、代乳粉、奶粉、麦乳精、蛋粉、鱼粉、肉粉、肉汤、鸡汤、蔗糖、麦芽糖、熟植物油、菜汁、果汁等配制而成。

2. 日常食谱举例

（1）管饲混合奶：可用混合奶 1500 毫升、米汤 500 毫升、菜汁 500 毫升、混合粉 100 克配制而成，分 5 次食用，每次量为 500 毫升。全日可供热能 8400 千焦（2000 千卡）。

混合奶：由牛奶 500 毫升、1 个鸡蛋黄、1 匙油（约 10 克）、1 药杯糖（约 15 克）、1 克盐组成。

混合粉：将面粉 100 克、豆粉 10 克混合炒黄过筛，加入熟植物油 10 克。

菜汁：将蔬菜切碎煮汤加盐，经过滤而成，能补充无机盐和维生素。

（2）匀浆膳：用软大米饭 50 克、煮鸡蛋 50 克、煮猪肝 50 克、豆腐 50 克、胡萝卜 100 克、牛奶 400 毫升、熟植物油 10 克、白糖 60 克、盐 2 克，加水 300 毫升，搅成粥状匀浆。每 1000 毫升匀浆液中含蛋白质 40 克左右，热量 4200 千焦（1000 千卡）左右。

3. 六个有效食疗方

①乌龟 3 只（拳头大小），取血，加清水及冰糖适量，碗装，放锅中隔水蒸熟食。每日 1 次，7 次为一疗程。

②冬麻子 50 克，炒熟去皮研碎；薄荷叶、荆芥穗各 50 克，加水入砂锅煮，去渣取汁，入麻子仁、小米 150 克同煮粥。每日空腹食 1 次。

③荆芥穗、薄荷叶各 50 克，豆豉 150 克，同煮，去渣取汁，入白粟米 150 克煮成粥。每日空腹食 1 次。

④黄芪 50 克，南蛇肉（蟒蛇、蚺蛇）200 克，姜 3 片，油、盐、水各适量煲汤，饮汤食蛇肉。每日 1 次。

⑤葛粉 250 克，捣碎成细粉末；荆芥穗 50 克，淡豆豉 150 克，用水煮 6 ~ 7 沸，去渣取汁，再将葛粉做面条放入汁中煮熟。每日空腹食 1 次。

⑥乌豆 100 克，独活 15 ~ 20 克，加清水 3 ~ 4 碗，煎成 1 碗，去渣取汁。每日加米酒温服 1 ~ 2 次。

瘫痪的膳食护理

由脑外伤、脑溢血、脑血栓等中枢神经系统疾病所致的瘫痪，多为一侧肢体，俗称半身不遂，病人往往伴有语言障碍、吞咽困难等症状；由脊髓横断损伤引起的瘫痪，表现为两下肢活动障碍，一般称之为截瘫，常伴有大小便失控；周期性麻痹引起的瘫痪，表现为四肢肌肉不能活动，有时还可伴呼吸肌麻痹。

瘫痪是老年人的常见病症，病人多数生活上不能自理、精神上比较痛苦，在生活和饮食上需要得到亲人的更多照料和体贴。

1. 膳食照料原则

①应吃营养丰富和易于消化的食品，必须满足蛋白质、维生素、无机盐和总热能的供给。

②多饮水及常吃半流质食物，可预防便秘及泌尿系感染性疾病发生。瘫痪病人常有害怕尿多不便而尽量少饮水的心理，这对病人是不利的。病人清晨应饮 1 ~ 2 杯盐水。日常膳食也应有干有稀、有饭有汤，尤以常吃粥为宜。对少数不愿饮水者，可适当吃一些多汁的新鲜瓜果。

③注意膳食纤维供给，食物不可过于精细，以预防便秘的发生。

④忌浓茶、酒类、咖啡和辛辣刺激食物。

⑤脑中风病人应控制盐、胆固醇摄入，增加富含 B 族维生素的食品；而周期性麻痹病人则应多食含钾丰富的食品等。

2. 日常食谱举例

早餐：大枣粥（大米 100 克、大枣 20 克），炒鸡蛋（鸡蛋 50 克），小咸菜 10 克。

加餐：香蕉 160 克。

午餐：大米饭（大米 50 克），肉丝面（挂面 50 克、精瘦肉 20 克），肉末豆腐（豆腐 100 克、牛肉末 20 克），炒绿豆芽（绿豆芽 100 克）。

加餐：橘汁 200 毫升。

晚餐：发面饼（面粉 50 克），小米粥（小米 50 克），肉丝炒芹菜（芹菜 100 克、猪肉 30 克）。

全日烹调用油 25 克，热能 7489 千焦（1783 千卡）左右。

肿瘤化疗的饮食疗养

“化疗”是指肿瘤治疗中的化学药物治疗，它是目前治疗恶性肿瘤的有效手段之一。由于在化疗过程中大量使用化学药物，使患者出现恶心、呕吐、厌食、乏力、头晕、血红细胞下降、脱发等症状，严重的可影响心、肝、肾等器官。

为减轻化疗药物所产生的毒副作用，使化疗顺利进行，除需在医生指导下合理用药外，还应合理调配膳食，补充足够营养，以提高机体免疫力，提高人体对抗癌药物副作用的耐受力，以期达到最佳治疗效果。

1. 饮食治疗原则

①根据患者病情、食欲、饮食习惯、病人消化吸收能力制订食谱，选用不同的饮食种类及食物，如流食、半流、软饭、普通饭。

②几乎所有化学药物对膳食摄入都有抑制作用，在这期间病人食欲极差，怕油腻，进食量很少，很难达到饮食要求。所以，要保证食物多样化，少食多餐，且食物易于消化。

③常有患者出现饮食嗜好，如想吃萝卜、玉米面粥、大蒜等，应满足其嗜好，以促进食欲，增加进食量。

④饮食的烹调方法应采用清蒸、凉拌，以清淡、爽口为主。

⑤有些蔬菜、水果，如西红柿、黄瓜、小水萝卜、大蒜、葱头、红果、橘子、苹果、香蕉、大枣等，对某些化疗药物的远期毒性有抵抗作用。因此，肿瘤病人每日食用蔬菜总量最好达 500 ~ 1000 克，各种水果总量至少达 500 克。

⑥多选用具有防癌、抗癌作用的食品，如香菇、萝卜、洋葱、菜花、圆白菜、芦笋、苦瓜、橙子、猕猴桃等。

⑦适量进食一些海带、海藻、海蜇等海产品，因这些食品既可以软坚散结，又有一定的抗癌作用。

⑧水分化疗时，病人体内存有大量肿瘤代谢毒素，为使这些代谢产物尽快排出体外，并补充液体的损失，应当多饮水，可饮用绿豆汤、牛奶、果汁等。

⑨化疗期间不要吃带骨、带刺的食品，以免损伤胃黏膜引起出血。

⑩不吃难以消化的油炸食物，还应少吃高甜度食品，如巧克力、麦乳精，这些食品食用过多会在体内发酵、产酸，易引起胃肠不适。

⑪病人摄食较少时，除注意补充较高营养的食物外，还可采用要素膳（要素膳是一种营养素齐全，不需消化或很少消化易于吸收的无渣膳食。可口服、鼻饲及胃肠造瘘等）或配合静脉补充营养，以维持正常体重。

2. 日常食谱举例

早餐：两样米绿豆粥（大米 20 克、小米 20 克、绿豆 10 克），糖包（面粉 50 克、糖 20 克），五香鸡蛋 50 克。

加餐：豆浆（豆粉 15 克、糖 5 克）。

午餐：大米饭（大米 150 克），氽丸子菠菜汤（瘦肉 50 克、菠菜 100 克），盐水虾 100 克，炝黄瓜条 200 克。

加餐：维生素面包 100 克。

晚餐：三鲜水饺（面粉 150 克、瘦肉 50 克、虾仁 15 克、木耳 10 克、鸡蛋 50 克），糖拌西红柿（西红柿 250 克、糖 15 克）。

加餐：牛奶 250 克（加糖 5 克）。

食用苹果、香蕉各 150 克，梨 200 克。

全日烹调用油 25 克，热能 13360 千焦（3181 千卡），蛋白质 121 克，脂肪 89 克，碳水化合物 474 克。老年肿瘤患者由于种种原因，每日热能摄入一般不能达到 12600 千焦（3000 千卡），故应视病情变化酌情减少热能及蛋白质摄入。

3. 四个适于肿瘤病人手术及放、化疗后红、白细胞下降等情况的食疗方

（1）八宝粥：莲子 50 克，去心；党参、白术各 15 克，茯苓、淮山药、芡实和薏米各 50 克，红枣 10 颗，加水适量，煮 30 分钟，滤去党参、白术药渣，加糯米 100 克、白糖适量煲粥。

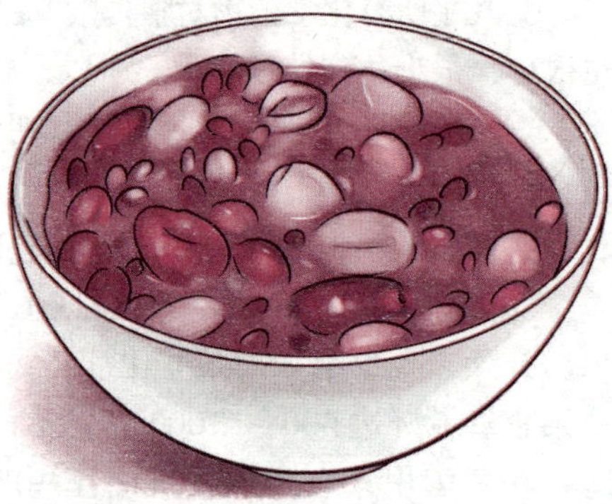

（2）参茸炖龟：龟 1 只（重 500 克），宰杀，去头、爪及内脏，洗净，切块；人参 10 克，鹿茸 3 克，薏米 50 克，布包同放入锅中，加姜、清水等，开水后去浮沫，加料酒大油等，文火煮至肉熟，调入盐，味精适量。

（3）枸杞甲鱼汤：甲鱼 1 只（重 1300 克），宰杀，去甲壳、头、爪，洗净、切块；枸杞子 30 克、熟地黄 15 克，北黄芪 10 克，布包，加清水同放入砂锅，武火煮沸后，转文火煲至甲鱼肉熟透，去药包，调入盐、味精适量。

（4）八珍鸡汤：鸡肉 1000 克，洗净，切块；当归、白芍、熟地、川芎、白术、甘草各 6 克，党参、茯苓各 10 克，布包，加清水、姜适量，同放入砂锅中。武火煮沸后，转文火炖至鸡肉烂熟，去药包，调入盐、胡椒粉、味精即成。

第四篇

注重生活点滴，百岁人瑞在望

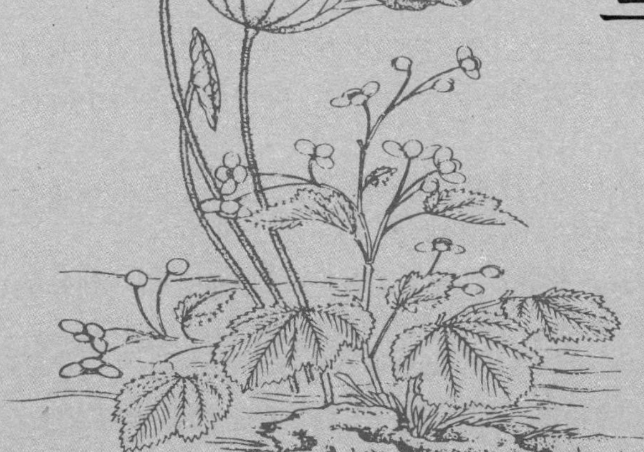

静心益寿，生活每一天

健康日记用处大，八项内容要记好

老年是各种疾病的多发期，尤其是身患慢性病的老年人，在日常生活中必须注意保持健康的身体，随时留意自己的身体状况，从而有计划、科学地安排好自己的生活。那么，如何做到这一点呢？记健康日记是一个很好的方法。

健康日记具体应该记录以下内容：

①饮食情况，包括食欲和每天吃的主副食数量，特别是特殊食物如海鲜等的摄入情况。

②精神状况，记下每天对自己情绪影响较大的事情，察看自己的心态是激动还是平和，是兴奋还是消沉。

③大小便次数、颜色以及排泄是否困难。

④活动情况，如散步、游泳、打太极拳等等，以及活动后的心跳、呼吸和全身情况等。

⑤睡眠和洗澡，睡眠是否借助于催眠药物，洗澡时是否有头晕、心慌等症状。

⑥检查治疗情况，记下每次进行身体检查的结果，如血压、心率等。

⑦长期吃药的慢性病患者还要把平时所用药的名称、药量、自己的吃药情况、饭后或服药后的一些反应一一记录下来，以便就医时提供给医生。

⑧治疗疾病的情况，记下每次化验、透视等各种检查的结果。

老年人的健康日记可以自己写，也可以由子女、老伴代写。这样，就等于有了自己的“病历”，可以完整地记录自身的病情变化、治疗过程及心理活动，一旦发病，就能够给医生提供详细的参考资料，以利于诊治。

老年人居室环境选择要点

居室有充足的阳光，可以增强老年人的体质。但应适当控制采光面积，因为日照过量会使室内温度过高，给人以燥热和不舒服的感觉，一般来说，能保证每天两小时日照，就能起到杀菌和消毒作用。

室内通风换气对保障人体舒适感有着重要的作用，特别是对于高血压、冠心病患者尤为重要。可在窗上多安几个羊眼螺丝和风钩，就能根据需要来调节风速和风量了。

对老年人而言，室温以 18 ~ 24℃为宜。夏季为了降低室温，可利用自然通风和电扇来调节；冬季，人体内热量少，除了注意穿着外，室内温度应尽可能保持在 20℃以上。

居室内也要注意保持相对湿度，在 50% ~ 60% 为最好。北方天气干燥，为了增加空气湿度，可经常在炉上烧壶开水，或经常在地上洒一些水，在室内晾晒湿衣服，都是增加湿度的方法。

家具的选择和布置要适合老年人的特点，一些棱角尖锐、开启不便、不好存放的家具不适合使用。

床不宜过高，以免上下床不方便。床位不宜放在穿堂风的通道上，以免风量过大或直吹人体。

在居室内放一把安乐椅或藤椅，往往比沙发还要实用，老年人可坐在上面休息、阅读。

爱好养花的老年人，可在室内摆上几盆鲜花和翠绿的观叶植物或盆景等；爱好书画的老年人，可在墙上布置一两幅书画，或在书架上摆一两件工艺美术制品，既能陶冶性情，又能增添生活的乐趣。

老年人不宜久处的九种环境

（1）空气污浊的环境：不仅指垃圾堆、臭水沟、化粪池等肮脏不洁的场所，也包括人群聚集的影剧院、歌舞厅、会场、商场等场所。由于人体的散热、散湿、呼吸和其他排泄活动，会使这些地方的空气变得十分污浊，对老年人的健康十分不利。

（2）人声嘈杂的环境：在固定空间里，单位面积内的人口密度不断增加，人们的谈话声、吵闹声就会汇合在一起构成很大的噪声。老年人若久处在这样的环境里，容易产生烦躁情绪，诱发各种心血管疾病。

（3）白天无声的环境：噪声有害健康，但如果环境过于安静，尤其是白天，周围一点声响都没有，则容易使老年人产生不安全感、孤独感，甚至恐惧感，对身心健康同样不利。因此，老年人的居住地不宜过大、过旷，周围要有邻居相伴。当家中无其他人时，老年人不妨打开收音机或电视机，人为制造出一些响声来。

（4）光线昏暗的环境：如果老年人所处环境采光不合理，室内照明度又不够，再加之老年人本身视力的下降，就很容易在这种环境里摔伤跌倒，进而还会影响老年人的心理健康，使其产生灰色心理。

（5）光线刺眼的环境：老年人所处环境过于昏暗不好，光线过于刺眼也不好，除有损视力、产生眼花外，还可能使老年人情绪过于兴奋，从而影响睡眠。

（6）色彩纷杂的环境：老年人对色彩的快速辨识能力会随着年龄的增长不断下降，如久处于色彩纷杂的环境中，因判断失误而发生跌倒的可能性就会增大，所以，老年人卧室里的色彩宜质朴自然，不能装饰得五光十色。

（7）气候条件恶劣的环境：老年人的生理机能不断下降，对抗外界恶劣环境的能力亦明显下降，因此应尽量避免处于雨、雪、冰雹等恶劣气候环境中。

（8）建筑物密乱的环境：这种环境会造成老年人心理上的不安、烦躁，使老年人缺乏安全感，易情绪激动。

（9）刺激惊险的环境：各种紧张的体育比赛、惊险的杂技表演，以及游乐场里的过山车等娱乐项目，在使人们兴奋、紧张的同时，也会刺激人体交感神经，使心跳加快，血管收缩，血压升高，所以绝对不宜老年人身处其中。

日常洗漱应注意的四大方面

在我国的民谚中，素有“冷水洗脸，美容保健；温水刷牙，健牙固齿；热水泡脚，胜吃补药”的说法，这对老年人来说更是有百利而无一害的。

1. 冷水洗脸

这是因为，天冷的时候，面部皮肤由于受冷空气刺激，毛细血管呈收缩状态，用热水洗脸，会感觉暖和舒适，但是，一旦热量散去，毛细血管又会恢复原状，这样一张一缩，易使老年人面部皮肤产生皱纹，而用冷水洗脸，则可有效地改善面部血液循环，增强皮肤弹性和御寒能力，预防感冒等病症，同时还可保护视力，使头脑清醒，有益健康长寿。

2. 温水刷牙

老年人要想保护牙齿，不掉牙、不患牙痛病，最好是常年坚持每天用温水刷牙，不论春夏秋冬或是一天刷几次牙，都要用温水，饭后漱口也要用温水。因为温水不刺激牙根，会使齿缝内的细菌和食物残渣得以消除，从而达到护牙洁齿、减少疾病之目的。

调研显示，刷牙的水温在 35 ~ 36℃为最适宜，水温过热或过冷都会刺激牙齿和牙龈，引起牙龈出血和痉挛，甚至会导致牙周炎、牙龈炎及口腔溃疡等病症。

3. 热水泡脚

老年人脚部受凉，会引起鼻咽活动减缓而导致防病能力下降。而用热水洗脚，尤其在睡前用 60 ~ 70℃热水泡脚，可舒筋活络，活血化瘀，促进全身气血运行和新陈代谢，使下肢肌肉得到放松。若在泡脚的同时，再对足心穴位进行自我按摩，还有消除疲劳、利于睡眠、祛病强身之功效。

4. 经常洗澡

老年人经常洗澡（或温泉浴），不但可以清洁皮肤，促进血液循环，缓解肌肉紧张，减轻疼痛，而且能使精神振奋、心情愉快，对身体健康大有好处。

老年人洗浴六件事，件件不能忘

老年人由于年龄增长，循环系统功能下降，体力已不同于以往，心脏也存在着潜在的危险。所以，老年人在洗浴时，尤其是在冬季洗热水澡时，必须特别谨慎小心。

1. 水温不能过高

浴水的温度要不冷不热，一般以 37℃最为适宜。

有些老年人唯恐着凉，在冬季将水温调得过高，这会使全身皮肤血管扩张，全身大量的血液集中到皮肤表面，导致心血管急剧缺血，引起心血管痉挛。如果持续痉挛 15 分钟，即可发生急性心肌梗死；如果是大面积心肌梗死，就有猝死的危险。高血压病患者还会因全身皮肤血管扩张而使血压骤然下降，出现低血压，导致头晕、心慌等症状。

2. 刚吃完饭不能洗澡

每顿饭后，人体都要从全身调集一部分血液到胃肠帮助消化。如果老年人饭后立即洗澡，一方面会加剧心脏缺血，甚至发生心绞痛或猝死；另一方面，由于消化道血流量减少，会影响食物的消化吸收，诱发恶心、呕吐、上腹部疼痛等症状。

因此，老年人不能在饭后 1 小时之内（包括早、中、晚三顿饭）洗澡，应选择在饭后 2 小时即下顿饭前 1 小时左右洗澡。洗热水澡前，可先喝一杯温开水，以补充全身血液容量。

3. 时间不宜过长

老年人不要长时间把全身浸泡在热水中，因为体表的血管扩张，会导致脑血流量的减少，使人头昏眼花，严重者甚至昏倒或摔跤，造成骨折。

4. 洗澡前服药预防

患有严重冠心病的老年人，首选药物速效救心丸 5 ~ 6 粒，咬碎含于舌下，不要吞咽。很快就可生效，但效果维持时间不长，如出现心前区憋气、闷痛，应再次含用速效救心丸，但一次用药数量要增加到 10 粒。

患有高血压病的老年人，在洗澡前半小时服 1 片硝酸甘油或 1 片鲁南欣康，药效可维持 4 ~ 5 小时。

5. 动作不可过猛

老年人洗澡时最好有家人在场，由他人助浴。同时，不要锁住浴室的门，一旦出现问题能及时请求帮助。老年人自己洗澡时动作要舒缓些，可分次重点洗，以避免消耗过大。洗澡完毕，要慢慢站起来。洗澡后应休息 30 分钟左右，以恢复体力和心力。

6. 严防受凉

老年人一般都有循环和呼吸系统的疾病，一旦受寒，会加重原有的疾病症状。所以，冬季在洗澡前，一定要提高浴室的温度，以脱光衣服后不觉得冷为宜。北方一般有暖气，问题不大。南方可以用电取暖器（切忌将煤气取暖器放置在浴室，以免煤气中毒）或浴霸预热，也可先在浴池内放进热水，以提高室内温度。

同时，浴室的门窗要适当关闭，但不能关得太严，以保证通风换气。洗澡完毕后，要用干毛巾把全身擦干，尽快穿上衣服。

“日光浴”的治病八疗法

晒太阳，在医学上被称为“日光浴”，可以强身健体，对老年人的健康长寿更有着十分重要的意义。

老年人在进行日光浴时，中医认为主要应该晒背部，因背部是督脉所在（在人体的背部正中）。督脉，中医学称它为阳经之海，总督一身的阳气，其下出会阴部，上入脑贯心，背日而照可补督脉之阳，进而可以起到调节全身组织器官的作用。

现代医学也认为，日光可刺激神经末梢，调节神经系统，并有促进血液循环、加速新陈代谢、调整心血管和呼吸系统的功能，进而提高机体的抗病能力。因此，目前有很多人都将晒太阳作为某些慢性病的自然康复法之一，称之“日光疗法”。

①老人在针对慢性病进行康复时，可不必拘泥于曝晒背部，应以患病的部位为照晒的主要部位，如腰膝冷痛，则以曝晒腰膝部为主；如寒饮咳喘，则以晒胸背部为宜；如有脘腹冷痛，则宜晒脘腹部；余可类推。

②日光疗法的最佳时间，是以上午 8 ~ 11 时、下午 2 ~ 4 时为宜。空腹或饭后，不宜立即进行日光浴。

③选择安静环境，无风。

④平心静气，不看书，不抽烟。

⑤头部宜用白布或帽子遮盖，尤其是眼睛不宜受阳光的刺激，可戴太阳镜。

⑥照晒时间的掌握，应以自觉有热感为度。

⑦老人有发热或体质虚弱者，或有出血疾患，或有活动性肺结核等，均不宜进行日光浴。

⑧在日光疗法的过程中，老人如出现心慌、头晕、恶心、失眠，或食欲不佳，均应暂时停止。

对付瘙痒有六招

有 40% ~ 80% 的老年人，一到秋冬季节，就容易皮肤干燥发痒，特别是在洗澡后的 1 ~ 2 天里，皮肤痒得更甚，大多发生在下肢、臀部、背部或上肢。这种瘙痒情况，医学上称之为“老年性瘙痒”。防治方法如下：

①秋冬季节洗澡不宜过频，1 ~ 2 周洗 1 次即可，一般用 40℃温水洗澡为宜，不可用热水烫澡。洗澡时要用老年皂或中性的婴儿皂、硫黄香皂。洗澡后，可在经常瘙痒的部位，涂些护肤油或护肤霜等。

②居室内要保持一定湿度，有助于防止皮肤干燥。

③平日穿用内衣以全棉织品为佳，毛和化纤容易引起皮肤瘙痒。由蚕丝制成的真丝织品也可以防治皮肤瘙痒。

④饮食宜清淡，少吃刺激性食品，也不宜饮酒、饮浓茶和咖啡，它们能增强痒感。

⑤皮肤萎缩者，可服用维生素 A、维生素 E，减轻瘙痒症状。

⑥当瘙痒影响到睡眠和休息时，可以服用抗组织胺类药物治疗，例如非那根、扑尔敏等。

预防意外事故的五个原则

意外事故中，老年人所占的比例很高，如坠落跌伤致死者中85%是60岁以上的老年人。虽然老年人的意外事故多种多样，但绝大多数可以预防。

①加强环境整治。楼房的楼梯、走廊、过道应畅通无阻，并尽可能设立扶手，使老年人有所依附，同时应有适当的灯光照明；地面应保持干燥、平整；厕所以修建抽水马桶式为好；冬季室内燃炉取暖时应注意通风，防止发生意外。

②积极防治易致意外伤亡的疾病，如眩晕、心血管疾病等。

③及时发现站立不稳的早期信号。凡易于发生眩晕的老年人，应特别警惕站立不稳状况的发生。站立不稳之前往往有眼前发黑、头重脚轻、两腿发软或颤抖等感觉，如有异常感觉，应立即扶住依托物稍站片刻；长时间处于坐姿或蹲位，站起时应以手扶物缓缓站起。

④注意行为的保健和安全，如洗热水澡要量力而行，适可而止，预防各种晕倒事故发生；不在床上吸烟；不在卧室内生火取暖；使用电器等应严格遵守使用方法；下雨刮风不宜外出；高龄老年人尽量不单独外出，需外出时应有人陪伴；不要手提重物外出远行；节假日不要到人多、车多的地方去；选用合适的手杖对年迈者也是有益的。

⑤由于身体的衰老以及疾病的影响，老年人不可避免地会发生意外伤亡。但如果社会、家庭予以充分的重视，老年人也自加珍重，凡事处处当心，量力而行，不麻痹大意，不勉强，完全有可能大大减少或避免发生意外伤亡。

多看儿童节目，返老还童有奇效

1. 增强活力

老年人经常看看优秀少儿节目，定能横扫老年人的暮气，增强自身活力。

2. 生智开慧

老年人与孙辈共看少儿节目，是很有趣的一项活动。有时，小孙子提出的问题，需要老年人自己读书看报，生智开慧才能回答，这样就可促使老年人不断学习，扩大知识面，使生活更加充实。

3. 唤起童心

轻松愉快的少儿文艺晚会、生动活泼的动画片，能自然而然地唤起老年人的童心，使其回忆起自己青少年时期那些纪念性的往事，不仅会使自己精神振奋，还可借此向后辈们进行人生观教育。

4. 寄托希望

老年人从少儿节目中，经常能看到天真活泼、有朝气和想象力的下一代，这会使老年人感到过去艰苦奋斗、努力开创的事业，如今已经有了合格的接班人，未来也有了寄托，从而充满希望，更加促使自己关心教育下一代，为国家培养建设人才。

老年人看电视，三戒须遵守

1. 戒晚饭后立即看电视

晚饭后，人们的消化器官需要血液供应，以完成水化食物的生理过程。如果老年人此时看电视，大脑活动也需要血液供应，消化器官的血液供应就相对减少，从而有碍食物的消化。

2. 戒连续长时间看电视

老年人长时间坐着看电视，易得“电视腿病”，表现为下肢麻木、疼痛、浮肿。这是因为老年人血液循环本就缓慢，加上长时间坐姿压迫下肢静脉，使血液循环不畅，造成下肢静脉血栓形成。

老年人长时间凝视闪烁的屏幕和活动的图像等，尤其是观看那些质量低劣电视机的图像，也可引起头晕、头痛和疲乏等症状。因此，老年人连续看电视半小时后，要闭目养神或做眼眶按摩，并起来走动走动。

3. 戒观看激烈的竞赛和情节惊险的节目

急剧的情绪波动，对患有心血管病的老年人而言可诱发意外；过度的紧张、兴奋，可促使动脉硬化患者的脑血管破裂而中风；冠心病患者则可因心肌缺血而引起心绞痛，甚至心肌梗死。所以，老年人应尽量避免观看刺激性过强的节目。

佳节赴宴，老年人六注意

每当春节、中秋等佳节来临的时候，儿女及亲朋好友免不了要请老年人赴宴，而喜好天伦之乐的老年人自然会欣然赴约。但是，由于老年人自身生理状况的不够稳定，所以决定了其在赴宴前必须要有以下生活及心理准备。

（1）勿饮酒过量：在进餐时，切勿饮酒太多，这对老年人健康的危害无需多言。

（2）勿进食过饱：老年人消化能力差，所以要有量力而食，勿逢敬必吃、逢菜必尝。

（3）勿兴奋不已：逢佳节，与儿女孙辈、甚至是久未见面的亲朋好友共欢聚，老年人的情绪难免会特别激动，但老年人要善于控制，不要兴奋过度，以免引发心血管等疾病。

（4）勿忘防病：老年人多有慢性疾病，故必要时应于赴宴前提前服药，如冠心病，可预含硝酸甘油片。

（5）勿疲劳过度：老年人千万不要同年轻人比高低，餐桌上不要陪他们猜拳行令，否则久坐不起，易使血液运行不畅；饭后娱乐，如打麻将、下棋、打扑克等，也要适可而止，不可劳累过度引发老年病。

（6）勿拒绝照顾：老年人应适当接受年轻人的关照，不可盲目逞强，应该让人送时就要让年轻人送一下、扶一把；该提前离桌、回家时，也不要不好意思。

睡得香，健康才会相伴

“后三十年睡不着”的四个特点

从睡眠医学的角度来说，常言所说的“后三十年睡不着”，是有几分道理的。睡眠不仅是一种生理需要，也是一种能力。随着年龄的增长，人的睡眠能力会逐渐下降，睡眠时间会逐渐缩短，睡眠质量也会越来越低。

老年人的睡眠结构和特点主要表现为：

（1）睡眠时间缩短：60 ~ 80 岁的健康老年人，就寝时间平均为 7.5 ~ 8 小时，但睡眠时间平均为 6 ~ 6.5 小时。

（2）夜间容易觉醒：睡眠中短时间觉醒的次数增加，且易受内外因素干扰，睡眠变得断断续续。

（3）浅睡眠期增多，深睡眠期减少：60 岁以上的老年人深睡眠期只占睡眠时间的 10% 以下，而 75 岁以上的老年人深睡眠基本消失。年龄越大，睡眠越浅。

（4）容易早醒，睡眠趋向早睡早起：随着年龄的增长，生物钟或生物节律的周期可能缩短，可能为 22 或 23 小时，而不是 24 或 25 小时。

正如随着年龄的增长，肌体结构和功能会发生退化一样，老年人的睡眠功能也会退化，所以，老年人的睡眠结构的上述变化，可以说是正常的生理变化。老年人在调整好自己的心态的同时，还应以积极的心态，根据自身的睡眠特点，调整睡眠习惯，以获得充足和高品质的睡眠。

香甜入梦必守的四个准则

1. 创造优良的睡眠环境

卧室要安静，空气应流通，室温常保持在 25 ~ 28℃，相对湿度为 50% ~ 70% 为最佳睡眠环境。睡时注意保暖，可以用棉布兜肚护脐，内装一些温性药物如干姜、肉桂、麝香，即使夏日睡时也不必解下；还可置一保暖坎肩，以保护肩颈项背，预防肩关节炎、颈椎病。

2. 调节合适的睡眠时间

老年人的睡眠时间是因人而异的，但优质的睡眠应是醒后全身舒适、疲劳感消失、精力充沛、头脑清醒。

3. 选择最佳的睡眠时辰

老年人的睡眠时间要顺应四时，夏季日长夜短，天气炎热，可晚睡早起；春秋季节要早睡早起；冬季可早睡晚起。正常情况下，晚上 9 ~ 11 时是最佳入睡时间。

4. 重视午睡和打盹

午睡是弥补睡眠不足的好方法。老年人应该在午餐后休息 15 ~ 30 分钟再睡，睡眠时间一般为 30 ~ 60 分钟，不宜过长。但对于过度肥胖、血压过低和血液循环系统有严重障碍的人，应改在午饭前小睡 30 分钟，或饭后休息多些时间再睡。

老年人白天有打盹的习惯，晚上更容易进入梦乡，也睡得深沉。一般白天打盹 2 ~ 3 次，每次 10 ~ 15 分钟，就能起到充电作用。

卧具选得好，安睡到天亮

老年人易生骨关节疾患，所以不适合睡柔软的席梦思或棕绷床，应以木板床为宜，上垫床褥，宜柔软、平坦、厚薄适中，过厚易引起虚热内生，过薄则易受寒气外袭，都令人夜寐不安。

冠心病病人可将自己的床铺调整为上半身略高、下半身略低的坡式床铺，有利于心脏疾病康复；胃下垂病人可将自己的床铺调整为下半身略高、上半身略低的坡度式床铺。

被子、床单、枕头均须整洁，以使老年人感到舒适，易于安睡。被褥应松软柔和、干燥、舒适。被子不宜太厚太重，要常在阳光下曝晒。

枕头高度以不超过肩到侧颈的距离为宜，否则，枕头过低，头部血流充盈，血管壁压力大，睡醒后头脑发胀，眼皮浮肿，会加速颈椎的退变；枕头过高，头前屈，颈肌疲劳，脑供血不足，自然影响睡眠质量。特别是那些有睡眠呼吸暂停的老年人，枕头过高或过低都会加重夜间呼吸暂停，选择合适的枕头尤为重要。

枕头应有适度弹性，以将老年人的头放在枕头上压缩至 6 ~ 8 厘米为宜，这样可以衬托颈曲，让头略向前弯曲，放松颈部肌肉，呼吸、血液都通畅，从而确保睡好觉。具体选择如木棉枕、稻草枕、蒲绒枕、散泡沫枕等都可以。

市场现已投放有用中药充填的枕头，老年人可辨证施“枕”：头痛目赤、肝火上炎者，选用菊花药枕；心神不定、夜寐不宁者，选用灯芯药枕；血压升高、面色潮红者，可用夏枯草药枕；颈椎肥大者，用颈椎病药枕；夏季睡绿豆药枕，冬季睡肉桂药枕。

睡有睡相，利于健康

人在睡眠时主要采取四种姿势，即仰卧位、右侧卧位、左侧卧位和俯卧位。

仰卧位时，肢体与床铺的接触面积最大，因而不容易疲劳，且有利于肢体和大脑的血液循环。但有些老年人，特别是比较肥胖的老年人，仰卧时容易出现打鼾，会影响肺内气体的交换而出现低氧血症。

右侧卧位睡有助于胃的内容物的排出，但却容易使右侧肢体受到压迫，影响血液回流而出现酸痛麻木等不适。

左侧卧位睡不仅会使左侧肢体受到压迫，胃排空减慢，还使心脏在胸腔内所受的压力最大，不利于心脏输血。

俯卧位可影响呼吸，并影响脸部皮肤血液循环，使面部皮肤容易老化。

因此，老年人最好采取仰卧位和右侧卧位睡法，并注意适时调整。易打鼾的老年人和有胃炎、消化不良和胃下垂的老年人最好选择右侧卧位。

日常睡眠应避免的三种方式

（1）不宜睡回笼觉：有的老年人晨练回家后，喜欢继续睡觉。这样不仅会影响晨练效果，不利于心肺功能恢复，而且，晨练时肌肉产生的代谢物——乳酸也不易清除，反而使人感到精神恍惚，四肢松弛无力。

（2）不宜睡眠过多：有的老年人睡眠时间超过 10 个小时，这对健康很不利。比起睡眠少的同龄老年人，睡眠过多的老年人心脏病发生率高出 1 倍，脑卒中高出 4 倍。另外，入睡状态心率较慢，血液流动速度减缓，容易出现血栓。

（3）不宜坐着打盹：有些老年人饭后经常坐在椅子上、沙发上打盹，醒后却感觉头晕、耳鸣、腿软、视物模糊及面色苍白等，需要经过一段时间才能逐渐恢复正常。这是因为饭后较多血液流经胃肠，如果坐着打盹，很容易出现“脑贫血”。

夜间优质睡眠应四忌

（1）忌对灯而睡：人睡着时，眼睛虽然闭着，但仍能够感觉到光亮。老年人对着灯光而睡，容易心神不安，难以入睡，即使睡着也容易惊醒。

（6）忌张口而睡：张口而睡，空气中的病毒和细菌容易趁机侵袭，使“病”从口入，而且也容易使老年人的肺部和胃部受到冷空气和灰尘的刺激，引起疾病。

（3）忌蒙头睡觉：老年人怕冷，尤其是冬天，很喜欢蒙头睡觉，但这样对身体健康却极为不利。因为蒙在被中的老年人会因此吸入大量自己呼出的二氧化碳，而又缺乏必要的氧气补充，容易造成呼吸困难，甚或引起其他疾病。

（4）忌当风而睡：老年人的卧室要保持空气流通，但不要让风直接吹在身上。因为人睡熟后，身体对外界环境的适应能力就会低，如果老年人当风而睡，时间长了，就很易引起感冒、风寒等疾病。

老年人夜起须注意四件事

老年人生理机能减退，肾脏功能减弱，所以晚上经常起来大小便，这属正常现象。但同时必须注意防止意外发生。

①从熟睡中起身后，动作要慢，要做到“三个半分钟”，即平躺半分钟，在床上坐半分钟，双腿下垂床沿坐半分钟，最后再下地活动，以免血压骤变发生不测。

②起身后先把灯打开，不要摸黑走路，以防被东西绊倒或撞上东西而发生意外，如果要戴眼镜应将眼镜戴好。

③有病的老年人夜间起来服药时，一定要把灯打开，看准了再服，以免摸黑把药物拿错，发生服错药等严重事件。

④一定要注意保暖，尤其在寒冷的冬春季节，必须穿上厚的睡衣或披上厚的衣服，以防感冒受凉。

改善失眠状况的五个有效途径

失眠大多是因神经衰弱或一时性的情绪波动、紊乱引起的。失眠症，单靠服安眠药不是好办法，老年人可以试试如下一些方法：

（1）规律睡眠：每日同一时间上床，同一时间起床，周末亦如此。

（2）避免睡前兴奋：睡前不要做剧烈的运动，不宜看紧张的电视节目和电影，不看深奥的书籍。

（3）睡前热水泡脚：可以促使血管扩张，引导气血下行，使睡意蒙胧，入寐时间缩短，睡得更熟。

（4）睡前“干浴”：全身自我按摩，叫做“干浴”。方法是：取仰卧位或盘坐位，用双手轻轻按摩面部，然后左右手交替按摩左右臂，再用双手轻轻又慢慢地抚摩胸部和腹部，最后按摩足心，即擦涌泉穴。一般10分钟左右，便出现倦意和睡意。

（5）睡前少量饮水并排小便：避免膀胱充盈，增加起夜次数。

六种特效食方拯救失眠

（1）小米粥：取小米适量，加水煮粥，晚餐食用或睡前食用，具有健脾、和胃、安眠之功效。据研究，小米中色氨酸和淀粉的含量都很高，食后可促进胰岛素的分泌，提高进入脑内色氨酸的数量，所以能起到使人安眠的效果。

（2）牛乳粥：先以粳米60克煮粥，待粥将熟时，加入新鲜牛乳半磅再煮为粥。牛奶中含有丰富的色氨酸，是人体制造血清素的原料。研究证明，大脑神经细胞中分泌物血清素可抑制大脑的思维活动，使大脑进入酣睡状态。而人失眠的时候，正是由于脑细胞分泌血清素减少，所以晚间食用牛乳粥，会产生催眠作用。

（3）桂圆肉粥：取桂圆肉30克、红枣5颗、粳米60克共煮粥，晚睡前服，其催眠效果良好，老人尤为见效。桂圆肉含有多种维生素和糖类营养素，不仅可以滋补强身，还有镇静、健胃作用，专治心脾血虚引起的失眠。

（4）红枣粥：取红枣10 ~ 15颗、粳米60克煮粥，晚餐趁温热服食。红枣味甘性平，含糖类、蛋白质、维生素C、有机酸、黏液质、钙、磷、铁等，有补脾安神的功效，经常食用，催眠效果良好，老年人尤宜。

（5）莲子汤：取莲子 30 克，加盐少许，水煎服。莲子有益心肾、助睡眠之效，患有心悸怔忡、睡眠不实、高血压的老年人，或由心火太盛引起的烦躁失眠者，每晚睡前服一剂，便可安然入睡。

（6）藕、藕粉：取鲜藕以小火煨烂，切碎后加适量炼熟的蜂蜜，睡前冲泡适量饮用。藕味甘平，含大量的碳水化合物，丰富的钙、磷、铁和多种维生素，具有清热、养血、补肺、滋阴等多种功效，不仅是老年人的滋养佳品，更有安神入睡的功效。

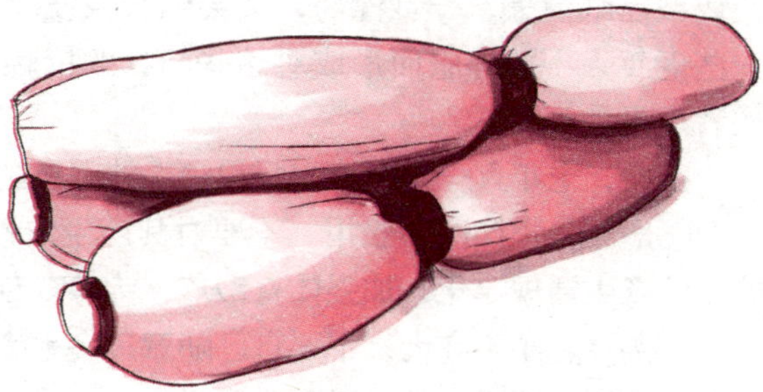

老年人如果能将上述几种食方交替使用，不仅有安眠功效，而且还能起到补中、养血、益智、强心等健身作用。

补肾安神活血，四类中药调理失眠

中医认为，人的生长发育由肾主管，衰老与失眠是肾精虚弱的一种表现。动脉硬化、血流不畅，往往又会产生瘀血，因此除镇静安神之外，补肾填精活血是治疗老年人失眠的主要方法。

①在补肾填精方面可选用何首乌、桑葚、杜仲、枸杞子、黄精、玉竹、地黄、山萸肉、灵芝菌、冬虫夏草、绞股蓝、黄芪、淫羊藿、菟丝子等。

②活血化瘀药可选用丹参、当归、川芎、元胡等。

③养心安神药可选用天麻、酸枣仁、柏子仁、百合、五味子、茯苓等。

④中成药可选用天王补心丸、归脾丸、复方酸枣胶囊、龟龄集、柏子养心丸、孔圣枕中丹等。

慎用镇静催眠类药

老年人长期失眠，可引起中枢神经系统以及其他内脏器官的功能紊乱，此时，合理地使用镇静催眠类药是必要的。目前常用的催眠镇静类药物有镇静、安宁、催眠及抗组胺类。

镇静药可使中枢神经系统的抑制功能增强，从而改善睡眠，如各种溴剂，但其催眠作用很小。

安宁剂，如安定、眠尔通（也称安宁）、利眠宁、芬那露等，对控制不安、紧张、焦虑等较溴剂为好，改善睡眠作用也大些。其中，安定的作用比利眠宁强，而硝基安定的催眠作用与中短时的巴比妥类相似。

催眠药，可使中枢神经系统受到较强的抑制而进入睡眠，主要分为巴比妥类（速可眠、戊巴比妥、鲁米那等），及非巴比妥类（水合氯醛、安眠酮、导眠能等）。其中，有的作用快而短，有的作用慢而长，可根据具体情况选用，如入睡困难者可服作用快的安眠药；易入睡但也易醒者可服作用慢而长的药物。

上述药物除水合氯醛、利眠宁、安定外，都能使快波睡眠时间缩短，久服后甚至使快波睡眠消失，一旦停药，又会延长快波睡眠而又多梦，甚至多噩梦。因此，会使一些老年人不敢停服而形成对这些药物的依赖性，甚至成瘾，从而对身体产生副作用或者中毒。

因此，老年人一定要慎重服用镇静催眠类药物。

①应严格遵照医嘱服用，不要对其产生依赖心理，同时注意睡眠卫生，保持乐观情绪，注意生活规律化，加强体育锻炼，为停药创造条件。

②剂量宜小不宜大，不要自己随意过多地增加剂量，以免中毒或产生副作用。

③疗程宜短不宜长，以免成瘾。

④不宜固定一种安眠药，而应交替、搭配服用或间断服用，以免产生耐药性或药物蓄积体内而引起中毒。搭配使用时，用量要比单独用时减少。

⑤镇静及安宁药可白天服，也可晚上睡前服。催眠药则要在睡前半小时服，服后必须安静，可进行自我暗示，对自己说："我的左上肢放松了，我的右上肢放松了，我的左下肢放松了，我的右下肢放松了，现在全身都放松了，快要入睡了。"以便较好发挥药物作用。

⑥应用温开水服药，以加速药物的吸收。服药后立即上床，以免药物发挥作用后因站立不稳而摔倒或发生其他意外，同时也不要从事脑力劳动。

⑦晚饭后不要喝茶或咖啡，不要吸烟，不要将催眠药与酒类或兴奋药一起服。

⑧停药前应逐渐减量，如已成瘾，可用其他催眠药、安定药逐渐取代后再停。停药后如出现多梦、噩梦等现象时，仍应坚持停服，症状会逐渐自行消失。

"老来俏"，也是长寿之法

老年人要"俏"出生命的活力

从世俗的眼光看来，"俏"是青年人的事，老年人不适宜打扮修饰，"老都老了，再化妆也美不起来"。显然，这是非常错误的论调。爱美是人的天性，老年人也不应例外。

爱美是老年人热爱生活的一种表现，它有利于老年人焕发青春，维护身心健康。曾有医学专家做过调查，注重着装、美化自己的老年人患高血压、溃疡病和癌症等与精神因素密切相关的疾病，要比不善于此道的老年人少30%以上。

心理学家认为，老年人注意修饰和穿着，会在内心产生一种青春活力；经过打扮，会显得大方、端庄、有风采，能使老年人产生“我还不老，我还年轻”的良性心理。国外学者曾对 1438 名 60 ~ 80 岁平时讲究穿着打扮的老年人进行过调查，发现有 90% 以上的老年人比他们实际年龄要年轻得多，有的看上去甚至要比实际年龄小 20 岁以上。

美国有很多女性到了七八十岁都不认老，她们爱穿色泽明快的衣服，穿红挂绿，分外妖娆，甚至追求流行色，打扮得很时髦。而恰恰是这种“新潮”“时髦”，可以使老年人在心理上产生一种愉悦感、自信感、满足感和活力感。

老年人心理上的安慰与满足，无疑可以引起积极和愉快的情绪，这会促使体内产生有益的激素酶和乙胆碱，这些活性物质能促进肌体血液循环，使内脏器官得到充分的氧气和营养供给，有力地促进组织器官新陈代谢，并可增强机体的免疫防御机能，从而起到防病、抗病的作用；还能使神经细胞兴奋，延缓大脑的衰老进程，使老人容光焕发，青春常在。

几年前，日本东京一家医院尝试了一种新疗法——化妆疗法：经常给患重病的老年人变换穿西装、皮鞋、把头发梳理整齐，女性还适当涂口红、薄施粉黛等。结果发现：89% 的患者表情呈现出乔装打扮带来的振奋感，27% 的患者告别了依赖尿布的生活，27% 的病人行动变得比过去更敏捷，24% 的人变得精神安宁。

可见，恰当的打扮与化妆，确实能推迟衰老进程和提高老年人的生活质量。当然，要想青春常驻，除了做好美容措施外，还需要有适当的运动和补养，保持乐观的心态也很重要。

当然，让老年人学会“老来俏”，不等于就是要老年人把自己弄得浓妆艳抹或穿得太新潮，重要的是要装扮出自己的个性和风度，俏出水平，俏出生命的活力，俏出生活的底蕴！

防脱发应注重起居四法则

老年人头发脱落，这本是人体新陈代谢的正常生理现象。然而，有的老年人的脱发现象却十分严重，经常是一洗头就大把大把地掉头发。之所以出现这种情况，有的人可能是属于病态，但大多数并不是病态，也不需要诊治，只要平时注意饮食起居，保护好头发，“脱发症”就会不治而愈。

①经常洗头。洗头除了能去掉头发代谢出来的头屑和污垢，使头发保持清洁之外，还可以促进头皮的血液循环，增强细胞活力。洗头时不要用碱性大肥皂，特别是不要使用碱面，因为碱对头发的腐蚀十分厉害，可以用洗发香波或洗发膏（水），因为香波和洗发膏除具有适度的去污力外，还有增强头发光泽、柔性的功能，洗后也容易梳理，可以防止头发断裂。用香波洗发后最好再用上护发素，营养保护头发的作用会更好些。

②擦用生发水。大量脱发的老年人大多是发根受损，生发水不仅有营养发根的特殊功能，而且还可以促进血液循环，有止痒、灭菌作用，对减少头皮疾患也有一定预防作用。

③平时可以擦用一些发油、发蜡、发脂等营养保护头发的化妆品，如香波、护发素、冷香洗发膏、乳状香波等，经常使用可以预防和治疗头发大量脱落。

④多吃营养丰富的蔬菜、水果，不要过度劳累。

老年人防治白发“四重奏”

老年人头发变白是一种正常的生理现象，这是因为毛球中黑素细胞活性丧失，而使毛干中色素消失，所以头发由黑变白。但是，老年人完全可以通过适当的保养手段，延缓这种生理现象的发生。特别是严重白发，更要及时治疗，保持心情舒畅，不要过度紧张、劳累。

1. 梳头

中医有说，梳头能疏经络，活血液，滋养头发等。反复梳头可产生电感应，刺激头皮末梢神经和毛细血管，使神经得到放松和舒展感，促进血液循环，加速旺盛的新陈代谢。

具体方法是：

①用普通梳子或篦箕，由前发际慢慢往后梳至后发际，用十指梳理更好，可边梳边揉擦头皮。

②一日梳三遍，即起床后、午休间、临睡前，每次 1 ~ 2 分钟。

③梳时着力适中，既不能“蜻蜓点水”轻轻而过，也不能用力过猛如牛拉犁，以头皮有热、胀、麻的感觉为最佳。

2. 抓头皮

古时五台山道士的抓头皮方法由来已久，并且颇为见效。据说，坚持抓一两年以上，白发者能变白为黑，秃发处能长出新发。

方法是：每晚临睡前、翌晨起床后，手背向外，手心向内，张开十个手指，呈抓钩状，从额骨拈骨穴位抓起，经神庭穴、头顶各穴，拇指、食指、中指、无名指各抓 30 次。

3. 饮食营养

凡深色（绿、红、黄、紫色）食物都含有自然界的植物体与阳光作用而形成的色素，可以补充人体的色素，对头发色泽的保健有益。所以，老年人平时的饮食应注意：

①主食可常食紫珠米、黑豆、赤豆、青豆、红菱、黑芝麻、核桃等。

②蔬菜类常食胡萝卜、菠菜、紫萝卜头、紫色包心菜、香菇、黑木耳等。

③动物类常食乌骨鸡、牛羊猪肝、甲鱼、深色肉质鱼类、海参等。

④水果类常食大枣、黑枣、柿子、桑葚、紫葡萄等。

⑤注意保证充足的蛋白质、维生素等。

⑥多吃植物油，少吃动物类油脂，少吃白糖，可以用蜂蜜或红糖少量代替。

⑦桂圆肉、莲子、大枣等，放入粳米中，煮成粥。每日 2 次，连服 15 ~ 30 日。可以滋补气血，使头发变黑。

4. 中药内服和外用

可选用马齿苋子、白茯苓、干地黄、泽泻、卷柏、人参、松脂、桂心等，共捣为散，每日空腹以温酒送服，每日 2 次。适用于老年人精血不足而导致的白发。

可选用菊花、巨胜子、旋覆花、白茯苓、桂心、白芷、牛膝、荜澄茄、覆盆子、旱莲草等，蜜制为丸，空腹温酒送下，每服 30 丸。适用于老年人肝肾阴虚而导致的白发。

用当归、干松、石膏、滑石、酸石榴皮、母丁香、白檀香、没石子、白及等药，研末，用米醋调成膏状，涂于头发上，用荷叶包紧，次日早晨洗去黑色。用此方可以染发。

老年人染发谨慎，六个步骤须遵循

刚刚步入老年期的一些老年人在发现自己头发变白时，往往会选择将其染黑。但如果染发不当，则很容易对健康造成损害。

为了正确而有效地染发，老年人可以参考以下具体染发方法和步骤：

①用洗发香波洗净头发，去除头发上污垢、脏物。

②用牙刷把染发药水涂到头发上，可从两鬓角处开始，逐渐刷至顶部。在涂刷染发药水时，可使用梳子配合。头发可分成若干束，逐束涂刷药水，直到刷满全部头发为止。

③用梳子轻轻梳理头发，使全部头发浸透药液，然后让染黑的头发自然晾干。

④待头发自然晾干后（约半小时），用清水将染过的头发冲洗一次，去除头发上剩余药液。

⑤用干毛巾将冲洗过的头发擦干，涂上发乳，头发自会乌黑发亮。

⑥每年染发次数最好能控制在两次以内，过多过频地染发容易对身体造成伤害。

善用假发七法，让您风华无限

有些老年人头发稀少，为了美观，常戴假发。假发若选择合适，可使老年人风华无限。

假发选择和使用的方法如下：

①假发按质料分，有真发制品与化学纤维制品两种。真发制品离开人体就失去了营养，易枯萎变形，还会传播疾病；化学纤维制品实用、经济，可以自己梳出各种式样。所以，选择化学纤维制品较为合适。

②选购假发时，要多试戴几次，发套要稍大一些，以免影响头部血液流通，戴时可用发夹夹住，不必担心被风吹掉。

③选择假发还要注意自己的发色、肤色和脸形。皮肤白的人，不要用太黑的颜色；皮肤黑的人，宜用浅色。最好选用和自己原来发色相同的颜色，看起来较自然。

④假发要经常用梳子梳理，天天戴需天天梳理。烫过的假发，要按波浪方向从上到下，从下往上梳理。

⑤要对假发进行认真的保养，每过几天擦一次头油，使头发保持光亮。

⑥假发使用 1 ~ 2 个月后，要清洗一次。方法是：先把头发全部梳通；洗发用水，最好是温水加洗发精，也可在温水中加入适量皂液，一边洗一边梳，不要用手揉搓；洗净后用清水顺着头发方向漂净，用毛巾将水吸干，然后阴干，用塑料袋套好。

⑦可用理发工具美化假发，并梳理出各种发型。

化妆品永远不限年高

有的老年人以为自己年龄大了，就用不着化妆打扮，也不需要化妆品了。其实不然，老年人也需要化妆品，这是因为：

①皮肤表面虽然有一层脂肪膜保护，但是由于风吹日晒，或者接触刺激性物品，脂肪膜会遭破坏。特别是老年人，皮肤老化，发硬变脆，表皮干裂。使用润肤类化妆品，可以补充皮肤中的脂类物质，使皮肤光润、柔软。

②化妆品中含有洁净皮肤的物质，能清除皮肤表面污物，使皮肤洁净光滑。

③老年人经常使用化妆品，还可以延缓皮肤衰老，防止皱纹。

因此，老年人应注意选择合适的护肤化妆品：

①干性皮肤的老人应尽量少使用碱性肥皂洗脸，可使用一些保湿润肤的洗面奶等。洗脸后搽上些油质护肤品。

②油性皮肤的老年人，可使用一般香皂洗脸。洗脸后不要搽油质化妆品，可选用一些保湿霜、露或粉质霜膏等。

③有皮肤过敏史者，应搽一些弱酸性化妆品。

延缓面部皮肤老化五大措施

老年人由于皮脂腺萎缩，皮下脂肪层变薄以至消失，皮肤血管壁变厚，血流量减少，因而皮肤出现皱纹，显得干燥而粗糙，还会出现大小不等的老年斑。这些都属于皮肤老化现象。而皮肤老化现象又以面部最为明显，但老年人可以采取一些积极措施，延缓这种老化，使自己青春长驻。

1. 多吃富含高蛋白、多种维生素的食品

皮肤、肌肉、软组织内除了水分，主要就是蛋白质。多吃含蛋白质丰富的食品，如肉、蛋、奶和豆制品等，能增强皮肤的弹性，延缓皮肤皱纹的出现。

各种维生素也都能增强皮肤的弹性和光泽，延缓皮肤干燥、粗糙的过程，尤其是维生素 E，对于抗皮肤老化作用更加明显。因此，老年人要多吃含维生素丰富的各种蔬菜和水果，如果蔬菜和水果中的含量不足，可服用一些维生素作为补充。

2. 注意正确的洗脸方法

每天洗脸次数不要太多，以早晚一次为宜；也不要使用碱性太重的肥皂，以免皮肤过于干燥；洗脸时最好交替使用冷水和温水，既能促进血液循环，又能去污；不要经常用过热的水，会使皮肤变得松弛，出现皱纹。

3. 经常保健按摩

方法是：先用湿热毛巾敷在脸上 2 ~ 3 分钟，再擦上一些雪花膏，然后使用手背轻轻拍击额下的皮肤，接着将两手食指从鼻子两边轻轻滑过整个面颊到太阳穴为止，反复数次；再将两手从鼻梁向上经过前额向两颊做曲线按摩，反复数次；最后将两手中指由下而上，沿眼睑周围按摩，反复数次。各个按摩动作要单向进行，不要来回按摩。

这种按摩每天做 2 ~ 3 次，每次 15 分钟左右，如能坚持不懈，将有助于促进血液循环，增强皮肤弹性，锻炼面部肌肉。

4. 适时的药物护理

用等量的鸡蛋清与蜂蜜调和，或用蜂蜜和甘油各一份加冷水三份，与适量的极细米粉调和，加热成膏，每日搽脸 2 ~ 3 次，搽后 10 ~ 15 分钟即洗去，可保持皮肤柔软而光泽，延缓皱纹产生。还可用鸡蛋清与等量的冷开水调和，或用米醋五份加甘油一份调和后搽脸，也能保持皮肤细嫩。

5. 预防增生损害引起的破溃与恶变

增生，是指某些部位的某些组织增生。例如，老年人表皮萎缩的同时，额面部皮肤却会有以表皮增生为特征的老年疣；皮脂腺萎缩、皮脂分泌减少的同时，颧、额、鼻部反而见到老年皮脂腺增生，等等。

而有些老年人鉴于以上某些损害会有碍观瞻，便可能会自觉不自觉地抠抓、抚弄；有些长在面部的增生损害如老年疣，则易受日光刺激而起某种变化……这些都是老年人在保护面部皮肤时不可忽略的重点。

控制老年斑六法

人到老年，面部除皱纹明显增多外，还会因血管逐渐老化与硬化长出很多褐色斑点，这种斑点被称为老年斑，也叫寿斑。老年斑多发生在面部、上肢等部位，大小不一，多少不等，通常在 50 岁以后即开始出现，随着年龄的增加，褐色斑点逐渐增多或扩大。

一般来说，老年斑的发生率很高，几乎绝大多数老年人都能发生，应注意控制：

①调整饮食中的脂肪含量，每天脂肪总的摄入量不宜过多，达到人体总热量的 20% ~ 25% 即可。另外，注意使饮食中的不饱和脂肪酸和饱和脂肪酸的比例合适，一般以（1.25 ~ 1.5）：1 为宜。

②多吃富含维生素 E、维生素 C 的食物，维生素 E 能减少褐质的形成和沉积，维生素 C 可以改善皮肤细胞代谢，都有助于防止形成老年斑。绿叶菜、水果、鸡蛋、动物肝脏等富含维生素 C、维生素 E、维生素 A。

③多吃些茄子，老年斑也会明显减少。茄子味甘、性凉，含有丰富的维生素 A、B 族维生素、维生素 C、维生素 D，以及蛋白质和钙，能使人体血管变得柔软。茄子还能散瘀血，故可降低脑血管栓塞的概率。

④将枸杞子和地黄研为细末同服，可以治疗老年斑。

⑤经常锻炼身体，使体内脂质代谢正常，也利于预防老年斑的形成。

⑥对于面部出现的老年斑，不要用手指抠抓，也不要乱用腐蚀性药物，以防损伤皮肤。

穿衣六法，让健康快乐“靓”起来

老年人阳气日虚，各种生理功能逐渐衰退，对外界适应能力较差，抵抗力减弱。因此，老年人在穿着上不仅应该讲究美观，更要注重实用性。

（1）年轻化：老年人在穿衣打扮上，应参照比自己实际年龄小十岁的年龄段去努力，通过服饰给自己一个“仍年轻”的心理暗示。

（2）舒适性：老年人早、晚穿上一身“运动装”，既舒适休闲又有利于锻炼身体，显得健康、活泼、富有朝气。

（3）讲究色彩：逢年过节，老年人是家庭之“宝”，当“靓装”在身时，自然会成为喜气的营造者。如果是一个性格比较内向的老年人，在穿衣上应该选择鲜艳一点的；如果是性格外向型的，选择色调暗淡一点好些。

（4）选择合适衣料：应以棉、麻、丝制品为主，要求舒适柔软，冬季保暖性能好，夏季透气性好、凉爽、吸湿性强。

（5）适度得体：老年人身材本来就不太美观了，如果穿着再不合体，那肯定会“影响市容”。此外，穿得高档一点，不仅能提高自己的自信，也适合老年人的身份。

（6）注重整洁和搭配：老年人最忌邋遢，因此，服饰一定要整洁干净。同时，还应注意一些装饰物的搭配，如帽子、围脖、手套、眼镜、鞋子等物品的协调性，在档次上也应尽量统一。

老来穿衣须“三不紧”

（1）衣领不紧，让脖子“放松”：在选择衬衣时，领口一定不要过小，否则会影响颈椎的正常活动，容易引发颈椎病，还会使颈部血管受到压迫，使输送到大脑和眼部的营养物质减少，进而影响视力。衣领过紧还会压迫颈动脉窦，引起心动过缓甚至暂停、脑部供血减少、头晕乏力，严重者还可出现晕厥。

（2）裤腰不紧，给腰“减压”：很多老年人为了方便，喜欢穿松紧裤头的裤子，而且不少人都觉得松紧带紧点比松点好，却给健康带来隐患：腹主动脉和下腔静脉受到压迫，引起血液循环障碍；腰椎局部长期缺血缺氧，易发生腰椎损伤、错位、骨质增生，以及腰痛、下肢疼痛、麻木、浮肿；两侧肾脏受压，肾内血液循环障碍，使肾功能受损，易发生肾萎缩；影响胃肠道的正常蠕动，日久会产生消化不良、食欲不振、便秘等。

（3）鞋袜不紧，给脚踝“松绑”： 袜口太紧，容易导致静脉血瘀滞在脚踝附近，致使心脏负担加重，长久下去可引发高血压。脚部长期血液循环不良还会使脚板发凉，日久会诱发鸡眼、脚垫，导致行走不便。

老年人选冬衣，保暖为首要

老年人在选择冬装时，首先应注意服装的保暖性；其次，服装的式样应以宽松、轻软为宜。比如，羽绒服装、驼毛服装、丝棉服装、蓬松棉服装等，都具有保暖性好、轻软舒适的特点。

经济条件好一些的老年人，如选用裘皮服装，可选购狐皮、貂皮、滩羊皮、水獭皮，穿起来显得高雅、庄重、豪华，有气质；呢绒服装中，雪花呢、银枪呢、拷花呢大衣，御寒性能好，也显得高雅。

另外，老年人要保暖，不只是要选好衣服、多穿衣服，还要讲究穿着方法：

①棉衣、毛线衣、绒衣越是松软，里面包藏的空气越多，绝热性能也越好，穿在身上就会觉得越舒适、暖和。

②身上的冬衣穿久了要在阳光下晒晒，让棉絮变得松软，保暖性就好。

③冬衣要合身，内衣要贴身，各层衣服之间要紧挨着，这样，各层衣服之间就保存着一层空气。

④既要注意上身保暖，也要注意下身、手脚部位保暖，免得一处透风，全身发冷。

⑤袖口、领口、裤脚要扣紧，不让空气进出，以使体内热量不散失。

老年人内衣保健“五选择”

很多老年人不注重内衣、内裤的选择，认为上了年纪没必要有那么多讲究。其实恰恰相反，老年人皮肤比较干燥，皱纹较多，抗菌能力较差，合适的内衣、内裤不仅仅是贴身需要，还是帮助老年人在早期发现疾病的好方法。

内衣、内裤的选择应注意：

①老年人不宜穿化纤内衣，应选用手感柔软、吸湿性强、全棉制作的内衣。

②内衣的颜色以本白色或其他浅色为佳，因为浅色内衣一旦沾上污垢，很容易发现并便于及时换洗。尤其对老年女性来说，最好穿白色的棉质内裤，能帮助其查看白带的颜色，尽早发现疾病，及时就诊。

③内衣、内裤不要过硬、过厚，在缝合处也不要有毛刺、线头，以免造成皮肤磨损，引发感染。

④手臂不灵便的老年人，汗衫、棉毛衫等内衣宜选用开襟式样。夏天可穿浅色细布制作的对襟马夹或对襟短袖布衫；冬天可穿厚实绒布制作的对襟立领中式内衣。

⑤选择保暖内衣一定要谨慎。保暖内衣虽然相对保暖，但老年人长期穿着，有的可

引发瘙痒；心血管功能不全者，还有可能引发心律不齐或心绞痛；甚或抑制老年人骨髓造血机能，使老年人机体免疫力下降，继而引发各种感染性疾病；对老年人的神经和内分泌系统的伤害尤为突出，常可引发烦躁、失眠、心慌、多汗、头痛等症状。

老年人选鞋七项注意

老年人在选购鞋的时候，要注意以下七点。

（1）注意不要根据鞋号选鞋：老年人要亲自去商店试穿，不要托亲朋好友从商店代购鞋。因为不同生产厂家的鞋虽然鞋号相同，但是鞋的大小和舒适度却可能不一样。人到老年，脚的肌肉力量减弱，足弓弹性下降，负重能力也大大降低，选择合脚的鞋子，有利于活动和健康。

（2）注意鞋的前部应该宽一些：老年人不要选择前面太窄小的鞋，一定要避免让脚趾受到挤压，这样才会感到舒服。

（3）注意保温：老年人常患有动脉血管硬化，血液循环机能差，供给脚的热量不足，而脚底受寒，容易引起感冒。肠胃虚弱的老年人，还会因脚部受寒引起胃痛、腹泻、腿麻等症状。所以，老年人所穿的鞋必须保温效果好。

（4）透气性要强：脚上的皮肤在鞋中会不同程度地散发水气，如不能及时散去，不仅会使老年人脚部散失的热量增多，不利保温，而且还容易感染脚癣等症。

（5）注意要下午买鞋：经过一天的活动，老年人的脚在下午的时候会产生轻度肿胀，对于血液循环不好的老年人，这种肿胀会表现得更为明显。所以，老年人千万不要清晨买鞋，最好是下午去买。

（6）注意防滑：老年人骨质疏松，对外界事物反应迟钝，动作缓慢，容易摔跤，造成骨折，而防滑的鞋子能在一定程度上避免意外发生。

（7）3厘米左右的鞋跟最合适：老年人肌体协调能力又比较差，穿平底鞋会增加起步的应力，容易扭伤足踝。所以，老年人应选择带有3厘米左右鞋跟的鞋，而且鞋跟还要软一些。

老年性爱，添寿添福

老年人也应拥有“性”福生活

性生活是老年生活的重要组成部分，而我国由于封建传统思想的影响和对性问题缺乏科学的认识，以至平时老年人只要一提到有关性的问题，就会引来各种非议，很多老年人也因此很少关心自身的各种性问题，结果给健康带来十分不利的影响。

据现代科学研究，性爱不是单纯为了繁衍后代，而是人类感情的需要，人越老越感觉需要爱，它可以给人以幸福、快乐与满足。

从心理角度看，如果老年人的性要求和性行为受到不恰当的抑制，得不到应有的满足，就会引起精神上的烦恼和身体上的不适，可使身体免疫功能降低，造成某些病态，出现焦虑、紧张、抑郁等症状。

从生理角度讲，性爱可以扩张动脉血管，促进血液循环，活动筋骨，使肌肉和关节富有弹性，有益于老年人的身心健康，达到延年益寿的目的。

国内外学者研究公认，单身比婚配者、丧偶比白头偕老者、离婚比不离婚者死亡率要高，而且男性比女性更为明显。调查表明：一些恩爱老年夫妻，性生活可以保持到70～80岁，个别男性到90岁以上尚有精子生存。美国科学家还研究发现，性生活和谐的夫妇，直到临终前都保持着良好的性欲望。

因此，科学家奉劝老年人：丧妻再娶，丧夫再嫁；永远不要停止性生活；上年纪的夫妻，应经常相互交谈、抚爱、拥抱和接吻。一句话，上了年纪的人，也应拥有"性"福生活。

老年人必须纠正的三个性心理误区

在我国，老年人在心理上常会有下面这样的"性误区"：

误区1：老年人过性生活是"老不正经"

有的人在思想深处往往认为性生活是不光彩的事，当自己步入老年行列后，更觉得与生殖脱离的性生活属于无意义的肉欲，自己再涉及性问题定会引起子女及他人的笑话——老年人拥拥抱抱、卿卿我我，那岂不是"老不正经"吗？

其实这些人不过是封建残余思想作祟，夫妻间的性爱本是十分美好的事情，老年人更不应该把性生活看成是可耻的事情。

误区2：上了年纪在性生活上就会"力不从心"

随着年龄的增长，有些男人开始担心自己可能会出现阳痿，不能满足老伴的需要；而有的女人则会怀疑自己的容貌不再有吸引力，使丈夫不能充分享受性爱的乐趣……

事实上，这种担心反而会使正常的性功能受到压抑。老年人在进行性生活时，其实完全可以做到力所能及，只要学会互相探索，树立坚定的信心，就一定能找到适合双方的最佳性生活方式。

误区3：房事伤身，应固精养生

中医有"固精说"，认为人的精气宜固不宜泄，把禁欲当成养生之道。因此，很多老年人都对性生活存有戒心，有些老年人明明还有性的需求和进行性生活的能力，却担心"房事伤身"，会影响健康和寿命，便在心理上压制性欲，结果造成性功能减退，反而不利于身心健康。因此，老年人应注意消除这种性心理误区，不必担心性生活会影响健康。

老年男女应切实了解双方的性状态

老年男性的性功能与青壮年相比，强度有明显的差异，但绝大多数老年人的性功能是正常的。

（1）勃起功能：男人在20～40岁时，只要受到性刺激，阴茎就会在10秒钟内完全勃起，硬度较强；但超过60岁的男人，则需要一分钟以上的时间才能勃起，勃起硬度也减退，常常硬而不坚。

（2）耐受性：年轻人在进入高潮时，多不能耐受进一步的刺激而很快射精；老年人则能控制性兴奋，耐受性刺激，延长勃起时间而不射精。

（3）射精变化：年轻时射精时间长、射程远、压力高、精液量多；而老年时射精时间短、射程近、压力低、精液量少，甚至无射精，射精前分泌物也减少，射精时快感减少或模糊不清，射精后阴茎变软迅速。

（4）不应期：年轻时，射精后可在15～60分钟内再度勃起，重复进行性交；而老年人的再度勃起，则需数小时甚至一天以上。

而老年女性的性功能改变主要表现在以下几个方面。

（1）性欲的改变：由于激素水平下降，老年妇女的性欲一般较年轻时有所减弱。

（2）性反应的改变：在兴奋期，阴道润滑液产生的速率和量都明显减弱，妇女一旦超过55岁，特别是60岁以后，这一反应往往需要1～3分钟才能完成；在平台期，大多数老年妇女阴道内的扩张反应比年轻妇女要慢得多；高潮期比年轻妇女有所缩短，阴道退缩反应比年轻妇女迅速。所以，老年妇女对于有效性刺激的反应强度和持续时间都有所减少。

（3）易出现性交痛：老年妇女常出现性交疼痛，这通常是由于阴道壁变薄、阴道扩张功能退化、阴道及入口处的润滑能力减弱等引起的。

（4）性心理的改变：老年妇女的性满足不一定局限于性器官的接触，通过老伴的拥抱、接吻、爱抚等情感交流，也可促进老年妇女的性满足，故满足精神上的爱欲至关重要。

综上所述，老年人的性功能虽然确实正在逐渐衰弱，但绝对不是没有性能力，更不会丧失性欲。因此，老年人是完全有能力过上美满的性生活的。

想获得满意的性生活，五个因素不容忽视

影响老年人获得满意性生活的因素，主要有以下5个。

1. 缺乏性知识

有些老年人常认为自己存在性功能障碍，把射精后24小时之内阴茎不能再勃起、生殖器官敏感度降低等，这些本来在衰老过程中表现出来的正常生理现象误认为是性功

能障碍或丧失，因而产生一种不必要的精神负担，变成精神上的抑制因素，以致逐渐失去对性生活的兴趣和信心。

2. 患有躯体疾病

不少发作过心脏病的老年人，都对性生活敬而远之，担心过性生活会导致再次发病，甚至会引起突然死亡。生病对性生活确实可能会有不同程度的影响，但这绝不应成为老年人远离性生活的理由。其实，只要听从医生的嘱咐，这种危险是微乎其微的。

3. 患有直接影响性功能的疾病

如糖尿病，对性功能的影响主要表现在阳痿、逆行射精、性欲低下、早泄及生精障碍等，从而影响了性功能。

4. 药物影响

由于老年人患病较多，所以平均服药量明显比青年人多。其中有些药就会对性功能造成影响，如经常服用抗高血压药（包括利尿剂）、镇静剂等，都可以导致性功能的紊乱和下降；一些抗忧郁药也可能引起阳痿。如果遇到这类问题，应当告诉医生，一般都可以找到没有这种副作用的替代药物。

5. 饮酒

饮酒对性功能的影响十分明显，大量饮酒会使老年男性性欲减退、女性性高潮推迟。长期大量饮酒会导致性功能障碍，甚至少量饮酒也会抑制男性勃起功能；醉酒后则多表现为性抑制，甚至不能完成性交。

面对以上因素，老年人首先应明确自己对性生活的认识，正确对待疾病、药物、饮酒与性活动的关系，通过合理的调整，充满自信地提高自身对性生活的满意度，并以此促进健康，怡享天年。

老年人性爱八点注意

老年人进行性爱前有几点需要注意。

①树立自信心，相信自己的性能力是正常的。

②轻松、愉快、客观地接受衰老这个客观事实，对于正常的性衰老也要有正确的认识。

③及时治疗老年性疾病，对症处理衰老过程中出现的生理、心理上的变化和不适，不让消极因素干扰性生活。

④性交前不要饱食和酗酒，以免发生意外。

⑤性交前应排空小便，以免尿失。

⑥老年人的体温调节能力已有所下降，寒冷季节时的性生活要防感冒，夏季要防大汗虚脱。

⑦老年人的皮肤弹性下降，感觉不太灵敏，因此，需要更久、更多、更直接的机械刺激才易于唤起性兴奋。

⑧老年人虽已无生育能力，不需避孕，但性生活还是有许多禁忌，不能随心所欲，毫无顾忌。下述情况不应过性生活：长途旅行或工作过度疲劳；刚洗完热水澡；过于兴

奋；悲痛之至；一方发高热，病情严重；女方阴道出血或有炎症。

老年性爱频率，贵在顺其自然

老年人性生活的次数和时间一般不应有限制，可以根据各人自身情况，顺其自然。

1. 调节好性生活频率

老年人的性交次数取决于其健康状况、文化修养和习惯等，一般没有什么固定的界限。国外调查发现，60 ~ 64 岁的老年人平均 10 天一次性生活，65 ~ 74 岁平均半月一次性生活为宜，个别人 80 岁仍可过性生活。

老年人要判断自身性生活频率是否恰当，可通过以下标准：

①性欲是自然而然激起的，任何勉强的性交或应付式的性交都是过度。

②性交的全过程是自然而然地进行和完成的，身体和心理上都没有出现不适，就属正常。

③性交后，应不影响睡眠及次日的精神状态。

2. 选择适当的性生活时间

老年人的体力和精力均比年轻人差，房事应安排在睡了一觉之后，或者是在早上起床之前进行。因为经过充分的休息，老年人的精神和体力都恢复了，比较容易得到性满足。

当然，还要根据各人的情况而定，不必只限于晚间，什么时候性冲动来了，只要居住环境条件许可，可以随时进行。

掌握三方面性爱技巧，尽享鱼水之欢

1. 适宜的性生活强度

老年人的肌肉张力、灵活性和耐久力都有所降低，性交动作过度剧烈易导致腰背痛或发生肌肉损伤。因此，性生活时的动作不宜快、不宜猛，应和风细雨，柔和缓慢。

为减少老年人性生活过程中的体力消耗，其性交体位可以采取侧卧位、坐位（男性坐在有扶手的椅子上）、立位或女上位。其中，以侧位为最好，不仅能节省体力，还可避免颈部过度弯曲或伸展，造成眩晕或昏迷。

老年人性交时间不要持续太长，应在 10 分钟左右结束，起身不可太突然。如有头部不适、眩晕或头痛时，应停止性交，躺下休息。有心脑血管疾病者，应控制自己的情绪，避免过度兴奋和过急行动，以防意外发生。

2. 夫妻双方配合好

老年人要注重情感沟通，夫妻性生活中的心理满足比生理满足更为重要。因此，当性生活失去和谐，或一方出现性功能障碍时，切忌误认为自己年岁大不行了，无力过性生活了，更不能埋怨对方。否则，只会加重双方的心理负担，造成精神疾病。

双方应付出更多的关怀和体贴，使对方在精神上、心理上分享温馨的性爱，特别是性生活前的爱抚决不能省略。

正确认识女方的性需求和正常的性减退、性态度的改变及性兴趣的变化：如果女方身体不舒服，不要勉强，否则会使女方感到不愉快，产生厌恶和烦恼；必要时可采用一些润滑剂，以消除由于衰老改变带来的不适；老年妇女的性反应还会变慢，应保持适度的耐心。

3. 不必苛求达到性高潮

人体老化是再自然不过的现象，老年人的性生活不可能像年轻人一样“火爆”。老年人应当更多地追求心理上的满足，可通过接吻、爱抚、拥抱、调情等非直接性生活方式的性活动，达到某种程度的兴奋和满足，千万不要苛求达到性高潮。

四类患病老年人的安全性行为

很多人都认为，老年人有病时应完全禁止性生活，这种看法其实是错误的，有时性生活对疾病的痊愈反而有促进作用，只要注意适时采取安全措施。

1. 慢性病患者

多数慢性病患者如能根据病情及自身体力情况，在性交时采取适当措施，是可以维持较好的性生活的，必要时，还可以用“性游戏”代替性交，以满足患者的情欲。但患者若处于急性发作期或治疗期，应暂停性生活。对于重病患者来说，则应绝对禁止性生活，以防加重病情、发生意外。

2. 高血压病患者

高血压病患者若存在由高血压病引起的头痛、头晕等症状，或者舒张压高达 16 千帕左右就应避免性交，一定要等血压平稳后才能过性生活，因为性交中过度兴奋可诱发心脑血管意外。同时，高血压病患者在饱餐或酒后也不能进行性生活。

3. 冠心病患者

冠心病患者如果在性交中或性交后出现胸闷、心悸或呼吸困难，就不能进行性交活动。

如果患者需服用扩张冠状动脉的药物才能勉强进行性生活，就说明不应进行性交活动，否则，不但不能用药物预防性交中的心绞痛发作，还可诱发心律紊乱和心肌梗死。

4. 心肌梗死患者

心肌梗死患者一般应在心肌梗死后 4 个月到康复阶段才可开始过性生活。如果急性心机梗死时有明显的心律失常或心力衰竭等并发症，则禁止房事活动的时间要延长 4 ~ 6 个月，且事先应由医生根据检查结果来决定。

培养良好生活乐趣，融休闲与养生于一体

读书有味身忘老

古往今来，许多名人都对读书养老这一问题有过精辟的论述。南宋大诗人陆游的深切体会是“读书有味身忘老”，“病需书卷作良医”。现代散文作家秦牧的感想是“书中自有妙药”。戏剧电影大师夏衍则说得更具体：“不爱动脑，不喜欢读书，不爱思考的人，很容易得‘老年痴呆症’”。

现代科学家认为，老年人读书主要是脑运动。人的大脑用则进，不用则退，尤其是老年人经常读书，可增强人的思维能力，促进大脑细胞的新陈代谢，预防大脑功能过早老化和衰退，再通过脑协调控制全身的功能，达到健康长寿的目的。

对老年人而言，书的作用非保健品可比。志满时，书是心灵的净化器，认真读书能达到超凡脱俗的境界；烦闷时，书是安慰者，能让您处变不惊，宁静致远。许多疾病都来源于不良的情绪和不良的品行，而读书正是最好的心理疗法和道德规范。

每一本好书的字里行间都闪烁着人类文明的精华，格言警句让人警醒，至理名言让人彻悟，风趣的语言让人愉悦，优美的描写让人赏心，壮烈的故事让人振奋，生动的情节让人舒畅，凄婉的叙述让人牵情，老年人会在不知不觉中得到精神上的享受，使身心得到舒展。

清代文学家龚自珍曾有“若使鲁戈真在手，斜阳只乞照书城”之句，便是希望老来能多些时间读书。老年人有较多闲暇，不但有读书时间，而且可以悠闲自在地读书，没有世俗的功利目的，只是探求一些自己感兴趣的学问，以娱情乐心，消遣快活。

现代老年人一般都有文化基础，读书养老适应面较广，只要培养起兴趣，完全可以身体力行。读什么书，完全可以自己选择，比如，欣赏一些名言警句，学习一些名人的养生之道，了解一些国内外时政要闻等。

为了坚持读书，老年人可根据自己的生活习惯安排时间，每天两次读书，每次一小时左右。晨练之后吟诵、朗读诗词美文，既使咽喉得到锻炼，扩大肺活量，又可激励老年人的思想感情，产生心理效应；午睡之后，清茶一杯，静坐阅读，心无旁界，一片清明，完全进入书里描述的境界，更是一件乐事！

笔砚留香，挥毫泼墨伴夕阳

习字书法，人之雅趣。古人云：写书用于养心愈病，君子乐之。苏东坡曾说：“笔砚纸墨皆精良，亦自是人生一乐。”元代黄公望提倡“以画为寄，以书为乐”。陆游有诗言：“一笑玩笔砚，病体方知轻。”可见，书法不仅是一种创作，还可以练功养生。

老年人在练书法时“不思声色，不思得失，不思荣辱，心无烦恼，形无劳倦”，躯体和精神就会得到放松，大脑处于低兴奋状态，运笔使气力相生，精神专注，合于循体

之规、“无厚入有间”的养生之道，可对机体起到调节、修复等作用，推迟或延缓脑的老化。

书法的创作过程实际也是一种练习气功的过程，如虞世南《笔髓论》所谈：“收视返听，绝虑凝神；心正气和，则契于妙。心神不正，书则欹斜。志气不和，字则颠仆。”老年人练书法，下笔前要气沉丹田，凝神静气，万虑皆息，头正、肩松、身直、劈开、足安、意力并用，隐隐间似有一股暖流贯穿全身，自然就会写出挺拔秀逸的字来。如果“心神不正”“志气不和”，不仅字会写得难看，还会令人神疲气伤。

书法也是纸上的音乐运动，是心灵的洗涤剂，能改善老年人的身心健康。学习王羲之秀美挺拔的字体，可以使性格变得开朗活泼；学习颜真卿端正的字体，就好像聆听一首抒情小调，可以使性格朴实、厚重；学习张旭、怀素那逸势奇状，连绵回绕的字体，就像是一首豪迈的进行曲，可以使心情舒展豪放……

练习书法还可使老年人的手臂肌肉得到锻炼，调节呼吸。被毛泽东誉为“红军书法家，党内一支笔”的舒同，在与外国朋友交谈时曾说：“我平均每天坚持写一个多小时的字。这对我的身体很有好处，经常写字气血畅通，疾病也少。”

俗话说，养身要动，养心要静，练习书法既有动，又有静，是最好的养生之道，所以，老年人应多多挥毫泼墨，调养身心。

超然斗智，棋道颐养天年

下棋，既是老年人的一种社交活动，更是锻炼老年人智力的娱乐活动。老年人常弈棋，能锻炼思维，保持智力，消除寂寞，充实生活，有利于祛病延年。

古人云：弈棋者长寿。古今棋手长寿者不乏其人，明末的高兰泉、清末的秋航，都高寿 90 岁以上；近代象棋名手林弈仙，去世时 93 岁；当代棋王谢侠逊去世时年过百岁。

下棋堪称“斗智”艺术。棋盘之上，虽然只有寥寥数子，但却韵味无穷。两军对垒，是智力的角逐；排兵布阵，是思维的较量。老年人经常下棋，自然能维持智力，锻炼思维，防止脑细胞衰退。

下棋还能帮助老年人恢复记忆力，提高理解和判断能力。在下棋的过程中，老年人为了取胜会不断加强算度，算度越深，获胜的机会就越大。老年人纹枰（棋盘的意思）而坐，从容谈兵，虽然棋子不多，却奥妙莫测，变化万千，自然而然地走入丰富多彩的世界中，享受到无穷的乐趣。

下棋更能养身怡性。下棋时，双方必须精神集中，全神贯注，头脑冷静，深思远虑，心平气和，杂气全消，谋定而动，才能在谈笑之中决出胜负，这对老年人意志的锻炼、品格的修养、性情的陶冶无疑都具有极大的帮助。

下棋对老年人的养生存在着诸多的益处，但无论如何，下棋都是一种消遣，所以老年人必须注意保持一种超然的态度，要善于控制情绪，不以输赢为重，不过分紧张和激动。否则，过分冥思苦想，就会引起情绪波动，妨碍身心健康。

宋代诗人王安石就有棋诗：“莫将戏事扰真情，且可随缘道我赢。战罢两奁收黑白，一枰何处有亏成”。

明代大画家唐伯虎风流倜傥，对棋的胜负更表现出了豁达的态度：“随缘冷暖开怀酒，懒算输赢信手棋”。

可见，老年人从事棋类活动，定要有一种淡泊怡然的态度，不可争强斗狠而沉溺其中。如此，老来退休，平时经常约几位脾性相投之棋友，饮香品茗，横车跃马，岂不乐哉！

音声乐声，声声入耳助长寿

音乐养生在我国历史悠久，早在汉代就有记载：“以管（乐器）为席……扶诸而来者，舆而来者，皆平复如故。”金元名医张子和在《儒门事亲·卷三》中指出：“好药者，与之笙笛不辍。”

音乐对人心理的影响可直接而迅速地表现出来，对生理的影响，如心率、血压、血流状况、胃肠蠕动等也显而易见。一支威武雄壮、高昂激越的乐曲，可使人热血沸腾、激情满怀，产生积极向上的力量；一支哀怨缠绵的乐曲，则会令人愁肠百结、伤心落泪；而一支节奏明快、悦耳动听的乐曲会让人乐而忘忧，体内的神经体液系统也会处在最佳状态，达到调和内外、协调气血运行的效果。

可见，优美的音乐确实能使老年人心情舒畅，延年益寿。不少医院和疗养院都采用为病人播放优美轻音乐的办法，治疗高血压、心脏病、哮喘等疾病，收到了很好的效果。

老人在欣赏音乐时，应该注意选择那些健康、高雅、曲调优美、节奏轻快舒缓的音乐，让音乐成为日常生活中不可或缺的伴侣，从而达到消乏、怡情、养性的目的。

譬如，清晨起床后听听节奏明快、富于激情的音乐，会使您情绪饱满，心情畅快；做家务时，选一些自己喜欢听的音乐，会使家务琐事带来的心烦逐渐消失；长时间地工作或学习后，应选上几支优美、清新的乐曲来调剂一下精神。每日三餐，听轻音乐，会使您增加食欲；忙完了一天，准备上床休息，可选些旋律优美，节奏平和、悠缓的器乐曲，帮助您赶走一天的疲劳，舒坦地走进梦乡。

但是，如同任何事物都有两重性一样，音乐也并非都是有益的，不好的音乐很容易使人走向反面。除黄色音乐、靡靡之音外，有些“现代派”音乐，堆积大量不和谐的乐音，音调怪诞，尖声刺耳，节奏疯狂，与噪声没有多大区别，对老人的健康有很大的危害。

因此，老年人必须重视曲目的选择和音量的控制，若分贝过高，对神经刺激过度，会引起听力受损、血压升高、心率和呼吸加速、肌肉紧张等症状。要是经常忍受 80 分贝以上的噪声，耳朵和身体都将产生一种有害的超负荷的感觉；超过 115 分贝，严重损害大脑皮质；超过 175 分贝，会致人死命。

应该指出的是，音乐养生疗疾要因人而异，因症而异。老年人要用之得当，才能起到好的养生作用。

京腔京韵，国粹养生“四大件”

京剧是我国的国粹，深受广大人民群众的喜爱。清晨早起，在公园街巷，不时会听到有人嘴里哼着京调怡然自得。有些“票友”虽已满头银丝，仍然气力充沛，声音洪亮。这是因为京剧能给人带来青春活力，具有一定的养生妙用。欣赏京剧要从以下四方面着手。

1. 听

京剧主要是听。京剧节奏变化丰富，慢板、快板、散板、摇板，使人的神经在不断的变化中得到缓解，变得神清气爽；京剧唱腔别具韵味，如行云流水，或飘逸，或厚重，或圆润，或清脆，使人受到美的感染，更加豁达开朗。

听京剧还可以品味历史，洗涤心灵。传统京剧的内容大多是中国历史故事，惩恶扬善、忠孝节义，充分体现了民族文化的美德。

2. 观

看戏同样是精神上的一种愉悦享受。京剧中各色人物，青衣俊美，花脸脸谱丰富多彩，武生英武，老生飘逸，丑角诙谐幽默，再加上简洁的舞台、华丽的服饰，国画大写意的表演方式，在唱念做打中，不由得让人感叹这种古老艺术几百年来千锤百炼的功力。

3. 唱

气是维持人体生命活动的根本，气足则血盛，无气则无力。而演唱京剧最讲究换气和用气，这本身就是对人体内精、气、神的培植，以增强真气运行，使之阴阳调整，气力充足，身体健康。

再者，学唱京剧可以增加大脑的良性刺激，使思想集中，消除急躁心烦情绪，从而起到养生的作用。特别是演唱京剧各流派的著名唱段，更会使人如醉如痴，在不知不觉中忘掉名利，忘掉疾病，甚至忘掉年龄。

4. 做

学唱京剧时，既有静，又有动，才是最好的养生。比如：老人唱戏时要头正、肩松、含胸、收腹，意气并用，给自己以振奋、向上的力量；京剧表演中的“手眼身法步”可锻炼四肢；默记戏词可防止老年痴呆。

所以，老年人平时不妨多压压腿，走圆场，练水袖，这和体育锻炼没什么区别，既练了功夫，又练了身体，一举两得。傍晚到水边树林，溜溜嗓子，还顺便呼吸了新鲜空气，有氧运动也不过如此。

莳花弄草，健身养心怡性

人类爱花，古来有之。而人类之所以爱花，不仅因为花能美化环境，还因为它对人类健康有很大的助益。老舍在散文《养花》中说："我总是写了几十个字，就到院中去看看，浇浇这棵，搬搬那盆，然后回到室中再写一点，继而再出去，如此循环，把脑力劳动和体力劳动结合在一起，有益于身心，胜于吃药。"

对于老年人而言，养花是一种愉快的劳动，比如移盆、换盆、松土、施肥、浇水、剪枝等都能活动四肢，灵活关节，使身体得到锻炼。尤其是自己亲手栽培的花木，差不多每天都要去关照，看花蕾孕育、绽蕾而出、花朵盛开，既有期待的喜悦，又有通过自己辛勤劳动而获得报酬的欢乐。

养花也是陶冶情操、有益身心的一项活动。老年人寄情于红花绿叶，可以从枝繁叶茂的勃勃生机中感受到自己生命的价值，激励对生活的热爱，从而消除夕阳西下的迟暮感。南宋诗人陆游晚年在家种花，写诗自娱："方兰移取遍中林，余地何妨种玉簪，更乞两丛香百合，老翁七十尚童心。"

花的风姿、花的神韵、花的清丽、花的怡静，能帮助老年人洗涤心肺，疏解内心的忧郁、烦恼，从而促进身体健康。对慢性疾病如神经官能症、高血压、心脏病患者，更有改善心血管系统、降低血压、调节大脑皮质等功能。

养花还要有科学的技术知识，比如花的构造、色彩、香味等涉及植物学、化学等学科知识；花卉的光照、温度、空气、土壤、水分、营养元素的关系又涉及自然科学的各个领域等。每个爱好花卉的老年人都希望自己亲手莳养的花卉能常开常香，但不掌握上述科学知识，是很难达到这一目的的，这就要求老年人要多学习，多动脑，多实践。

现代科学同时证明，花的香气能镇静安神，调和血脉。紫罗兰和玫瑰的香味使人身心爽朗、愉快；天竺葵的香味能镇静神经和消除疲劳；康乃馨的幽香有"返老还童"之妙，可唤醒老年人对自己孩提时代纯朴欢乐的回忆；茉莉、丁香的香味可以让人感觉轻松；金银花的香味有明显的降压作用，等等。

据观察，经常从事园艺劳动的人较少得病，这是由于花草树木生长的地方，空气清新，负离子积累也多，可以获得充足氧气；同时，经常醉心于种植、培土、灌水、收获，也易忘却其他不愉快的事，从而调节机体神经系统功能，为防病与病的自愈提供了有利条件。

因此，老年人在离退休之后，不妨多多栽培花卉，既有益于健身，又可怡情养性，增添生活乐趣，可谓一举数得！

养鱼赏鱼，自得其乐

养鱼是老年保健的一项必修课，通过适当的体力劳动、轻松愉快的欣赏和不断更新的技术知识，定会使心情变得舒畅，精力更加旺盛。

1. 养鱼可使人变得勤快

给鱼缸换水是一件挺累的事，但因每次换水都是为鱼的“居室”搞一次大扫除。为了让鱼儿吃好，还要自己动手缝制网具，每天清晨到附近河溪里去捞鱼虫。平和的心态，轻微的体力劳动，天长日久，其健身功效不亚于气功、太极，既可舒展筋骨，又可轻松大脑。

2. 养鱼贵在观赏

观鱼赏心悦目，神怡气爽，可消除老年人的疲劳感，化解生活中的烦恼，对怡神、养性、益寿都非常有益。闲来无事之时，老年人不妨静坐在鱼缸前，用眼睛和心境与鱼交流，感受心气恬静，体味自我的人生乐趣。

看鱼吃食更是一件妙趣横生的事，它们您争我抢，上下翻飞游动，欢快感人。幼鱼条条贪吃，非把肚皮撑得鼓鼓的不可。新生下的小鱼吃食很费力，因为它们的小嘴巴和鱼虫差不多大，好不容易咬牢却吞不下去，可是它们决不松口，会顶着水流飞快地向前进展，借助水的推力把猎物慢慢地吞到肚里。

3. 养鱼能增长知识

为了更好地喂养金鱼，老年人会不断地增长自己的生物知识，从而培养了自己爱自然、爱生物的情操和热爱生灵的博大胸怀。加之养鱼的环境宜人，更增添了生活乐趣，陶冶了审美情操。

老来闲哉，养鱼观赏，宁静平和，免灾去病，颇有此身融入大自然，其乐融融之感，相信老年人定会受益匪浅。

钓翁之意不在鱼，在乎情趣之乐也

钓翁之意不在鱼。凡垂钓者，不管钓多钓少，总是兴味盎然，乐此不疲，其原因就在于垂钓既陶冶人的情操，培养人的志趣，又是一种健身养生的好方式。

垂钓是一种行之有效的自我精神疗法。当一条活蹦乱跳的鱼儿被钓上来后，会使人欣喜万分，心中的快乐难以言表；鱼儿进篓，又装饵抛钩，寄托新的希望。这些乐趣会冲淡老年人精神上的忧虑，必然有利于疾病的医治和病情的好转。

垂钓能使老年人的神经得到松弛。垂钓之处，大多是湖边塘畔，或水库滩涂，或江岸河沿，或涧岩溪旁，水浪翻飞，草木葱茏。老年人与青山绿水、花草虫蝶为伴，与风声、鸟语、鼓蛙、虫唱、流琴、鱼闹、林喧为伍，自会脑清目明、心旷神怡，对于长期神经衰弱的老年人来说，可谓“益莫大焉”。

从垂钓姿势上说，老年人时而站立，时而坐蹲，时而走动，时而又振臂投竿，静中有动，动中有静。静时可以存养元气、松弛肌肉、聚积精力；动时可以舒筋活血、按摩内脏、产生抗力。如此动静结合，刚柔相济，自然使人体内脏、筋盘及肢体都得到了锻炼，增强了体质。

钓鱼可以为老年人带来诸多好处，也就无怪乎许多老年人都爱好垂钓，纷纷拿起渔竿，走出户外，投入到大自然的怀抱中。

虽说老年人钓鱼时重点不完全在鱼身上，但该掌握的技巧还是需要熟悉的，免得空手而回，扫兴而归。

①懂得鱼儿的生活习性。鱼是冷血动物，在气候浮动、乍冷乍热时刻，欲眠少食。早春时节，地气上升，细雨蒙蒙，气温较为恒定，鱼喜觅食；夏季和秋季，晌午气温较高，鱼乐于游入深水草中小憩，只有清晨傍晚，气温适度，鱼儿才觅食；冬天，气候寒冷，鱼儿一般待在能避寒就暖的朝阳的浮草之中。正是："春钓雨雾夏钓早，秋钓黄昏冬钓草。"

②钓前，先在下钩的地方撒些蚯蚓、饭粒、面粉团、豆饼之类的鱼饵，以诱鱼群，即所谓"欲取之，必先与之"。

③钓时，要当机立断，甩竿早了，鱼钩还未将鱼挂牢，鱼出水面后，易落入水中逃脱；甩竿晚了，则鱼儿会在贪到便宜后脱钩而去。而鱼钩是否挂上了鱼，一般可以从鱼漂在水中漂动的形式和下沉的速度上加以判断。

但医学专家提醒老年人，在享受垂钓乐趣的同时，还应注意以下事项：

①防止跌入水中。

②注意防晒、防风、防湿。

③一般不宜到离家太远的地方，以免疲劳过度。

④因是户外活动，垂钓时间不宜过长。

⑤不要因为钓不到鱼而心情不快，重在享受垂钓过程的乐趣。

⑥风湿病患者应舍此活动，近水可使病情加重，身体不适。

⑦不宜坐在潮湿处，以免染病。

游山玩水须注意八个要点

旅游，不仅是年轻人的专利，也是老年人所喜爱的休闲项目。谁不热爱如画的风景、大自然的清新，更何况人到晚年，心境悠然，更钟情于返璞归真。此外，旅游也是一项很好的健身运动，老年人漫步于山间小径，融化于翠绿之中，既赏心悦目，又能活动筋骨、延年益寿。但是，老年人外出旅游必须因人而异，不能过度劳累，否则会适得其反。

老年人旅游应该注意以下几点：

1. 行前要体检

老年人旅行前都应先做体检，征得医生同意，方可前往。然后，再根据自身状况和病情，选定旅游点，安排旅行日程，能远则远，不能远则近，不要勉强。

2. 选择适宜的季节

对年轻人来说，一年四季都是旅游的好时光，即使是在寒冬腊月，也可踏雪赏梅，领略那银妆素裹的自然景色。可对老年人来说，就不能如此随心所欲了，特别是对患心血管及呼吸系统疾病的老人来说，寒冷的天气不宜出游。炎热的夏季对老年人也不适宜，易引起中暑。故而老年人旅游的最佳时期，应该是春秋两季。

3. 选择适宜的景点

我国地域广大，拥有众多的名山秀水，但老年人宜少游山，多玩水，多游古典园林。因为游山免不了要登高涉险，老年人的腿脚毕竟不如年轻人利索；若游古典园林，赏玩湖光水色，便无攀登之劳。如可游玩浙江的西湖、无锡的太湖、苏州的古典园林等，这些迷人的景色会使老年人感到赏心悦目，美不胜收。

4. 要结伴同行

有的老年人不服老，精神虽佳，但体力毕竟已随着年龄增大而日渐衰退，这是不可抗拒的自然规律，六七十岁的老大爷怎么能比得上二三十岁的小伙子?

所以，老年人最理想的旅游方式，是与一位比较年轻的人结伴同行，彼此之间可以有个照应；也可以跟团旅行，在出发前要及时向随团保健医生介绍身体状况或病情；再者，随身还需携带一根拐杖，以助一臂之力，确保行走安全。

5. 携带必要的药品

这些药品主要包括两类，一是要携带一些防治慢性病的药，如患有高血压病、糖尿病、冠心病的老年人，出游时尽管无症状表现，但也要有备无患，带些必要的药品；二是要带一些防止晕车、晕船和止泻、消炎或通便药，出门在外，生活习惯有所改变，容易引起便秘，也可因水土不服而出现腹泻；还要带一些伤湿止痛膏、酒精、药棉、红药水之类的物品。

6. 携带适当衣服

春秋季节，天气的变化多、温差大，尤其是春季，早晚气温悬殊较大，所以必须多带些轻便、保暖的衣服，便于增减和替换；最好穿双适足、松软、透气的鞋，保证旅游顺利；还要带上雨具，以防不测风云，使身体受凉。

7. 避免过度疲劳

乘火车人多拥挤，车厢污浊，坐汽车颠簸厉害，倍感疲劳，故老年人长途旅行最好坐卧铺或飞机，也可分段前往。旅行日程安排宜松不宜紧，时间一般以一星期为宜，若旅游时间过长，使体力消耗过多，反而对身体健康不利。活动量不宜过大，行步宜缓，循序渐进，量力而行，以免劳累过度，加重心脏负担，引起旧病复发。若出现头昏、头痛或心跳异常时，应就地休息或就医。

8. 饮食起居多注意

旅途中饮食宜清淡，少吃方便面，多吃蔬菜水果，以防便秘；不食用不卫生、不合格的食品和饮料；不喝泉水、塘水和河水；尽量在住地餐厅用餐，自备餐具和水具，既方便又卫生。

住宿条件不求豪华，但为保证每天6～8小时的睡眠，所以必须舒适安静，可选2～4人间，与陪同人或旅伴在一个房间，便于照顾；不要图省钱住潮湿、阴暗、拥挤的房间，以免影响睡眠，体力不支，或诱发疾病；每晚睡前用热水泡脚，睡时将小腿和脚稍垫高，以防下肢水肿。

总而言之，希望老人们在旅游时不仅能饱览大好风景，而且还能获得身心的锻炼。

第五篇

运动健身，长寿延年

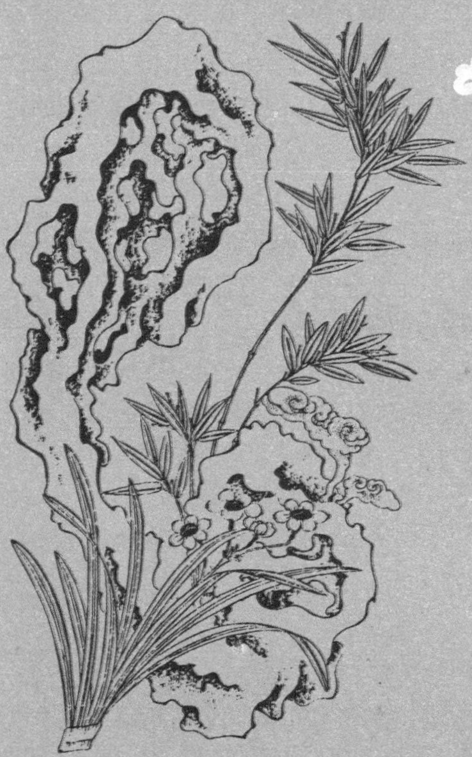

科学运动，健康才能事半功倍

多多益善不足取，老年健身要适度

运动锻炼可以帮助老年人强身健体、防病祛病、延缓衰老，但是，如果运动方法不当或运动强度过大，不仅不能达到上述目的，反而会损伤身体，影响健康。因此，老年人在进行运动锻炼时，要注意因人而异，不要过度运动。

1. 锻炼前要做身体检查

老年人在运动锻炼前最好做一次较为全面的身体检查，然后根据身体情况选择合适的锻炼项目。同时，身体检查的结果又可作为锻炼前的客观指标，便于与锻炼后的情况进行比较，判断运动锻炼的效果。

如果老年人身体一向较好，也可以自己检查一下，如连续下蹲 10 ~ 20 次，或原地跑步 15 秒，看是否有心悸、气促、胸闷不适等症状，如果没有即可开始锻炼。

2. 选择适宜的锻炼项目

老年人的运动项目，一定要根据自身健康状况、条件、爱好等进行选择。

一般来说，以选择各个关节、各部分肌肉都能得到较好锻炼的运动项目为宜，如慢跑、快步走、游泳、太极拳等，而不应该选择运动强度过大、速度过快、竞争激烈的运动项目。老年人也可以利用运动器材进行锻炼。

3. 运动锻炼要循序渐进

老年人大多骨质疏松，肌肉弹性减低，反应迟缓，易出现跌撞、骨折等险情。所以，老年人在参加锻炼时要轻、要慢、要稳，决不能急于求成，而应该有目的、有计划、有步骤地进行，要日积月累，这样才能取得满意的锻炼效果。

开始锻炼时，运动量宜小，应从最简单、最轻微的活动开始，一点一点地增加运动量。每次运动量的增加，间隔时间都应长一点，要等适应以后再逐渐增加。锻炼的动作要由易到难、由简到繁、由慢到快，并注意由静到动、由动到静、动静结合，时间也要逐渐增加。

每次运动时要经过一段时间的运动锻炼后，以运动时感到发热、微微出汗，运动后感到轻松、舒畅，食欲及睡眠均好为宜。

4. 掌握合适的锻炼时间

在过热或过冷的环境条件下进行运动，对于老年人来说，存在着一定的危险因素，因此，老年人在运动时应注意时间段的选择，夏季应选择凉快的时间进行运动，冬季则应在暖和时间段参加运动。

此外，也应注意食后不要立刻进行锻炼，否则会给胃肠带来机械性刺激，使胃肠内容物左右上下振动，损伤胃的生理功能；同时，饱食后副交感神经兴奋，此时若要锻炼，运动效果是不显著的。研究显示，老年人在进行锻炼时，强度运动可在食后 2 小时后进行，中度运动应在 1 小时后进行，轻度运动在 30 分钟以后进行最合理。

5. 注意运动安全

老年人在运动前，应把握当日的身体状况，如有睡眠不足感、过度疲劳感、感冒、痢疾或其他明显不适，则应进行轻度的运动锻炼。

老年人抵抗力较差，故冬天应注意裸露部位的保暖，夏天注意防暑。运动时适当减衣，运动后及时加衣，预防感冒。

冠心病、高血压病、脑血管疾病患者，在进行锻炼时最好有人陪同，以免发生意外，同时注意随身带好病历卡及必需的急救药品。

6. 锻炼必须坚持

老年人要想通过体育锻炼取得良好的效果，就必须持之以恒，决不能“三天打鱼，两天晒网”。健康的老年人，最好是每天坚持锻炼，每次锻炼半小时左右；实在有困难时，每周锻炼也不应该少于 3 次，每次不少于 15 分钟，强度要达到最高心率的 60% 以上。同时，要合理地安排好时间，养成按时锻炼的良好习惯。

老年人照“方”运动才科学

生命在于运动，运动在于合理和科学。早在 20 世纪 50 年代，美国生理学家卡波维奇就曾提出过运动处方这个概念；1960 年，日本生理学家猪饲道夫教授首先使用了这一术语；1969 年，世界卫生组织开始使用运动处方术语，从而在国际上得到确认。

所谓运动处方，就是以增进健康、增强体质为目的而制定的一系列与个人身体状况相适应的、行之有效的科学运动方法，即用医师处方的形式规定健身运动参加者或体疗病人锻炼的内容、运动量和运动强度。

运动处方是指导人们有目的、有计划、科学锻炼的一种形式，包括的主要内容有：运动目的、运动种类、运动强度、运动密度、持续时间和注意事项等。

在制定老年人的运动处方时，应掌握以下原则：

①老年人个体差异大，必须注意到体质和体检结果的差别比性别和年龄的差别更为重要，制定老年人运动处方应以其体质状况为基础。

②限定安全界限和有效界限。安全界限，指参加锻炼的老年人在保证不会出现意外事故的情况下，所能承受的最大运动强度或运动量。有效界限，指达到最低锻炼效果的最小运动强度或运动量。安全界限和有效界限之间，就是运动处方最安全而有效的范围，在这个范围之内，运动强度、时间和频率等数据越高，效果就越显著。

③要便于修订调整。运动处方应用于多数老年人，有的人适应，也有人可能不适应，即使是根据检查结果开列的处方，也不一定在任何时间、任何地点都最合适。因

此，对于初定的处方，在实行过程中要进行一次或数次调整，使之成为符合自己条件的处方。

④考虑持之以恒的原则。老年人锻炼的目的首先是提高锻炼兴趣，养成锻炼习惯，以便长期坚持下去。

⑤遵循老年生理特点。由于老年人血压容易升高，对于那些需要强肌力的运动、无氧运动、举重以及仅限于上肢的强肌力训练项目应当避免；需要敏捷性的不可勉强进行，如打羽毛球、乒乓球、网球、篮球等，只有具备锻炼基础的老年人才可以。适合老年人的运动项目主要有步行、慢跑、太极拳、五禽戏、门球、老年健身操（迪斯科）、气功、瑜伽功、高尔夫球、爬楼梯、游泳以及室内步行机、功率自行车等，加上腰腹部及上肢肌力练习。

⑥运动处方的格式目前尚未统一，可根据不同的需要采用不同的格式，一般填写格式如表 5–1 所示。

表 5–1　运动处方格式（正面）

运动处方
姓名＿＿＿＿　性别＿＿＿＿　年龄＿＿＿＿　职业＿＿＿＿　单位＿＿＿＿＿＿＿＿
医学检查：
脉搏　　次 / 分　　最高心率　　次 / 分　　血压　　千帕
最大吸氧量　　升 / 分　　肺活量　　毫升
心肺听诊
心电图结论：
运动试验结果：
体质评定：
运动内容：
运动强度：心率控制范围 用力级别 代谢强度
运动时间：每次　　分
运动频度：　　次 / 周
注意事项：1. 禁忌运动项目 2. 自我监督项目
医师签名　　　年　月　日

运动处方格式（背面）

日期	运动情况	身体反应

下面举例介绍处方的应用。对于初始参加慢跑的老年人或年老体弱者，建议采用走跑交替健身运动处方，如表 5–2 所示。

表 5–2　老年人 20 分钟走跑交替健身运动处方表

周次	每周跑 2 ~ 4 次	总时间（分）
1	跑 1 分钟 + 走 1 分钟，再跑 1 分钟	7
2	跑 1 分钟 + 走 1 分钟，重复 5 次	10
3	跑 2 分钟 + 走 1 分钟，重复 4 次，再跑 2 分钟	14
4	跑 3 分钟 + 走 1 分钟，重复 4 次	16
5	跑 4 分钟 + 走 1 分钟，重复 4 次	20
6	跑 5 分钟 + 走 1 分钟，重复 3 次，再跑 2 分钟	20
7	跑 6 分钟 + 走 1 分钟，重复 3 次	21
8	跑 8 分钟 + 走 1 分钟，重复 2 次，再跑 2 分钟	20
9	跑 10 分钟 + 走 1 分钟，重复 2 次	22
10	跑 20 分钟（要求不休息连续跑）	20

对于高血压老年人，可参考表 5–3 进行运动。

表 5–3　高血压老年人运动处方

运动种类	①快走与慢跑 速度：120 步 / 分（约 7 千米 / 小时 =2 米 / 秒） ②缓慢上下自家楼梯或蹬功率车
强度 时间	50%VO_2max，心率为 120 次 / 分或最大体力的 50% 每次 60 分钟，约消耗 300 卡热量
频度 运动总量	每周 3 次，持续 20 周 累计运动时间达到 1000 分钟以上
锻炼方法	①隔日 1 次，每次 60 分钟，周计 180 分钟 ②每日 1 次，每次 30 分钟（星期日休息） ③隔日 1 次，每次 30 或 60 分钟交替，周计 180 分钟

运动前要做好准备活动，运动后要做好整理活动

根据运动健身的规律，可以将老年人的健身运动分为三个部分，即准备活动、基本运动和结束整理部分。这三个部分具有不同的特点与作用，如果忽视其中任何一个部分都会影响到锻炼的效果，有时还会对老年人造成伤害。因此，老年人在进行健身运动前应先做准备活动，运动结束后再做整理活动。

1. 准备活动

简单地说，准备活动就是在进行运动之前使人体能够有准备地从安静状态逐步地过渡到运动状态。

老年人的肌肉、韧带的应急性差，突然运动往往不能适应，而在运动之前做好准备活动，则可以提高体温，使肌肉、肌腱的供血充分，预防肌肉撕裂及肌腱断裂。

运动前的准备活动，包括摆头、转头、扩胸、转腰、踢腿等准备动作，还可以采取散步、小跑及体操等全身性活动形式。准备活动的长短要根据季节气候、运动能力等不同而有所不同，一般为 10 ~ 20 分钟，以身体微微出汗为宜。准备活动后，应休息几分钟再进行锻炼，但不能休息过久。

2. 整理活动

在锻炼之后做整理活动的目的，是使老年人更好地由紧张的运动状态逐步过渡到安静状态，使肌肉及时得到放松，以加速代谢产物的清除、消除疲劳、促进体力恢复，从而避免由于局部循环障碍而影响代谢过程，造成恢复过程的延长。此外，老年人做好整理活动，还可预防突发性死亡事故。

整理活动的主要内容包括：1 ~ 2 分钟的缓步慢跑或步行；下肢的柔软体操和全身的伸展体操；下肢肌肉群的按摩（特别是针对运动后容易痉挛的肌肉群）或自我抖动肌肉的放松动作。

如果整理运动完结之后仍有疲劳感，可用温水淋浴，用温水泡脚，或洗澡。适于解除疲劳的水温是 40℃左右，时间以 10 ~ 20 分钟为宜。

必须学会自我监测运动量

自我监测，就是指在运动过程中，经常对健康状况进行观察、记录和评价，目的在于适时调整运动处方和锻炼计划，防止过度疲劳，避免发生运动损伤，诱发疾病。因此，参加运动锻炼的老年人应该学会自我监测的知识和方法，并坚持在运动锻炼的实践中加以应用。

自我监测的内容包含以下两个方面：

一是主观感觉，一般包括运动前、中、后的各种感觉，食欲，睡眠，运动欲望，排

汗量，有无疲乏感，心悸，气短，头痛，腰腿痛等。

（1）饮食：老年人通过适当运动，可增强胃肠消化功能，改善食欲，食量稍增；如食欲下降，需考虑运动项目和运动量是否合适，适当调整。

（2）睡眠：老年人通过运动，一般都会改善睡眠；若通过一段时间锻炼，反而失眠加重，且出现腰酸腿痛难忍，则考虑是否运动过量，及时调整。

（3）疲乏程度：老年人在运动后，特别是刚开始锻炼时，一般会有轻重不等的疲乏感，而随着锻炼的经常化，适应性增强，疲乏感会逐渐消失。如果在健身锻炼后，感到困乏越来越重，甚至产生厌倦感，说明运动量过大，可适当调整。

二是客观检查，包括测量脉搏、呼吸、体重等。

（1）呼吸：运动中呼吸稍快，属正常现象，但不可过快，呼吸次数以 24 次 / 分钟为宜，如出现频繁咳嗽、喘气、胸闷和呼吸困难，则应减少运动量或停止继续运动。

（2）脉搏：可从测脉搏中获得。60 岁以内的老年人，脉搏不超过 120 次 / 分钟，运动量适宜；如果达 130 ～ 140 次 / 分钟，则说明已超量，应减少运动量。60 岁以上的老年人，脉率应保持不超过 110 次 / 分钟，如出现脉搏次数减少或脉律不整齐，应立即停止锻炼，休息 3 ～ 10 分钟后，即可恢复至平时水平，必要时应去医院进行检查。一般健康老年人在运动后 10 分钟，脉率应恢复正常，如不能及时恢复，说明运动量过大，应予调整。

（3）体重：可每周测体重 1 ～ 2 次，最好在每周的同一时间测量。一般开始锻炼的 3 ～ 4 周体重会适当下降，这是由于新陈代谢增强，脂肪减少的缘故。随后，体重会相对恒定在一定的水平上。如果体重持续下降，可能是运动过量或其他原因，应及时查明。

重视老年人锻炼的三个侧重点

1. 注意椎体锻炼，改善中枢神经系统功能

椎体腔内含脊髓，是中枢神经系统的重要组成部分。为此，每天锻炼时要有规律地活动颈、胸、腰、尾椎，尤其是颈、腰椎；可依次做前后屈，左右屈，左右转动，顺、逆时针方向旋转；幅度由小到大，速度由慢到快，次数适量。

2. 加强心血管系统的锻炼，减缓和预防动脉血管硬化

老年人防止血管硬化最适宜的运动是慢跑和步行，时间是半小时到 1 小时。慢跑和快走属有氧运动，能加快血液循环，增强血管弹性，改善心肺功能，有效提高血液中高密度脂蛋白的数量，降低和限制胆固醇在血管壁上的积存，防止动脉硬化。

3. 加强腿部和关节锻炼

“人老腿先老”，老年人要特别注意腿部的锻炼，如跑步、深蹲、踢腿、打太极拳等。另外，在锻炼中可多做四肢关节活动和拉韧带的练习，以保持肌肉、韧带的弹性、延伸性和灵活性。

锻炼中要注意适时补水

老年人在进行锻炼时，不仅会消耗大量的热能，而且也会丧失大量的水分，特别是天热时丧失得更多。出汗蒸发是运动时的主要散热方式，汗液中 98% ~ 99% 为水。

老年人大量出汗，容易使机体脱水，造成生理功能和运动能力的下降。当脱水占体重 2% 时，机体耐热能力降低；脱水 4% 时，肌肉耐力降低；脱水 10% 时，会造成协调能力差、肌肉痉挛；最严重的脱水，可使体温升高、循环衰竭以至死亡。因此，老年人在锻炼进行到一定程度时，要适时进行补水。

老年人在运动中补水时，应注意正确安排饮水量、饮用方法和饮料的成分。

1. 补水量

一般单凭主观口渴感来掌握饮水量是不够准确的，较好的指标是身体出汗量——运动中补充的水量以达到出汗量的 80% 为宜（出汗量可由运动前后的体重变化测得）。掌握饮水量的简单办法是在满足解渴的基础上适当加饮一些。但是，饮水量也不能过多，饮水量超过出汗量时对机体也有不良影响，可引起低钠血症（又称水中毒）。

2. 水的温度要适宜

水的温度以 8 ~ 14℃为宜，这种温度的水通过胃的速度较快。老年人胃肠功能较差，尽量不要饮冷水，突然的冷刺激，会使胃肠道的血管收缩而引起痉挛，以致发生消化系统的功能紊乱，从而不利于水的吸收，反而不能从根本上解决“渴”的问题。

3. 运动前先补水

为了在体内暂时贮存一些水分，减轻运动时的缺水程度，老年人可在运动前 10 ~ 15 分钟适当补水，这样可以使循环血量增加，血液黏稠度降低。但切记不要一次饮水过多，以 150 ~ 200 毫升为宜，以免增加心脏及胃肠道的负担。

4. 少量多次

运动中老年人饮水应少量多次，间隔 20 ~ 30 分钟 1 次，每次 150 ~ 200 毫升，大约 1 茶杯。这种饮水法，水分是源源不断地进入体内，使血容量不发生太大变化，机体内环境较稳定，也不增加胃肠和心脏的负担，有利于生理过程和运动活动的进行。

运动中切忌一次大量饮水，因为大量水分骤然进入体内，会使血液稀释，血容量增加，加重心脏的负担。此外，大量的水滞留在胃中，也会使老年人感到不适，并妨碍运动，降低运动能力。

5. 运动后不要大量饮水

运动后不应一次大量饮水，若运动时间较短，环境温度不高，可在运动后慢慢补充丢失的水分，以少量多次的方法饮用最好。

6. 补淡盐水

汗液中含有许多无机盐，出汗带出体内的盐分，可发生机体缺盐的状态。轻度缺盐，表现为全身无力、食欲差等；重度缺盐，可发生肌肉痉挛、恶心、呕吐、心脏衰竭，甚至神志不清、昏厥等。因此，老年人在健身时，如果水、盐损失较多，应注意补充，可以喝一些淡盐水或者吃饭时喝的汤里多放一些盐。

7. 补充电解质

老年人在运动健身后，喝电解质饮料有助于机体电解质的补充和促进体力的尽快恢复。电解质饮料的配置方法，是在饮料中添加一些钠、钾、氯、镁、钙、磷等无机盐。为了调节口味和补充机体能量的消耗，还可以加入一些糖。

打破关于锻炼的四个错误观念

错误观念一：起床越早越好

事实上，老年人起得太早，人体生物钟尚未调好，生物钟的“准备运动”还未做完，反而容易造成生物钟磨损。老年人晨练赶迟不赶早，应待太阳升起半小时后再外出晨练。

错误观念二：天不亮就到树林里锻炼

在一些公园、城市绿化广场或住宅小区花园，经常会有许多老年人天尚未亮时就赶到树下锻炼，其实这是不对的。

绿色植物在一天中可发生两种作用：光合作用和呼吸作用。呼吸作用一般在夜间进行，排出二氧化碳，吸进氧气；而光合作用则必须要有光照才能吸进二氧化碳，排出氧气，也只有此时，老年人进树林或在树下锻炼才是有益的。

错误观念三：空腹晨练

在经过一夜的睡眠之后，如果不进食就进行锻炼，因腹中已空，热量不足，再加上体力的消耗，会使大脑供血不足，哪怕只是短暂时间也会让人产生不舒服的感觉。最较为常见的症状就是头晕，严重者会感到心慌、腿软，站立不稳，如心脏原来就有毛病的老年人会突然摔倒甚至猝死。

因此，老年人在晨练之前先少量进食，比如牛奶（豆浆）、面包（饼干）之类流质或半流质食物，避免空腹锻炼。对于胃部常有不适的老年人，晨练之前适量进食，也是一种最佳的治疗方法。

错误观念四：整天忙家务，就没有必要再参加体育锻炼

这是一种误解。虽然做家务有不少是体力劳动，如搬东西、拖地等，但任何一种体力劳动都是仅局限于某些组织和器官的活动，都有一定的局限性，而不考虑对人体作用

是否全面和合理，如经常站立，容易腰腿痛、下肢静脉曲张等。

相比之下，体育运动则能够使身体各部位、各种主要肌群、各大关节都得到充分活动，心、肺、肾等脏器也能得到一定程度锻炼，从而使身体得到全面锻炼。另外，老年人还可根据自身情况进行有针对性的体育锻炼，克服了做家务的体力劳动给身体带来的局限性。

年高锻炼，五忌须遵守

（1）忌激烈竞赛： 老年人不论参加哪项运动项目，都重在参与、健身，不能争强好胜，否则，不仅体力承受不了，还会因易碰撞、摔倒、激动发生意外。

（2）忌负重憋气： 老年人多有肺气肿，当憋气用力，会因肺泡破裂而发生气胸。憋气也会加重心脏负担，引起胸闷，心悸。憋气时因胸腔的压力增高，回心血量养活脑供血减少，易发生头晕目眩，甚至昏厥。憋气完毕，回心血量骤然增加，血压升高，易发生脑血管意外。因此，像拔河、爬绳等需憋气的运动项目，老年人不宜参加。

（3）忌急于求成： 老年人对体力负荷适应能力差，运动量过重、过急或一次运动时间太长都会影响身体健康。

（4）忌头部位置过分变换： 老年人不宜做低头、弯腰、仰头后侧、左右侧弯，更不要做头向下的倒置动作，这些动作会使血液流向头部，而老年人血管壁变硬，弹性差，易发生血管破裂，引起脑溢血。当恢复正常体位时，血液快速流向躯干和下肢，脑部发生贫血，易出现两眼发黑，站立不稳，甚至摔倒。

（5）忌晃摆旋转： 老年人协调性差，平衡能力弱，腿力发软，步履缓慢，肢体移动迟钝，像溜冰、荡秋千及各种旋转动作应忌讳，否则易发生危险。

运动项目多，老人慎选择

季节不同，运动项目的选择也不同

1. 春天适合老年人的健身方法

①在室外，可以进行散步、慢跑、骑自行车、打门球、打羽毛球、打短式网球、踢毽、跳绳、放风筝、打太极拳等传统健身项目及健身操、交谊舞、郊游、登山等，还可以利用社区的一些健身器材进行锻炼。

②春季风沙天气时，可以在室内打乒乓球、保龄球、游泳及利用一些器材进行健身项目等。

2. 适合老年人夏季选择的健身方法

在夏季，老年人适合进行游泳、划船、散步、慢跑、骑自行车、球类运动、踢毽、跳绳、打太极拳等传统健身项目及健身操、交谊舞等项目。

3. 秋季适合老年人运动健身的方法

①老年人可以进行散步、慢跑、登楼梯、骑自行车、乒乓球、高尔夫球、台球、保龄球、门球、羽毛球、短式网球、踢毽、跳绳、太极拳等传统健身项目及健身操、交谊舞、郊游、登山等。

②如果老年人准备进行冬泳，那在秋季时就要不间断地进行游泳，逐渐适应降低的水温。

4. 冬季适合老年人的锻炼方法

①室外运动包括跑步、快走、武术、跳绳、踢毽、登山、健身操、冬泳、打门球等。

②如果室外气候恶劣，就应该在室内进行活动，推荐的运动健身项目为：乒乓球、羽毛球、台球、短式网球、游泳、登楼梯、室内健身器材的训练、棋类活动等。

值得注意的是，四季之中有些运动项目比较激烈，比如羽毛球、乒乓球、跳绳、武术等，老年人必须具备一定的运动基础才可进行。

饭后百步走，活到九十九

古往今来，许多伟人、学者都以散步作为强健身体、调节精神的锻炼方法。因为散步可祛病强身、延年益寿，对老年人的身心健康是十分有益的。

首先，散步是陶冶情志、舒解身心的活动。在空气新鲜、环境幽雅的场地上慢步行走，会使老年人感到神清气爽，心旷神怡；紧张的脑力劳动后，散散步能调节大脑皮质的功能，可消除疲劳、健脑益智、养神舒心。

其次，散步是和缓轻松的健身运动。步行时，两足交替移动，能锻炼肌肉、活动筋骨、强健腿足、促进血液循环，使心跳加快，心排血量增加，对防治高血压、冠心病均有益处；步行还可增强消化腺的分泌功能，促进胃肠有规律的蠕动，并改善呼吸功能。

再次，散步也是祛病延年的一种手段。步行可促进新陈代谢，增加能量消耗，促进体内多余脂肪的利用，有助于防治糖尿病和肥胖症；对由于胃肠功能紊乱而导致便秘的老年人，散步有利于保持排便通畅；失眠的老年人，睡前散步有助安眠。

下面介绍几种散步方式，患病的老年人可根据自身情况适当选用：

普通散步：每分钟 60 ~ 90 步，每次 20 ~ 40 分钟。适合于冠心病、高血压、脑中风后遗症或呼吸系统疾病、中重型关节炎的老年患者。

快速散步：每分钟 90 ~ 120 步，每次 30 ~ 60 分钟。适合于慢性关节炎、胃肠道疾病和高血压恢复期等患者。

反背背向散步：步行时两手背放于肾腧穴处，缓步倒退走 50 步后再向前行 100 步，反复 5 ~ 10 次。适合于健康老年人。

摆臂散步：步行时两臂用力前后摆动，可增强肩关节、肘关节、胸廓等部位的活动。每分钟行走 60 ~ 90 步。适合于胃炎及上下肢关节炎、慢性气管炎、肺气肿等病人。

摩腹散步：轻松的散步及柔和的腹部按摩，有助于防治消化不良和胃肠道慢性疾病。值得注意的是，散步锻炼不宜在饭后马上进行。

倒退行走：能够调整平时不大用的肌肉，使血液循环得以改善，减轻或消除腰背酸痛，有腰肌劳损或骨质增生的老年人，可采取此种方法，在平地或无障碍物、较为开阔安全的地段进行锻炼。

风靡世界的“有氧代谢运动之王”——慢跑

慢跑又称健身跑，作为强身健体的手段已风靡世界，成为获得智慧、健美、长葆青春的重要法宝，也成为现代生活中防治疾病的一种有效手段，为越来越多的老年人所选用。

老年人经常慢跑，对锻炼心肺血管的功能颇有好处：

一是慢跑时吸入的氧气量比静坐时多 8 倍，可使肺活量明显增加，肺泡得以充分地活动，可有效地阻止肺组织弹性的衰退，改善和提高肺功能。

二能改善大脑皮质功能，调节大脑皮质和内脏的联系，改善各系统器官的协调性，调节血管收缩、舒张功能，使血管弹性增加，有利于血压的稳定，患有高血压者可促使血压逐渐下降。

三是可加强和改善心脏的泵功能，提高心肌的兴奋性，使心脏收缩力增强，心跳变慢，心排血量增加，并可扩张冠状动脉和促进冠状动脉的侧支循环，增加冠脉血流，改善心肌营养，可防止或减少心绞痛发作，对防治冠心病有较好的作用。

四是可以降低体重，改善脂肪代谢，降低血中甘油三酯和胆固醇的含量，并能促进已经沉积在动脉壁上的胆固醇逐渐消退，故对防治高脂血症、肥胖症、冠心病、动脉硬化、高血压病等疾病大有好处。

老年人在跑步时，应注意以下几点：

①初次锻炼时，可慢跑 5 ~ 10 分钟，逐步适应后可增至 15 ~ 20 分钟。最好是每日坚持锻炼 1 次，有困难者每周至少锻炼 3 次，每次逐渐增加到 30 ~ 40 分钟。

②跑步时脚步要轻快，步子宜小，不要脚跟先着地，要脚尖逐渐过渡到脚跟；膝盖落地要有弹性，步伐要有节奏；双臂摆动自然；要用鼻子吸气，用嘴呼气，呼吸要深长、细缓有节奏，每跑 2 ~ 3 步吸气 1 次，再跑 2 ~ 3 步呼气 1 次。

③跑步速度切忌过快，一般可用 120 ~ 130 米 / 分钟的慢速度进行，以边跑边和同伴说话聊天、不喘粗气、不面红耳赤为度。

④跑步的距离应由近到远，以自觉全身舒畅为度。开始可以从走、跑数十米、数百米入手，适应后慢慢增至两三千米，切忌操之过急。如遇雨雪、大风天气或因其他原因不能外出锻炼时，可在室内进行原地跑锻炼。

⑤要掌握合适的心率：一般 60 岁的人跑完的合适心率为 96 ~ 112 次 / 分钟，65 岁为 93 ~ 109 次 / 分钟，70 岁为 90 ~ 150 次 / 分钟，80 岁为 84 ~ 98 次 / 分钟。

⑥慢跑结束后不宜马上停下来，要逐渐减速，可以缓慢步行或原地踏步，做些放松整理活动，慢慢恢复到安静状态。

练好“五禽戏”，养生并长寿

所谓五禽戏，就是指模仿虎、鹿、熊、猿、鸟五种禽兽的动作，组编而成的一套锻炼身体的方法。

老年人经常练五禽戏，会感到精神爽快，食欲增进，手脚灵活，步履矫健，具有强壮身体的作用。五禽戏对于肺气肿、哮喘、高血压、冠心病、神经衰弱、消化不良等症，也有预防和防止复发的功效，尤其是对中风后遗症，能有效改善病人的异常步态和行走姿势，防止肌肉萎缩，提高人体的平衡能力。

五禽戏的练法有两种：一种是模仿五种禽兽的动作，用意念想着它们的活动，自然地引出动作来，只要动作的前后次序有个组合就可以了，每次锻炼的动作次序可以不完全一样。另一种是参阅现有五禽戏的书籍，学习整套动作。具体方法如下：

1. 熊戏

右膝弯曲，左肩向前下晃动，手臂亦随之下沉；右肩则稍向后外舒展，右臂稍上抬。

左膝弯曲，右肩向前下晃动，手臂亦随之下沉；左肩则稍向后外舒展，左臂稍上抬。

如此反复晃动，次数不限。

练熊戏时要在沉稳中寓于轻灵，将其剽悍之性表现出来。本动作有健脾胃、助消化、活关节等功效。

2. 虎戏

第一左动：自然站立，左脚向左跨步，右手向左上方画弧横于前额，呈虎爪形，掌心向下，距额一拳，左手横于后腰，掌心向上，距腰一拳，身向左扭动，眼看右足跟，抬头，强视片刻，形似寻食。

第二右动：方向相反，动作相同。

练虎戏时要表现出威武勇猛的神态。本动作作用于华佗挟背穴和督脉，用于坐骨神经痛、腰背痛、脊柱炎和高血压等病。

3. 鹿戏

第一左动：自然站立，左腿起步踢出，上体前倾，脚掌距地一拳，右腿微屈，成剪子步；右臂前伸，腕部弯曲，手呈鹿蹄形，指尖下垂与头平；左臂于后，距腰一拳，指尖向上，眼为斜视。

第二右动：方向相反，动作相同。

练鹿戏时要注意体现其静谧怡然之态。本动作可强腰肾，活跃骨盆腔内的血液循环，并锻炼腿力。

4. 猿戏

第一左动：自然站立，左腿迈出，足跟抬起，脚尖点地，右腿微屈提步；左臂紧贴乳下方，指尖下垂成猿爪形；右臂弯曲上抬，右手从右脑后绕于前额，拇指中指并拢，眼为动视。

第二右动：方向相反，动作相同。

练猿戏时要仿效猿敏捷灵活之性。本动作有助于增强心肺功能，健壮肾腰。

5. 鸟戏

第一左动：两脚平行站立，两臂自然下垂，左脚向前迈进一步，右脚随之跟进半步，右脚尖点地；同时两臂慢慢从身前抬起，掌心向上，与肩平时两臂向左右侧方举起，随之深吸气；两脚相并，两臂自侧方下落，掌心向下，同时下蹲，两臂在膝下相交，掌心向上，随之深呼气。

第二右动：方向相反，动作相同。

练鸟戏时要表现出展翅凌云之势，方可融形神为一体；本戏又称鹤戏，即模仿鹤的形象，动作轻翔舒展，可调达气血，疏通经络，活动筋骨关节。

老年人在练习五禽戏时要领如下：

①先有意念活动锻炼，再配合呼吸和肢体活动，三者融为一体。

②必须象形取义，如学虎的爪、扑、旋转等动作，学鹿的触、走、盘坐等动作，学熊的推、攀、摇晃行走等动作，学猿的跃、采、转、闪、进退等动作，学鸟的飞、落、伸展等动作。

老年人练习五禽戏时，应注意选择空气新鲜、草木繁茂的场所，每日可锻炼 4 ~ 5 次，每次 10 分钟。

长盛不衰的“八段锦”让您长生不老

八段锦就是古人创编的八节不同动作组成的一套医疗、康复体操。因为这种功法可以强身益寿，有如展示给人们一幅绚丽多彩的锦缎，故称为“锦”。

八段锦在我国民间流传十分广泛，动作简单，易学易练，并在实践中不断加以修改、创新，又演变出许多种类，如岳飞八段锦、十二段锦、自摩八段锦、床功八段锦、坐势八段锦等，各有特长。

老年人练习八段锦，可以柔筋健骨、养气壮力，可以行气活血、协调五脏六腑功能。现代研究也已证实，这套功法能改善神经体液调节机能和加强血液循环，对腹腔脏器有柔和的按摩作用，对神经系统、心血管系统、消化系统、呼吸系统及运动器官都有良好的调节作用，对头痛、眩晕、肩周炎、腰腿痛、消化不良、神经衰弱诸症都有防治功效，是适合老年人的一种较好的体育运动。

下面简介其动作要点：

1. 双手托天理三焦

预备姿势：立正，两臂自然下垂，眼看前方。

动作：两臂慢慢自左右侧向上高举过头，十指交如翻掌，掌心向上，两足跟提起，离地约 3 厘米；两肘用力挺直，两掌用力上托，两足跟再尽量上提，维持这种姿势片刻；两手十指分开，两臂从左右两侧慢慢降下，两足跟仍提起；两足跟轻轻落地，还原到预备姿势。

2. 左右开弓似射雕

预备姿势：立正，两脚脚尖并拢。

动作：左脚向左踏出一步，两腿弯曲成骑马势，上身挺直，两臂于胸前十字交叉，右臂在外，左臂在内，手指张开，头向左转，眼看右手；左手握拳，食指向上翘起，拇指伸直与食指成八字撑开，左手慢慢向左推出，左臂伸直，同时右手握拳，屈臂用力向右平拉，做拉弓状，肘尖向侧挺，两眼注视左手食指；左拳五指张开，从左侧收回到胸前，同时右拳五指张开，从右侧收回到胸前，两臂十字交叉，左臂在外，右臂在内，头向右转，眼看右手，恢复到立正姿势。

3. 调理脾胃举单手

站直，双臂屈于胸前，掌心向上，指尖相对。先举左手翻掌上托，而右手翻掌向下压，上托下压吸气而还原时则呼气。左右上下换做 8 次。

4. 五劳七伤往后瞧

自然站立，两臂自然下垂；慢慢向右转头，眼看后方，复原，成直立姿势；再慢慢向左转，眼看后方，复原。

5. 摇头摆尾去心火

两腿开立，比肩略宽，屈膝成马步，双手扶膝上，虎口对着身体，上体正直；头及上体前俯、深屈，随即向左侧做弧形摆动，同时臂向右摆，再复原成预备姿势；头及上体前俯，深屈，随即向右侧做弧形摆动，同时臂向左摆，复原成预备姿势。

6. 两手攀足固肾腰

两足平行并立与肩宽，双臂平屈于上腹部，掌心向上。然后向前弯腰，翻掌下按，掌心向下，手指翘起，逐渐以掌触及腰背，前俯呼气，还原吸气。

7. 攒拳怒目增气力

两腿开立，屈膝成骑马势，两手握拳放在腰旁，拳心向上。右拳向前方缓缓用力击出，臂随而伸直，同时左拳用力紧握，左肘向后挺，两眼睁大，向前虎视。

8. 背后七颠百病消

两腿并拢，立正站好。两足跟提起，前脚掌支撑身体，依然保持直立姿势，头用力上顶。足跟着地，复原为立正姿势。

这八节动作近似现代徒手体操，易学易练。老年人可根据自己的体力条件，选用坐位或站位。做动作时要结合意念活动，想着动作的要求而自然引出动作来，并注意配合呼吸。

中国武术的奇葩——太极拳

太极拳是我国传统运动项目，具有健身和延年益寿的功效，是非常适合老年人参与的一种锻炼项目。

第一，打太极拳时须全神贯注，注意力高度集中，眼随手转，步随身换，动作圆滑、连贯、稳健、协调，动中取静，这有利于大脑的休息。

第二，太极拳的动作有助于延缓肌力衰退，保持和改善关节运动的灵活性。

第三，太极拳动作缓慢柔和，柔中有刚，肌肉有节奏的舒缩，对调节大脑皮质和自主神经系统功能具有独特的作用。

第四，可治疗多种慢性疾病，如高血压、神经衰弱、溃疡病、肺结核、肝炎恢复期、骨关节病等，具有祛病延年的良好功效。

老年人在打太极拳时应注意以下几个问题：

①太极拳的流派较多，老年人初学以练国家体委公布的“简化太极拳”为佳，简便易学，效果较好。

②最好在清晨或傍晚进行太极拳锻炼，清晨可使身体各器官活动起来，为进入工作和生活活动做好准备；傍晚练拳有助于消除疲劳。

③练拳时要选在地面平坦、环境幽静、空气新鲜的室外或室内进行。

④练拳前要做好准备活动，适当活动四肢。

⑤打太极拳时要调整好呼吸，呼吸要稳定深长，有利于锻炼呼吸肌和增进食欲。

⑥练拳时尤要注重以心行气，以气运身，逐步达到炼精化气、炼气化神、炼神还虚、虚至虚灵的效果。

⑦太极拳的用劲要符合刚柔相济的练功原则，既不能过于柔软，也不可偏于坚刚。柔软无力难以长功，坚刚过度则难养气血，故此必须循阴阳中和、刚柔参半之路径习练，方可得“太极劲”。

⑧练拳时不可挺胸、收腹、突臀。否则，气逆行而上，不能归丹田，则双足似萍草无根，心肾不交，水火不济，阴阳不和，久之就会影响健康。

⑨可根据个人的体力来调节练拳时间、次数、架子高低和动作快慢，最好是每日早、晚各练1次，每次10～15分钟。

气功就是“内练一口气”

气功是传统医学宝库中独特的强身健体方法之一，中医认为气功有平衡阴阳、调和气血、疏通经络和协调脏腑的功用。气功主要是通过调整姿势、调整呼吸、调整精神的锻炼方法来调整身体内部的能——元气，也就是通常所说的“内练一口气”。

现代医学研究显示，气功锻炼对呼吸、消化、循环、神经和内分泌功能都有良好的作用。气功可以调节大脑皮质和自主神经系统的功能；减少身体能量的消耗，增加能量的储备；通过腹式呼吸，使横膈膜大幅度有节律地上下移动，对腹腔脏器起到按摩作用，有利于胃肠道对食物的消化和吸收。

实践证明，气功对高血压病、神经衰弱、肠胃病、糖尿病、冠心病、慢性支气管炎等疾病，也均有较好的防治作用，能够有效地增进老年人的身体健康，延缓衰老，延年益寿。

1. 练功方法

①气功从练功方法上讲，分为动功和静功两大类。老年人以练静功为好，可根据身体状况，选择适合自己的锻炼功法。

②练功前 10 ~ 15 分钟停止一切活动，排空大小便，做好练功准备。

③练功时要心情平静，肌肉放松，做到松静自然，动静结合，练养相兼，意气相依，循序渐进。

④要排除思想杂念，将意念集中在某一点上，如意守丹田。能否将意念集中是练功成败的关键。

⑤调节呼吸，做到意气合一。

⑥练功应由易到难，不要急于求成，做到循序渐进，持之以恒，日久必见成效。

⑦练功时间一般为 20 ~ 30 分钟，每天早、晚各1次。

⑧空腹和饭后不应马上练功。

⑨练功时如有头痛、头晕、胸闷、呼吸不畅等不适时，应查找原因，加以纠正，如症状继续加重，则应暂时停止练功。

2. 收功原则

气功作为一套完整的功法，不论是动功、静功，还是动静结合功，都应有预备式和收功式。气功家说："练功不收功，不如不练功。"可见，收功是练功过程中重要的一环，初练气功的老年人更不容忽视。

老年人在收功时应遵循以下三个原则：

①须收通经络。练功时由于病情、体质功法掌握程度不同，经脉和气血的收通并非每次都很理想。故收功时做做按摩、拍打动作，不仅有利于收通经络，还可消除因站桩、盘坐带来的两脚酸痛。

②应引导元气归元。气功是锻炼元气的过程，练气时在意识支配下，气在体内运行和外界交流，练气后若放任元气散乱运行，则不仅起不到培育真气的目的，有时还会出现气流上冲胁部胀痛的异常反应，故收功时应多做几遍开合呼吸，引导元气下聚丹田。

③应顺动静逐渐转化。练功时是由静转动、由动转静的缓慢适应过程，若一下子走向两个极端，则与人体生理规律不相适应。所以，老年人在收静功时先轻轻活动肢体，再慢慢收步。

爬山登高，征服衰老

爬山是一项有益身心健康的运动，不仅可以锻炼脚劲和增强心肺功能，而且可以陶冶情操。很多老年人退休后都加入了爬山大军，将征服山峰的过程作为征服自己、征服衰老的过程。

然而，爬山毕竟是一项耗氧量很大的运动，老年人一般都腿脚不太灵便，视力不太好，动作迟缓，还有的患有心脑血管病、糖尿病等慢性疾病，如果把握不好就可能在爬山时发生猝死、掉崖、摔伤等意外事件。因此，老年人在爬山时，一定要根据自己的身体状况注意安全。

1. 要因人而异

爬山虽然是一项很好的健身活动，但并非人人适宜。老年人在准备爬山前最好先检查一下身体，如果患有心脏病，最好不要爬山，因为爬山体力消耗较大，血液循环加快，会加重心脏负荷，易诱发心绞痛、心肌梗死；患有癫痫、眩晕症、高血压病、肺气肿病的老年人，也不宜爬山。

对于适宜爬山的老年人，为预防意外事情的发生，最好和几个人结伴而行，相互间可以有个照应。

2. 太阳出来再爬山

冬天和有雾的天气，天亮得晚，老年人视力又不太好，摸黑出门锻炼很容易出危险。冬天的早晨是一天中气温最低之时，室内外温差很大，老年人一下子受到冷空气的刺激，容易发生血管痉挛，诱发心绞痛，发生心肌梗死。如果是大雾天，空气中有害气体含量较高，爬山时呼吸急促易吸入这些有害气体。

所以，一般以早饭后再去爬山为好。爬山时穿衣要注意保暖，鞋要合脚，最好穿轻便防滑的旅游鞋。

3. 随时补充水分

早晨是人体血液黏稠度最高的时候，也是心脑血管病复发的高峰时段。老年人爬山前哪怕不渴也要喝一杯水，可以稀释血液，减轻运动时的缺水程度。

在爬山的过程中，老年人也要注意随时补充水分，有条件的可选择含有适当糖分及电解质的饮料，可以尽快减轻疲劳感，恢复体力。

4. 要循序渐进

老年人在爬山前最好先做一些简单的热身活动，然后逐渐加大强度，避免呼吸频率在运动中发生突然变化。

爬山的高度和时间应根据自己的体力和平时活动情况而定，坡度不宜过大，时间不宜过长，速度不宜过快，以身体没有不良反应、无明显气喘为度。如果自己感到疲劳，或者感觉心慌、胸闷、出虚汗等，应该停止运动，就地休息，千万不可勉强坚持。

5. 防止摔倒

老年人各种器官都在老化，腿脚也不太灵便，特别是下山时，不小心就容易摔倒。因此，老年人在爬山时最好拄一根拐杖，身体注意前倾，以适应向上攀登和前进的需要，要尽量选择较平坦的道路，防止摔倒或崴脚。

6. 注意不要迷路

老年人爬山要选择有路标、人们常走的线路，避开悬崖峭壁和布满荆棘的小路，不要钻入那些没有人走的山林；上山时间不要太早，下山时间不要太晚；如果有条件最好带上通讯工具如手机，万一发生意外便于同外界联系。

7. 要注意科学休息

爬山时，老年人要注意中途休息，长短结合，短多长少。短的休息控制在10分钟以内，以站着休息为主；长时间休息可在20分钟以内，不要马上坐在地上，先站一会儿后才能坐下休息。

另外，山上风比较大，老年人休息时要穿上衣服，防止着凉；同时，可以自己或和同伴间相互按摩一下腿部、肩部、颈部的肌肉；千万不要躺倒休息。

下水游泳炼体魄

游泳是一项很好的全身性健身运动，适合老年人进行锻炼，可带来诸多助益：能使老年人恢复呼吸肌的力量，提高呼吸深度，增加肺活量，有助于预防呼吸系统疾病；能提高体温调节的功能，增加肺活量，有助于预防呼吸系统疾病；能提高体温调节的功能，增强对气候变化的适应性；能改善血液循环，提高代谢功能，增强肌肉力量和关节的灵活性，推迟皮肤的老化，减少皮肤病的发生。

国外一些专家指出，老年心血管病患者通过长期游泳锻炼，症状可以减轻，甚至可以治愈。对患有腰肌劳损、慢性关节炎的老年人来说，游泳也有一定的治疗作用。

尽管游泳对老年人的好处很多，但老年人游泳也不能过量，有些问题还须引起注意。

①由于游泳消耗体力较大，故患有严重高血压、心脏病、活动性肺结核、病毒性肝炎的老年人不宜参加游泳活动，以防加重病情或发生意外。

②老年人游泳时，应有严格的安全措施，要集体或结伴而游，不能单独行动，防止发生溺水和其他意外。

③游泳前要做好准备活动。适当的准备活动不仅能使老年人比较僵硬的肌肉、韧带和关节活动开，防止游泳中引起肌肉痉挛和关节损伤，还能提高神经的兴奋性，增强心血管系统及呼吸系统的适应能力。准备活动的时间一般为3～5分钟，然后再用冷水冲洗或擦身，使身体逐渐适应后再下水，以防着凉感冒。

④老年人动作比较迟钝，游泳过程中要根据平时基础量力而行，动作要缓慢，游速不宜过快，游程以不超过500米为宜，不可过度疲劳。

⑤老年人的血管比较脆弱，且血压偏高，故游泳时水的温度要适中，不能太冷。否则，低水温会引起血管骤然收缩，血压大幅度上升，加重心脏负担，容易发生意外事故。

⑥老年人的体温调节功能较差，故在水中活动的时间不宜过长，以防感冒。

⑦游泳时不要憋气，以免增加肺部压力，加重心脏负担，对身体不利。

⑧游泳结束后，应用干毛巾及时擦干身上的水，穿好衣服，防止着凉。

冬泳锻炼注防范

冬泳是一种最强烈的冷水锻炼法。冬泳能增强机体适应外界环境变化的能力，提高抵抗力。坚持冬泳的老年人，一般感觉轻松，舒畅愉快，精力充沛。目前，已有越来越多的老年人加入冬泳的行列中。

但是，老年人要进行冬泳锻炼必须具备一定的条件，一是要经过多年的游泳训练，有冷水锻炼的基础，已经适应在天然水域里游泳；二是身体素质好，经医生检查无重大疾病。同时，还必须遵循以下几点：

①饱食、饥饿或疲乏时，都不宜进行冬泳。可选择在早上或中午前后，稍饮一点热饮料后进行。

②冬泳前必须做好充分的准备活动。初练时下水泡一下就起来；以后每次游十几米，逐渐增至 20 米、30 米，最后每次可游 200 ~ 300 米。

③冬泳时间的长短要根据天气、个人身体状况和锻炼的基础来决定，要因人而异，不可强求一致。一般说来，当觉得全身皮肤由冷转麻、由麻转痛或皮肤出现紫红就应立即出水。

④出水后应及时用干毛巾擦身，直至皮肤微红为止。穿好衣服后再做整理活动，如轻松的慢跑等，待身体感到舒适温暖后结束。

⑤在冷水里的时间越长，身体对冷刺激的反应越强，恢复也较慢，所以一般以每天一次或隔天一次为宜，否则体内消耗太大，反而有损于身体健康。

⑥冬泳前后均不宜饮酒取暖。酒精能扩张血管，虽然使人有温热感，但会增加身体散热，消耗很多能量，而且会破坏血管神经对冷刺激的正常反应。下水前饮酒，有的老年人会出现头晕、呕吐、抽筋等不良反应；有的老年人出水后饮酒会出现寒战。

跳舞愉悦身心，但老年人须重宜忌

跳舞，是将舞蹈和音乐结合在一起，有益于身心健康的一种文化娱乐活动，也是适宜老年人的一种体育锻炼。

老年人可以跳交际舞、老年迪斯科，在欢快、悠扬、动听的音乐旋律中翩翩起舞，会觉得精神愉快、心旷神怡，特别是跳迪斯科，舞姿优美、潇洒大方、轻松自如、活泼奔放，会让人如同回到青年时代一样神采焕发。在欢乐的气氛中，还可消除大脑的疲劳和心理的紧张，使全身感到轻松和协调。

跳舞更是一种全身性的运动，可使各器官系统得到锻炼，增强机体新陈代谢，使心跳及呼吸加快，心脏输出更多的血液到全身；可增进食欲，促进胃肠蠕动，提高消化吸收能力；使关节灵活性增加、肌肉强壮，步态稳健有力；对防治冠心病、高血压病、骨关节病、肥胖症、便秘等都有一定的益处。

跳舞虽然是一种有益健康的运动，但老年人在跳舞时还是要根据自身的生理特点，注意以下几个特殊问题：

①不宜到人多拥挤的地方跳，应该选择空气流通、人员较少的舞场。

②跳舞的节奏不要太快。老年人心血管弹性较差，狂舞会使交感神经过度兴奋，导致呼吸加剧、心率加快、血压骤升，可诱发或加剧心血管疾病。

③不要穿硬底鞋。舞场地面平滑，穿硬底鞋跳舞容易滑倒，而且，硬底鞋弹性差，地面反作用力也大，有损于小腿肌腱和关节组织。

④不要饱腹起舞。老年人消化机能差，饱腹跳舞会影响消化功能，导致胃肠道疾病的发生。

⑤切忌酒后起舞。酒能刺激大脑，使心跳加速、血管扩张，还会诱发心绞痛及脑血管意外。

⑥病情不稳切勿跳舞。心血管疾病患者在病情未得到控制时，跳舞易导致血压升高、发生心肌梗死、猝死等意外；疝气、胃下垂、脱肛者可能因跳舞加剧症状；患有耳源性眩晕、颈椎综合征等头晕的老年人，常易摔倒，甚至发生骨折。

⑦跳舞过程中，老年人如出现心悸、胸闷、气促、头晕等不适时，应坐下来休息一会儿，待症状消失后再继续进行。

适合老年人的五种球类运动

适合老年人锻炼的球类运动有健身球、乒乓球、羽毛球、网球、台球、门球和高尔夫球等，老年人可根据个人的兴趣和爱好加以选择。

1. 健身球

健身球是由山核桃演变而来，古人置山核桃于手中运转，用以祛病健身。目前健身球有空心铁球、石球、玉球等，均有不同的型号。锻炼时，手持两个健身球，沿顺时针或逆时针方向有节奏地转动，每次可练 10 余分钟，每天可练数次。

健身球的作用主要是增强指、腕关节的韧性、灵活性和协调性，可增强指力、掌力、腕力，对预防老年人手抖及指关节和腕关节僵直颇有好处。健身球刺激手掌穴位，可反射性地调节中枢神经系统的功能，起到健脑益智、消除疲劳的作用，同时还有舒经活血、强筋健骨、强壮内脏的功效。因此，老年人坚持健身球锻炼是十分有益的。

2. 乒乓球

乒乓球锻炼可增强四肢、腰部、背部和胸部肌肉的力量，提高机体的耐受力，可有效地增强内脏功能，延缓衰老。老年人进行乒乓球锻炼的目的在于强身健体，而不要把注意力放在比赛的胜负上。

3. 羽毛球

羽毛球运动器材简单，携带方便，容易掌握，室内、室外均可进行，运动量可大可小，适合老年人锻炼。羽毛球锻炼可增强腰背、腹肌和四肢肌肉的力量，提高大脑皮质的兴奋性及小脑的灵活性和协调性，有益智健脑的作用。

4. 网球

网球运动可取得和羽毛球运动同样的锻炼效果。但其运动量比羽毛球大，且需要网球场或较大的空地才能进行锻炼，所以要求老年人必须具备一定的运动基础。

5. 门球

门球运动有竞争性，比赛时间短，运动量不大，而趣味性很强，比较适合老年人。门球运动锻炼可增强腰背、四肢肌肉力量，并有健脑作用。

老人运动也有秘诀可“钻”

动动手指，预防老年痴呆

从中医观点来看，手上集中了许多与健康有密切关系的穴位，联系着全身的内脏，适当地刺激这些经络穴位，有助于保持健康，某些症状也可以得到改善。

手指操简单、方便、易行，尤其对老年人较为适合。老年人经常以手指为中心进行各种活动，可以使大脑皮质得到刺激，保持神经系统的青春活力，对老年痴呆可起到预防作用。

手指操练习方法如下：

第一组

①吐气握拳。用力吸足气并放开手指。可使头脑轻松。

②用一手的食指和拇指揉捏另一手指，从大拇指开始，每指做 10 秒。可使心情愉快。

③吸足气用力握拳，并将拇指握在掌心。用力吐气同时急速依次伸开小指、无名指、中指、食指。左右手各做若干次。

④刺激各指端穴位，增加效果。用食指、中指、无名指、小指依次按压拇指。

⑤刺激各经络。用拇指按压各指指根。

⑥双手手腕伸直，使五指靠拢，然后张开，反复做若干次。

第二组

①抬肘与胸平，两手手指相对，互相按压，用力深吸气，特别是拇指和小指要用力。边吐气，边用力按。对于呼吸系统疾病、妇女病、腰痛也有效。

②将腕抬到与胸同高的位置上，双手对应的手指互勾，用力向两侧拉。对高血压也有效。

③用右手的拇指与左手的食指、右手的食指与左手的拇指交替相触，使两手手指交

替相触中得到运动。动作熟练后加快速度。再以右手拇指与左手中指，左手拇指与右手中指交替做相触的动作，依此类推直做到小指。可以锻炼运动神经，防止头脑老化。

④双手手指交叉相握，手指伸入手心，手腕用力向下拉。

⑤两手手指交叉相握，手指伸向手指，以腕为轴来回自由转动。

⑥肘抬至与胸同高的位置上，使各指依次序弯曲，并用力按压劳宫穴。可强健肠胃。

第三组：多点刺激法。可用小铁球或核桃作为工具，具体做法如下：

①将小球握在手中，用力握同时呼气，然后深吸气并将手张开。

②将两个小球握在手里，使其左右交换位置转动。老年人大都有经验，当有烦恼和不满情绪时，用此法可得到解除。

③两手心用力夹球相对按压，先用右手向左手压，然后翻腕使左手在上，边压边翻转手腕。

④用食指和拇指夹球，依次左右交换进行。

⑤将球置于手指之间，使其来回转动。

老人甩甩手，百病都躲开

甩手是一种十分简易的锻炼方法，对于老年人特别适宜，有利于活跃人体生理功能，行气活血，疏通经络，从而增强体质，提高机体抗病能力。

甩手的方法：双腿站直，全身肌肉尽量放松，两肩两臂自然下垂，双手同时向前甩，又同时收回，连续甩动，就像钟摆那样，其速度大约为每个来回 2 秒钟，即约为每分钟甩 30 次。

甩手时手的姿势：一是双手向前摆，摆至前臂与躯体成 45° 左右收回，收回时不超过躯体的轴线；二是摆回时又向后方甩去，与躯体成 45° ；三是两手手心都朝前方，往前甩，如同轰赶鸭子。

老年人甩手，要根据自己的体力掌握次数和速度，由少到多，循序渐进，使身体能适应，才能达到锻炼的目的。

背部保健，五个动作勤锻炼

人上了年纪，弯腰捡东西、系鞋带都颇为吃力，如果姿势不当，就很容易造成背部肌肉拉伤和疼痛。而背部保健操则能帮助老年人锻炼背肌的力量，增强身体的柔韧性和灵活性。

老年人应该经常练习以下动作：

①屈膝平卧。双手把一侧膝盖轻轻压向胸部，使背部有拉伸的感觉，但以不觉疼痛为度，保持 30 秒后放松，两侧交替做。

②屈膝而卧。腹部用力收紧，抬起臀部，腰背离地，保持 30 秒后放下。

③屈膝而卧。双手在脑后交叉抱头，头部用力向上抬起，到肩部离地，保持10秒后放松，像做仰卧起坐的样子。

④屈膝跪在地上，双手撑地。背部向上弓起，保持5秒后放下，达到与地面平行。做10次。

⑤俯卧，在腹部下放软垫子。将左手和右脚同时举起，做到背部和臀部有紧绷感，坚持2秒后放松，再换右手和左脚举高。共做10次。

按摩拍打，有效去“心病”

长期以来，人们一直认为只有依靠药物，才能减轻或缓解冠心病的症状，其实，按摩对冠心病患者症状的缓解和消除也有一定的作用，是防治冠心病的好方法。

1. 压内关

老年人以一手拇指指腹紧按另一前臂内侧的内关穴位（手腕横纹上二指处，两筋之间），先向下按，再做向心性按压，两手交替进行，对减轻胸闷、心前区不适和调整心律均有帮助。

对心动过速者，手法由轻渐重，同时可配合震颤及轻揉；对心动过缓者，用强刺激手法。平时则可按住穴位，左右旋转各10次，然后紧压1分钟。

心绞痛甚者，可加按心腧、膻中，以宽胸理气止痛；气急、胸闷者，可加按肺腧、定喘穴，以宣肺降气；脉微沉细者或慢性心衰浮肿者，可加按复溜、阴陵泉，以利水消肿；阳亢者可加按合谷、太冲穴，以平肝潜阳。

2. 摩胸

老年人以一手掌紧贴胸部由上向下按摩，用两手交替进行，按摩32次，按摩时不宜隔衣。这对消除胸闷、胸痛均有一定效果。

3. 拍心

轻拍有行气止痛、放松肌肉、抑制神经之功；重拍有通络活血、兴奋神经、祛风散寒之效。适当的拍打，可直接锻炼心肌，使心搏出血量增多，冠状动脉血流量增加，防止冠状动脉粥样硬化而导致的心肌缺血、缺氧，对胸闷、气短、心悸等症也有缓解和防治作用。

具体方法是：两脚分开站立，全身放松，心平气和，稍含胸，两臂前后甩动，用手掌拍打心前区，手背拍打背部，各30～60次，也可单用右手拍打心前区，次数由少至多，由轻至重，以感到舒适为度。

老年人在进行以上按摩时，要求运用腹式呼吸，思想集中，用意识引导按摩活动，并尽可能与呼吸相配合，每天按摩1次，1月为1疗程，连续3个月。腹式呼吸时，横膈运动帮助改善胸腹腔血液循环，对心脏可起到按摩作用，从而改善心脏本身的营养和血供，对心电图也有一定的改善作用。

"人老腿不老"的七个运动战略

俗话说，"人老腿先老"。人到老年，腿脚往往容易出毛病，只有注意保养锻炼，才可使自己免于跨入步履蹒跚者的行列。

（1）**干洗腿**：用双手紧抱一侧大腿，稍用力从大腿向下按摩，一直到足踝，然后再从踝部按摩至大腿根。用同样的方法按摩另一条腿。重复10～20遍。这样可使关节灵活，腿肌与步行能力增强，预防下肢静脉曲张、水肿及肌肉萎缩等。

（2）**揉腿肚**：用两手掌夹住腿肚，旋转揉动，每侧揉动20～30次为一节，两腿交换6次。此法能疏通血脉，加强腿部力量，防止腿脚乏力和酸痛。

（3）**甩腿**：一手扶墙或扶树，先向前甩小腿，使脚尖向前向上翘起，然后向后甩动，将脚尖用力向后，脚面绷直，腿亦伸直。两条腿轮换甩动，每次甩动以80～100次为宜。此法可预防下肢萎缩、软弱无力或麻木、小腿抽筋等症。

（4）**扭膝**：两足平行并拢，屈膝微下蹲，双手放在膝盖上，顺时针方向揉动数十次，然后逆时针方向揉动数十次。此法能疏通血脉，治下肢无力、膝关节疼痛。

（5）**扳脚**：端坐，两腿伸直，低头，身体向前弯，用双手扳足趾20～30次。此法能练腰腿、增脚力，防止腿部乏力。

（6）**搓脚**：双手掌搓热，然后用手掌搓脚心，各100次。此法具有滋肾、降虚火，舒肝明目之功效，可以防治高血压、晕眩、耳鸣、失眠、脚部酸痛、麻木、水肿等症。

（7）**蹬脚**：晚上入睡前，平躺在床上，双手紧抱住后脑勺，一条腿弯曲成90°，另一条腿由缓到急向空中进行蹬脚运动，每次3分钟，然后再换另一条腿，反复8次即可。此法可使腿部血液流畅，有助于尽快入睡。

不宜剧烈运动的老年人不妨压压腿

对那些年岁较大而不便参加慢跑、爬山、打球等剧烈或用力较多运动的老年人来说，多做些压腿锻炼，也能改善身体状况，延缓器官机能的衰老，起到健身的效果。

压腿锻炼方法简单易行，只要将一条腿抬起搁在栏杆、矮墙或板凳上，随着手的按压、躯体的弯曲，做压腿运动即可。

据运动医学家观察，压腿锻炼首先使大腿背侧肌群得到牵伸，其次使臀部组织也受到牵拉。一般在膝关节伸直的情况下髋关节的最大屈曲度为90°，再屈曲必须伴有下腰部和骨盆的活动。因此，将腿搁到一高物上，再继续做上下有节律性的按压，就可进一步牵伸下腰部肌群和软组织。当这些紧缩的肌群得到牵伸，恢复到原先的肌张力时，就会使腰部不适的症状得到缓解和消除，腰部也因此而感到松软和舒服。

当然，压腿锻炼也要注意安全。

①搁腿的高度要由低到高，循序渐进，不要操之过急，一般可先从45°左右开始，

感觉并无不适后再逐渐提高，最高在 70° ~ 80° 即可。

②老年人锻炼时要站稳，压腿不可用力过猛，以免发生意外。

③每次压腿时间不宜过长，要左右交替，5 ~ 15 分钟即可。

日常爬楼梯，简单又易行

爬楼梯锻炼简便易行，不需任何其他专门设备，只要是有楼的地方都能练，还可以结合日常生活进行锻炼，不过，老年人在进行爬楼梯锻炼时，必须遵守一定的科学原则：速度不要快但时间要长一些，要掌握合适的运动量，并注意开始时运动量一定要小些。

按照现行的建筑标准，每层两个楼梯组，每一个楼梯组一般是 10 ~ 20 级，每级高 18 ~ 20 厘米。如以一个楼梯组 12 级、每级高 20 厘米为标准，一般人 1 分钟可登 6 个梯组，经过 6 个转弯处设平台。老年人作为健身锻炼，开始时可采用 1 分钟登 4 个楼梯组的速度，即大约 1 秒钟登 1 级。这样的速度较为稳健，节奏鲜明，不会引起内脏器官的不良反应，也容易掌握。

一般可每次练 5 分钟，即用 3 分钟登 12 个楼梯组，上到七楼，再用 2 分钟时间下楼，休息一会儿，再重复上下。开始可以只重复 1 次，渐渐增加到两三次，最后可稳定在 5 次左右。少数体质较强的老年人也可以考虑到重复 7 次。

在开始锻炼的一两个月中，除按照上述的慢速度方法进行外，还可以在中途适当休息，使运动量不致太大，譬如，在 1 分钟连上 4 个楼梯组后，应休息半分钟，然后再以 1 分钟连上 4 个楼梯组，再休息半分钟，照此继续进行。待两个月后，体力有所增强，身体能适应连续上爬的活动后，可将中间的休息取消。

为了更好地掌握适合自己身体的运动量，可利用脉搏数作为衡量的指标。一般老年人在爬楼梯锻炼结束时，脉搏应保持在每分钟 170 减年龄（1 岁为 1 次）的次数比较合适。有心血管疾病、体质虚弱或年龄 60 岁以上者，以再减去 10 为妥。

总之，老年人爬楼梯的锻炼，一般以慢步登楼、中途适当休息、主观上不觉很累、每次锻炼时间不超过半小时为恰当。

床上“七运动”，轻松又实用

很多老年人因急性腰背痛、骨折、急性心肌梗死等疾病需长期卧床休养，但活动减少却可导致皮肤褥疮、肌肉萎缩、骨质疏松、深静脉栓塞以及焦虑和忧郁等一系列的并发症。所以，这些老年人有必要掌握一些简单易行的床上运动。

运动一

①双下肢屈曲，双上肢充分向上伸展，抓住床头。

②双手握拳屈肘，双上肢并贴在季肋部（又名季胁、软肋、橛肋，相当于侧胸第

十一、第十二肋软骨部分）。

③上下肢还原。

数“1”时吸气，数“2”时憋气，数“3”时缓慢吐气，动作反复3次后进行深呼吸。

运动二

①双下肢屈曲，双上肢充分向上伸展，抓住床头。

②左上肢保持原样不变，右上肢屈曲贴在季肋部。

③上半身充分向右屈。

④上半身还原。

⑤右上肢复原。

⑥上下肢均复原。

以上动作左右交替反复3次。

运动三

①双下肢呈直位，向上伸直两上肢。

②上半身向右旋转。

③上半身复原。

④双上肢复原。

以上动作左右交替反复3次。

运动四

①双手放在腹部，双膝尽量屈曲。

②让臀部高高抬起悬空。

③轻轻放下抬高的臀部。

④双上下肢复原。

前三步可根据体力连续进行。如一侧下肢有石膏固定，则用单肢进行。

运动五

双下肢进行骑自行车的动作；深呼吸。开始动作缓慢，逐渐加快，中间休息数次。

运动六

①立起上半身。

②伸直双臂，躯干前屈，握住足尖。

③放平上半身。

做动作1时，为防止下肢抬起，可以按压双腿或用布带固定；做动作2时，即使够不到足尖也要尽量使上半身前屈。

运动七

①双下肢同时抬高。

②抬起后数5下。

③双下肢缓慢放平。

可根据自身情况尽量抬高下肢，最好达到垂直状态，同时保持伸展位。

爬行，也是一种有效的健身运动

众所周知，爬行对于婴儿的发育很有好处，而专家同时也认为，爬行对于老年人也是一种很好的健身方法。

国外有研究表明，爬行疗法具有全身活动的特点，能使老年人食欲增加，睡眠安稳，体质得以改善。四肢爬行时，人体的血液比直立行走时更流畅，可以放松腰部，拉开椎间隙，减少椎间盘压力，避免了椎和腰背部肌肉过度疲劳，从而起到放松肌肉、锻炼腰脊的作用，有助于减少腰椎疾病的发生。

老年人在进行爬行运动时，应选择比较松软的地方，可以在家里宽敞的地方或者在草地上进行，并且最好带上护膝。具体姿势是：双膝、双肘或双手着地爬行，速度先慢后快，以不喘不累为原则。

爬行时间以早餐后半小时最为适宜，不要在饭前和饭后进行，以免影响消化。此外，老年人要注意循序渐进，开始的时候一次 10 分钟，以后可以控制在 20 分钟左右。

患有心血管疾病的老年人最好别做这种运动。患有腰椎间盘突出的老年人，如果由于身体或环境的原因不能进行爬行运动的，可以进行平躺治疗，效果也非常好。

韧性锻炼，应成为老年人的必修课

人到老年以后，随着年龄的增长，连接骨与骨的关节囊、韧带、肌腱等会逐渐发生变性、老化，柔韧性会变得越来越差。这就非常容易引起老年人常见的颈椎间盘突出症、腰椎间盘突出症、肩周炎、腰腿痛等疾病，给工作生活带来许多不便。

事实上，老年人柔韧性老化的过程是因人而异的，自然老化只占成因的 1/3，其余 2/3 与锻炼有关。运动医学研究表明，柔韧性是重要的身体素质之一。经常进行柔韧性锻炼，对老年人的健康很有好处。具体表现在以下几方面：

①柔韧性锻炼能扩大关节韧带的活动范围，让老年人可以做较大幅度的动作，有利于提高身体活动的灵活性和协调性，特别在意外事故发生时还能有效避免和减轻对身体的伤害。

②老年人在进行柔韧性锻炼时，肌肉的拉伸会像按摩一样，降低肌肉紧张度，使僵硬的肌肉得到松弛，防止肌肉痉挛，减轻肌肉的疲劳。

③柔韧性锻炼能增加肌肉韧带的弹性，加强肌肉韧带的营养供应，延缓肌肉韧带的衰老，还能延缓血管壁的弹性衰老和皮肤的松弛。

④经常进行柔韧性锻炼的老年人，很少患上运动系统疾病，肩、膝、腰等关节的扭伤也很少发生。

然而，调查表明，我国老年人健身时大多忽视了柔韧性锻炼。其实，进行柔韧性锻炼的方法很多，下面介绍几种适合老年人的练习方法：

①压腕。两手指交叉手心向外，做压指压腕的动作，充分向前、向上伸展或有节奏振压。

②压肩。面对肋木，上体前俯，并做下振压肩动作；也可两人面对站立，互相扶按肩部，做身体前屈的振动压肩动作。

③压腰。直角坐在垫上，两腿伸直，挺胸，塌腰，并向前折体，两手尽量伸向前方，使胸部贴近腿部，持续一定的时间。

④压腿。面对肋木或高物，左腿提起，脚跟放在肋木上，两腿伸直，立腰，收髋，上体前屈，向前向下压振，左右腿交替进行。

⑤压踝。跪在垫上，臀部压在踝关节处，向下振压。还可进行脚外侧走，脚尖走，脚跟走和脚内侧走，牵拉踝关节。

老年人要使柔韧性锻炼更科学有效，还应注意以下几点：

①要循序渐进，不要太使劲，被牵拉的肌肉韧带有轻微不适感即可，不能急于求成。

②伸展时不要屏住呼吸，伸展动作要缓慢，可采用伸展—放松—再伸展的方法。

③健身活动前或后都可做柔韧性练习，健身前做有助于热身，防止受伤，健身后做有助于放松肌肉，消除疲劳。

平衡功能多锻炼，四种方法防跌跤

老年人由于运动系统功能与神经系统功能衰退，导致肌肉老化，特别是背部肌力减弱，使身体重心前移，容易造成前倾而跌倒，产生严重后果。但若平时就注意坚持进行平衡锻炼，不仅可增强四肢的能动性及屈曲性，而且可以改善平衡功能，防止跌跤。

下面介绍一套平衡锻炼的具体方法：

①正身站立，全身放松，排除杂念。先将重心移到左腿上，慢慢从 1 数到 20，再将重心移到右腿上，慢慢从 1 数到 20，重心交替在左右腿上移动，重复做 10 次以上。

②坐在凳上，全身放松，排除杂念。两手慢慢上抬，至与肩平时，转动上身，两手随之转动，上身先转向左，两眼注视左侧片刻，然后上身转向右，两手随之转向右，两眼注视右侧片刻，反复做 10 次。

③坐在凳上，凳脚高与膝齐平，上身慢慢下俯，先伸出左手触摸右足趾，然后恢复端坐姿势，接着再上身慢慢下俯，伸出右手触摸左足趾，如此反复，两手交替触摸两足趾，反复做 10 ~ 30 次。

④正身站立，身前放置桌、椅各 1 个，慢慢地从桌子上拿起一个物体，把它放在椅子上，然后再把它放回桌子，如此反复搬动物体，连做 10 ~ 30 次；接着，将这个物体在桌子与地面间上下搬动，连做 10 ~ 30 次。

关节功能锻炼，助您告别关节疼痛

关节功能锻炼能增强和巩固关节的灵活性和稳固性：头部的自然转动，可防治颈椎病；扩胸、拉肩、振臂等肩关节练习，能防治肩周炎；反复做腿部弯曲练习，可防治膝关节的伤痛；而大多数退行性的关节病痛都可以通过适当而有规律的运动得到缓解。

下面介绍几种简便易行、适合老年人的关节功能锻炼方法。

1. 头颈运动

以颈椎为轴，依次向前、后、左、右做低头、仰头及侧屈头，共做 40 次。然后再做顺时针和逆时针方向的转头，各做 2 次。

2. 肩关节运动

一臂由前方从颈旁伸向背部，手掌触背，与此同时，另一臂从侧方伸向背部，手指触背，尽量使两手指在背部接触，连做 8 次。

3. 扩胸运动

屈肘，两臂平置胸前，做扩胸、展臂各 4 次。再两臂上举，伸臂拉肩 4 次。然后直臂下垂，做后摆 4 次。

4. 腰背运动

两腿开立，举臂后仰，两腿挺直，弯腰弓背，身体前屈，两臂下垂，然后团身抱膝下蹲，再并腿直立，共做 8 次。

5. 肘关节运动

手掌向上，两臂向前平举，迅速握拳及屈曲肘部，努力使拳达肩，再迅速伸肘，反复进行，至手臂酸软为止，然后两臂向两侧平举，做握拳、屈肘运动，连做 12 次。

6. 腕关节运动

两手合掌，反复交替用力向一侧屈曲，连做 10 ~ 14 次。

7. 指关节运动

握拳与手指平伸，交替进行，连做 10 ~ 14 次。

8. 甩手运动

两腿并立，含胸弯腰，背略弓，两臂自然下垂，以肩关节为轴依次做前后、左右摆动 2 分钟。

9. 膝关节、髋关节运动

连做下蹲运动 15 次，向前抬腿运动 15 次。

10. 踝关节运动

左腿直立、右脚尖点地，做踝关节旋转运动，两脚交替。

老年人运动中也要“偷懒”

老年人在进行体育锻炼时，除注意选择较小负荷的项目以外，还应在运动过程中“偷点儿懒”，避免大强度的动作和长时间的活动。

①太极拳运动虽然运动强度小，动作慢，但标准的动作是保持半蹲位，身体重心

较低。老年人如果动作太标准，会使膝关节的负荷过大，引起关节软骨软化症、滑膜炎、脂肪垫炎等关节炎，重者可引起骨质增生，影响锻炼和日常生活。所以打太极拳时，应适当提高身体重心，保持直立位运动，从而减少膝关节负荷，减少疾病发生。太极剑、迪斯科、舞蹈等运动也应尽量避免强度较大的动作。

②门球的运动量较小，接近日常活动。但如果连续保持行走或站立姿势的时间较长，可引起腰肌劳损、膝关节炎等病变。因此，可以趁别人打球的间隙坐一会儿，休息一下，千万不能等感觉累了再休息，那就为时已晚。

③网球的活动量较大，握拍的手臂易引起网球肘，是连续运动时间过长引起的，所以要打一会儿休息一下，不要连续打球。

三种方法缓解锻炼后的肌肉酸痛

老年人刚开始体育锻炼，容易发生肌肉酸痛，叫运动性肌肉酸痛。医学家们发现，甘草根等草药是消除和减轻肌肉酸痛的良药。具体使用方法是：

（1）内服：把适量的甘草根、蒲公英和藏红花几种草药放入杯中，用开水浸泡一刻钟左右，滤汁饮服。

（2）淋浴：把少量薄荷、雏菊、鼠尾草、洋甘菊放入小布袋装好，用开水煎熬，然后，先用装药的小布袋在酸痛处轻轻按摩，再用药水淋浴。这些草药具有渗透皮肤外层的功能，用药水淋浴可消除酸痛。

（3）按摩：把雏菊、鼠尾草、洋甘菊和涂抹剂混合在一起，加上 1 小匙辣粉和 500 克醋，煮 10 分钟，然后装入布袋，在酸痛处按摩，能消除酸痛。

安全运动，时刻小心运动伤害

防范运动损伤，细究五大原因

老年人运动锻炼的目的是保持身体健康，延年益寿，但是，如果不掌握科学的健身方法，稍有不慎或运动不当就很容易出现一些损伤。

造成老年人运动损伤的原因可能是多方面的，但主要与以下五方面有关：

①对预防运动损伤的意义认识不足。有些老年人往往认为，运动健身免不了会出点小病小伤，无所谓；还有些老年人没有运动健身的基础，忽视了循序渐进、量力而行的原则，易造成运动伤害。

②忽视准备活动或准备活动做得不充分。在运动中有所损伤的相当一部分老年人，正是因为未做准备活动或者准备活动做得不充分、不正确造成的。所以，老年人一定不能忽视这个问题。

③运动技术动作不正确。各种体育运动项目都各有其不同的动作要求，但是其中最

重要的是运动时的动作要符合生物力学的要求，否则就可能造成运动损伤。所以，老年人在进行运动健身时，一定要尽力掌握好技术动作。

④运动量过大。老年人在运动锻炼时，要注意运动量不要过大，以中等或中等偏下为宜。尤其是在运动中应使身体得到全面的活动，不要使某一局部负担过重。

⑤身体功能状况不良。如睡眠和休息不好、疾病初愈及身体疲劳等。此时，老年人的生理功能相对较低，肌肉力量差，动作的协调性下降，在这种状态下必须要注意降低动作的难度和运动强度，否则很容易产生伤害事故。

肌肉拉伤的有效预防和及时处理

肌肉主动强烈的收缩或被动过度的拉长，造成肌肉微细损伤、肌肉部分撕裂或完全断裂，称为肌肉拉伤。这是老年人最常见的运动损伤之一。

1. 原因及预防

老年人在体育运动中，肌肉拉伤有急性拉伤和微细拉伤的长期积累两大原因，主要表现为：

①由于准备活动不当，部分肌肉的生理功能尚未达到适应运动所需的状态。

②运动水平不够，肌肉的弹性和力量较差。

③疲劳或过度负荷，使肌肉的功能下降，力量减弱，协调性降低。

④错误的动作或运动时注意力不集中，动作过猛或粗暴。

⑤气温过低、湿度太大。

⑥运动场地或器械的质量不良。

以上这些原因都可能引起肌肉拉伤，老年人应注意预防，并适时加强肌肉的力量和柔韧性练习，合理安排运动量。

2. 症状

老年人在体育运动中，肌肉拉伤可发生在肌腹或肌腱与肌腹分界处，或肌腱附着于骨骼的地方。大腿后群肌肉的拉伤最为常见，大腿内收肌、腰背肌、腹直肌、小腿三头肌、上臂肌都是肌肉拉伤的易发部位。

肌肉拉伤的症状具体表现为：伤处局部疼痛、肿胀、肌肉紧张或痉挛，摸之发硬伴压痛。当受伤肌肉主动收缩或被动拉长时疼痛加重。有些老年人拉伤时有撕裂样的感觉，肿胀明显，皮下瘀血严重，肌肉功能出现障碍，触摸局部有凹陷或见一端异常隆起者，可能为肌肉断裂。

3. 处理

①肌纤维轻度拉伤、肌纤维部分断裂的老年人，应及时进行冷敷、加压包扎，高抬患肢,30 分钟后除去冷敷，把患肢放在使受伤肌肉松弛的位置以减轻疼痛。48 小时后开始按摩，手法要轻缓。

②单纯肌肉牵拉性拉伤的老年人，局部停止活动 2 ~ 3 日，在无痛和疼痛不加剧的前提下，可以及早地进行功能练习。健肢及其他部位可以继续活动，以后逐步进行健身锻炼，但要避免那些重复受伤的动作。1 周后可逐渐增加肌肉的力量练习，待症状基本消失后可以进行柔韧性练习，在做伸展练习时以不增加伤处疼痛为度。大约 2 周后，可逐渐进行健身锻炼，运动时伤部必须使用保护支持带，并充分做好准备活动。

③肌肉、肌腱完全断裂的老年人，应立即停止锻炼，完全休息，在局部加压包扎，固定患肢，立即送医院确诊，必要时还要接受手术治疗。伤愈后应在医师指导下恢复锻炼。

④所有发生肌肉拉伤的老年人在重新进行运动时都应戴上防护具，并应充分做好准备活动，局部感觉温热、无痛后方可进入正常锻炼活动，锻炼时要注意循序渐进。

“抽筋”的常见原因及正确处理

“抽筋”是一种俗称，实际上是肌肉痉挛，是肌肉发生不自主强直性收缩所显示的一种现象。

老年人在体育运动中，特别是在一些长时间运动中经常发生不同部位的肌肉痉挛，局部肌肉紧缩成一个“疙瘩”，疼痛难忍。老年人最易发生痉挛的肌肉为小腿腓肠肌（小腿后部的一块肌肉），其次是足底的屈肌。

1. 引起肌肉痉挛的常见原因

①寒冷刺激。肌肉受到低温的影响，兴奋性会增高，易发生强直性收缩，如游泳时受到冷水刺激，冬季户外锻炼时受到冷空气刺激，肌肉都可能引起痉挛；在冷的环境中运动，未先做准备活动或做得不充分，或未注意保暖，就更容易发生肌肉痉挛。

②电解质丢失过多。老年人运动中大量出汗，特别是长时间剧烈运动或高温季节运动时，使电解质从汗液中大量丢失。这些电解质在人体内的浓度水平与神经肌肉的兴奋性有关，当丢失过多时，肌肉的兴奋性增高，可发生肌肉痉挛。

③肌肉疲劳。身体疲劳会影响肌肉的正常生理功能，疲劳的肌肉比正常的肌肉硬，也就是张力大，运动时用力越多、越疲劳的肌肉就越容易发生痉挛。因而，老年人身体疲劳时，特别是局部肌肉疲劳状态下再进行剧烈运动或做些突然紧张用力的动作，就容易引起肌肉痉挛。

④肌肉连续收缩过快。肌肉持续收缩用力，而放松时间太短，收缩与放松不能协调地进行，也易引起肌肉痉挛。

2. 预防肌肉痉挛的发生

①加强身体训练，提高机体的耐寒能力和耐久力。

②冬季锻炼要注意保暖，在开始运动时，服装不能穿得太少，应随着运动的进行而逐渐减少衣服；运动后要尽快穿上衣服。

③运动前必须认真做好准备活动，对容易发生抽筋的肌肉可事先做适当按摩。

④夏季运动时，尤其是进行剧烈运动或长时间运动时，要注意电解质的补充和维生素 B_2 的摄入。

⑤运动过程中要逐步学会肌肉放松的能力。

⑥老年人身体缺钙，运动时也容易抽筋，所以平时要注意补充含钙的食物。

3. 肌肉痉挛的处理办法

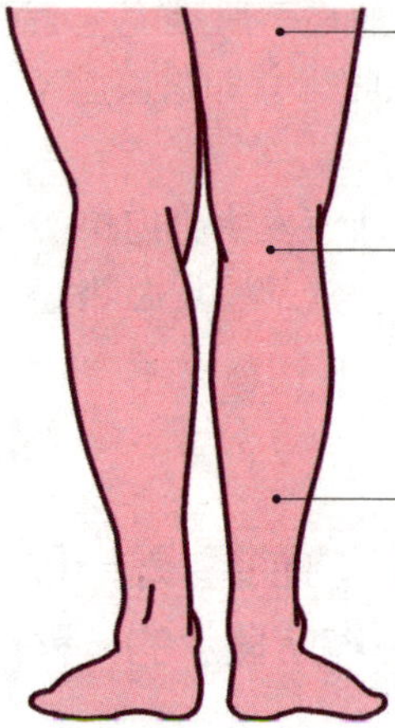

①在日常运动中，老年人发生肌肉痉挛时，首先不要紧张、惊慌，应注意放松。

②不严重的肌肉痉挛，只要采用以相反的方向牵引痉挛的肌肉，并持续一定时间，一般都可使其缓解。牵引时切忌用暴力，用力宜均匀、缓慢，以免造成肌肉拉伤。例如，小腿后群肌痉挛时可伸直膝关节，同时用力将踝关节充分背屈（勾脚）。此外，还可配合局部点掐委中、承山等穴。处理时必须注意保暖。

③游泳中大腿抽筋时，可吸一口气，仰卧水面上，弯曲抽筋的大腿，并弯曲膝关节，然后用两手抱着小腿用力使它贴在大腿上，并做振颤动作，然后用力向前伸直。

④游泳中小腿或脚趾抽筋时，先吸一口气，仰浮水面，用抽筋肢体对侧的手握住抽筋肢体的脚趾，用力向身体方向拉；同时，用同侧的手掌压在抽筋肢体的膝盖上，帮助将膝关节伸直，就可以得到缓解。如果一次不行，可以连续做几次。

⑤在水中抽筋现象消除后，老年人应慢慢地游向岸边，以免再次发生抽筋。而且，发生肌肉痉挛后，一般不宜再继续游泳，应上岸休息、保暖，按摩局部。

“闪腰”的预防措施和简易治疗

“闪腰”在医学上被称为急性腰部扭伤。老年人在负重活动或体位变换时，腰部的肌肉、韧带、筋膜、滑膜等受到牵扯，当腰部扭转或肌肉骤然收缩时，可使少数纤维被拉断、小关节微动错缝，即为急性腰部扭伤。

腰部是人体活动的枢纽，脊柱两旁的肌肉是腰部活动的动力结构和保持脊柱稳定的主要因素。因此，老年人在体育运动及日常劳动和生活中，腰部遭受外伤的机会较多，应引起重视。

1. 闪腰的原因

①脊柱在负重和运动时，主要依靠肌肉收缩和紧张来保护棘间韧带和小关节，而肌肉的收缩和紧张必须在运动开始前就做好准备。如果没有准备，老年人在转身、弯腰时，就很容易在外力轻撞时使腰部受伤，甚至一些日常生活中的小动作如弯腰拾物、倒

水洗脸、打喷嚏，也可能造成闪腰。

②老年人在肌肉力量不足或负荷重量过大时，强行用力提举重物，超过了脊柱、肌肉的负荷能力也容易造成损伤。

③运动时身体重心不稳，为了维持身体平衡，肌肉同样会剧烈收缩，引起关节韧带和肌肉的损伤。

④活动超越了脊柱的运动范围，比如过分的伸脊动作、脊柱过度前屈以及突然转体，都会导致腰部损伤。

2. 预防闪腰发生

①在进行体育活动及劳动时，注意力要集中，对所承担的负荷和动作要有思想准备。

②要充分做好准备活动，提高腰、腹肌的协调性、反应性。

③弯腰搬运重物时，要屈髋、屈膝，不要直腿弯腰提重物。提重物时要把重物靠近身体，以减轻腰部负担。

④要加强腰、腹肌的力量，并多做伸展性训练，以避免腰部的扭伤，同时保护脊柱。

⑤老年人尽量不要做腾空跳起的动作，非做不可时，腰肌要保持一定的紧张度，以免受到意外的外力作用。

3. 闪腰的症状

①在扭伤的瞬间老年人会感到疼痛剧烈，受伤后疼痛显著，脊柱不能伸直，使随意运动受限，24 ~ 48 小时后疼痛达到最高峰。

②因为肌肉痉挛而引起脊柱生理曲线改变者为较重的扭伤。

③老年人腰扭伤时，疼痛可牵涉到下肢，但仅局限于臀部，大腿后部和小腿均感觉正常。若腰痛伴有小腿或足部放射性麻痛，有可能是腰椎间盘突出症。

4. 治疗办法

①伤后初期，宜仰卧于有垫子的木板床上休息几天，腰部垫一薄枕以便放松腰肌；也可以仰卧位与俯卧位交替，避免受伤组织再受牵扯，以利修复。

②轻度扭伤休息 2 ~ 3 日，较重扭伤需休息 1 周左右。

③伤后即可进行穴位按摩，取人中、扭伤、肾腧、大肠腧、委中等穴，手法强度以使病人有较强的酸麻胀感为宜。

④其他疗法，如外贴活络止痛膏，内服活络止痛药，采用火罐疗法、针灸疗法、局部注射泼尼松龙、理疗等，均有较好的疗效。

踝关节韧带扭伤的预防和处理

在踝和足部损伤中，以踝关节扭伤最为常见，占 1/3 以上，而在整个运动损伤的发生率中，约占 8%，占关节韧带扭伤的首位。

踝关节韧带扭伤包括外侧副韧带、内侧副韧带和胫腓韧带联合的损伤。但是胫腓韧带联合强韧而富有弹性，不容易受伤；内侧副韧带面积大，韧带纤维较细密而强韧，单纯内侧副韧带损伤也较少见；外侧副韧带为最容易受伤的踝关节韧带，由于老年人韧带老化、弹性差，所以更容易损伤，约占踝关节扭伤的 80%。

1. 预防

老年人在跑、跳锻炼中，如果落地重心不稳，向一侧倾斜或踩在其他物品上，或陷入坑内等情况下，就会以足的前外侧着地、内翻，而导致外侧副韧带的损伤。此外，运动时下肢过度劳累，也容易引起踝关节扭伤。

因此，老年人平时应重视踝周围肌肉力量和关节协调性的锻炼，如负重提踵、足尖走路、踝关节抗阻力活动、用足的内外侧行走、沙地上慢跑等练习。在进行健身时一定要选择平坦的运动场地，准备活动要充分。

2. 症状

老年人踝外侧副韧带受伤时，踝外侧疼痛轻重与伤势有密切关系。

（1）踝外侧副韧带轻度扭伤，患足可以持重，跛行，足踝外侧轻度肿胀，踝关节强迫内翻试验（一手握住踝关节上方固定小腿，另一手握住足外缘将踝关节内翻）使疼痛加重，但踝关节稳定，无异常活动。

（2）若踝外侧副韧带完全断裂，则患足不能持重，跳跃式跛行，外踝剧痛，肿胀严重而范围大，外踝和足背出现皮下瘀血斑，踝关节强迫内翻试验时伤处剧痛，同时有踝关节不稳和异常活动。

3. 处理

（1）伤后应当立即用冷疗法，如用冷水浸泡、冰块按摩。然后用绷带加压包扎，尽量使踝关节不活动，抬高患肢送医院。这样可以使局部的肿胀、出血、疼痛减轻，为以后的治疗和恢复创造好的条件。

（2）外侧副韧带轻度扭伤，应用绷带将踝关节包扎于轻度外翻背屈位，制动 4 ~ 7 日，亦可同时配合外敷活血散瘀消肿止痛中药。一旦肿胀、疼痛开始缓解，就要积极进行关节周围肌肉力量练习及屈伸活动。一般 4 日以后可保持原固定下地走路，并配合按摩。按摩方法为：在踝关节外侧痛处用较轻的推摩和揉的手法，由上而下，理顺筋络，反复数遍。在悬钟、太溪、昆仑等穴位进行点穴按摩。

（3）外侧副韧带较重的扭伤（韧带部分断裂或完全断裂），应压迫包扎止血，并用托板将足固定于轻度外翻背屈位，抬高患肢休息，宜配合活血止痛中药内服治疗。3 日以后，去除加压包扎材料，继续托板固定约 3 周，并配合按摩、外敷与内服舒筋活络中药、针灸、理疗等治疗方法。解除固定以后，可继续治疗，在弹力绷带的保护下，逐渐参加一般锻炼，并积极从事功能锻炼，如走路、踝关节屈伸运动、提踵等，直至完全愈合为止。重压患处无疼痛、踝关节强迫内翻试验亦无疼痛时，可完全去除弹力绷带，恢复正常运动。

不同挫伤的紧急处理方法

挫伤，是钝力直接作用于人体某部而引起该处及其深部组织的闭合性损伤。

由于老年人动作迟缓，反应慢，在运动中可能会碰撞致伤。大腿前面肌肉及小腿都是容易受挫伤的部位，轻者仅皮下组织（如韧带肌肉）挫伤，重者（如头部和躯干部的挫伤）可并发脑组织和内脏器官的损伤。

1. 症状

①单纯肌肉挫伤。仅在局部有疼痛、压痛、肿胀、功能障碍。如果皮下出血，皮肤上可见到青紫色的瘀血斑。

②复杂性挫伤。是一种较为严重的损伤，如头部挫伤，轻者可发生脑震荡，严重者可有颅骨骨折或合并脑挫伤而危及生命。

③合并内脏器官损伤。患者常表现有休克现象，如头晕眼花、心慌气短、出虚汗、面色苍白、四肢发凉、烦躁不安。胸、背部挫伤可合并肋骨骨折或肺脏损伤，形成气胸或血胸；腰、腹部挫伤可合并肾挫伤和肝、脾破裂，引起内出血和休克；睾丸挫伤可因剧烈疼痛而引起休克；股四头肌、腓肠肌严重挫伤，可引起肌肉或肌腱断裂。

2. 处理

①单纯性挫伤，在整个治疗过程中应包括限制活动期、恢复活动期和功能恢复期。限制活动期 24 小时内，应在伤处立即冷敷或用自来水冲洗片刻，然后外敷新伤药，加压包扎，抬高患肢，以减轻疼痛和出血。48 小时后可以用理疗、按摩等方式促使皮下瘀血吸收，消除肿胀。如伤势较重，可以内服一些治疗跌打损伤、止痛消炎之类的药物。

②老年人头部、躯干部和睾丸挫伤，有休克症状出现时，应首先进行抗休克处理，保温、止痛、止血，立即送医院治疗。

③老年人肌肉、肌腱断裂时，应将肢体包扎固定后，送医院治疗。

关节脱位的急救方法和伤后锻炼

外力作用使关节面之间失去正常的接连关系，叫关节脱位，也称脱臼。关节脱位可分为完全脱位和半脱位。

1. 预防

老年人体育运动中所发生的关节脱位，大都是由于间接外力所致，比如摔倒后用手掌着地引起肘关节和肩关节脱位。因此，老年人在健身活动中，应注意做到动作标准、精神集中，以避免这种情况发生。

2. 急救

老年人关节脱位时，附近软组织伴有损伤，可引起严重的疼痛，并有明显的压痛；有局部肿胀；关节功能障碍、关节结构失调；关节脱位后与健侧对照不对称。对此，应立刻采取正确的急救措施：止痛，抗休克；用夹板、绷带固定伤肢，尽快送医院，早期复位。

3. 伤后锻炼

以肘关节为例，在前臂悬挂期间，经常做腕部、手指和肩关节的活动，并可以逐步练习肘关节的主动屈曲和旋转运动。除掉固定或悬挂后，可以开始伸肘活动，并逐步进行加强关节伸屈肌肉群的力量练习。一般在3个月后方可以进行正常的锻炼。

骨折的症状表现和固定方法

骨的完整性遭到破坏，被称为骨折。骨折在体育运动中是一种比较严重的损伤，发生率较低，约占1.5%。但老年人由于骨的有机成分减少而无机成分增大，韧性降低，脆性增加，所以不慎跌倒时易发生骨折，尤以闭合性骨折、骨裂较多见。

1. 预防

老年人在健身时应加以注意，避免骨折的发生。一般来说，暴力直接作用于身体某部，如运动时跪倒在地面上易引起髌骨骨折；在接触暴力较远的部位发生的骨折，如跌倒时用手撑地，可发生踝上骨折，肌肉强烈收缩，可以引起撕脱骨折或螺旋形骨折。所以，老年人在运动时，要掌握好身体重心，同时要注意运动场地的选择，以防滑倒或绊倒。

2. 症状

骨折有时难以即时诊断，其明显症状是局部疼痛、肿胀、畸形、压痛和震痛等。

①因骨膜撕裂，肌肉痉挛而引起剧烈疼痛，活动时加剧。

②肿胀和皮下出血。

③骨折后肢体发生杠杆和支持作用，所以肢体多不能行走。

④因骨折端发生移位、重叠而变形，肢体可缩短和扭转畸形。

⑤完全性骨折局部可以出现类似关节的活动，移动时可发生摩擦音。

⑥骨折断端有明显的压痛，有时在远离骨折断端轻轻捶击骨折部会发生震痛。

3. 固定

老年人发生骨折后应立即送医院治疗，并临时用夹板固定患肢，使肢体处在比较稳定和安静的状态中，从而减轻老年人的疼痛，并且避免在转运过程中增加疼痛和伤情。

固定的原则：如有伤口出血，应先止血，再包扎伤口，然后固定；在没有把握的条件下禁止任何试图整复动作，应固定后送往医院；固定用的夹板长度和宽度要与骨折肢体相称，必须包括骨折部的上下两个关节；夹板不要直接接触皮肤，要用绷带缠住或用软纸包上；固定的松紧度要合适。

固定方法：

①锁骨骨折。用两个棉花垫置双腋下，将2条三角巾折成宽带，宽带绕过两肩前，在后背做结，形成肩环，再用第三条三角巾折成宽带在背后穿过两环，拉紧做结。最后将上肢固定或用小悬带将患肢挂起。

②肱骨骨折。用1～3块长短合适的夹板，放在伤臂的外侧、前面和后面，用两条绷带将骨折的上下部分绑好，然后再用小悬带将前臂挂在胸前，注意不要托肘，最后再用绷带把上肢固定于胸廓。

③前臂骨折。用一块或两块长短相适宜的夹板放在伤肢的外侧及内侧，再用大悬带挂起。

④股骨骨折。用三角巾数条（5～8条）折成宽带，分段放好；取长夹板2块，分别置于伤肢的内、外两侧，用三角巾固定夹板，在外侧做结。

⑤髌骨骨折。患者取半坐位，一助手以双手托着伤肢大腿，急救者缓慢地将其小腿伸直，在腿后放一夹板（长度自大腿至足跟），夹板与腿之间垫棉花或软布，然后用三角巾于膝下和踝部固定。

⑥小腿骨折。基本方法同股骨骨折。用2块夹板，分别放在小腿的内外侧，一块自外踝至大腿中部，一块自内踝至腹股沟，并用折成宽带的三角巾于膝下和踝部固定。

⑦足部骨折。将鞋脱去，在小腿后面放一直角形夹板，用棉花垫好，然后用绷带或三角巾带固定于膝下、踝关节上及脚掌处。

4. 伤后锻炼

①在骨折后1周内，局部练习应以肌肉的主动收缩为主。例如，固定的肢体肌肉可做静力性收缩，肢体末端手指或脚趾做自动活动。

②骨折2～3周内，局部练习应以伤肢的上下关节自动伸屈运动练习。

③骨折4～6周后，可拆去固定，进行伤肢上下关节自动向各个方向运动为主，逐步开始负重锻炼。

运动中发生腹痛的原因及处理措施

老年人在跑步和骑自行车运动时，经常会发生腹痛。

1. 原因

①胃肠痉挛引起的腹痛。饭后过早参加运动，运动前吃得过饱，喝得过多（特别是冷饮过多），空腹锻炼（胃酸或冷空气对胃的刺激）等，都可以引起胃痉挛，其疼痛部位在上腹部；运动前吃了产气或难消化的食物（如豆类、薯类、牛肉），腹部着凉等可以引起肠痉挛，疼痛部位多在脐部周围；宿便也可以引起肠痉挛，其疼痛部位多在左下腹部。一般表现为钝痛、胀痛，严重时为阵发性绞痛。

②肝脾瘀血。老年人准备活动做得不充分，运动开始时速度过快，内脏器官功能还没有提高到应有的活动水平就加大了运动强度，特别是心肌力量较差时，搏动无力，影响静脉血回心，下腔静脉压力上升，肝静脉回流受阻，从而引起肝脾瘀血肿胀；剧烈运动时，破坏了均匀的、有节奏的呼吸，造成呼吸肌疲劳，减弱了它对肝脏的按摩作用，同时由于呼吸短浅，胸压上升，下腔静脉血流受阻等而引起肝脾瘀血。肝痛在右季肋部，脾痛在左季肋部，会产生牵扯性疼痛或胀痛。

③腹直肌痉挛。夏季进行体育运动，导致大量排汗而丧失盐分，代谢失调，加上疲劳，可引起腹直肌痉挛。老年人这种腹痛多发生在运动后期，疼痛部位比较表浅。

④腹部慢性疾病。患有慢性肝炎、溃疡病或慢性阑尾炎的老年人参加较大强度的运动，由于病变部位受到牵扯、振动等刺激，可产生疼痛。

2. 预防

①合理安排饮食，一般不要在饭后马上大运动量活动，可以缓慢散散步，1 ~ 2 小时以后再进行较大运动量锻炼。

②经常参加体育运动，提高身体的功能水平。

③运动前做好准备活动，运动中注意调节呼吸节奏，不要用嘴吸气，也不要在运动中间大量饮水（特别是清凉饮料），避免胃肠骤然受到冷的刺激引起痉挛。

④夏季运动要注意适当补充盐分。

⑤对于各种慢性病，应就医检查，彻底治疗。在疾病未愈以前，应在医师的指导下进行锻炼活动。

3. 处理

①运动中发生腹痛时，一般只要减低速度，加深呼吸，按压疼痛部位（或弯着腰跑一段），疼痛即可减轻以至消失。如疼痛仍不减轻，甚至反而加重，就应停止运动。

②口服十滴水或普鲁苯辛（每次 1 片），针刺或用指点揉内关、足三里、大肠腧等穴位，都能缓解腹痛。

③若为腹直肌痉挛，则可以进行局部按摩，做背伸动作拉长腹肌。

④如果上述措施均不见效，应请医师处理。

运动中晕厥的科学预防和急救方法

晕厥是由于脑血流量暂时降低或血中化学物质变化所致的意识短暂紊乱和意识丧失。老年人运动中突发的意识丧失会导致严重后果，如骨折、头颅外伤、溺水和窒息等。这些后果远远超过晕厥本身的危害，所以弄清老年人晕厥的原因，便于正确预防才是重点。

1. 晕厥原因

①体位突然改变。老年人在锻炼中发生晕厥多由水平位突然变为直立位时，使肌肉泵

和血管调节功能发生障碍，致使回心血量骤减和动脉血压下降，出现了一时性脑缺血。

②心源性晕厥。老年人激烈运动时心肌需氧量增加，使已狭窄的冠状动脉供血不足而发生心肌缺血。多发生在骑自行车、网球、冰球，以及马拉松和慢跑等运动项目中。

③脑源性晕厥。运动时脑部血管可发生一时性广泛缺血而出现晕厥，多发生在有脑血管粥样硬化和颈椎病的老年患者中。有高血压的老年人参加剧烈运动，可引起脑内小动脉痉挛、水肿和意识丧失。

2. 科学预防

①坚持科学健身的原则，一般不要参加长时间剧烈运动项目，避免发生过度疲劳、过度紧张等运动性疾病。

②疾病恢复期和年龄较大的老年人参加运动时，必须严格按照运动处方进行。

③进行长距离运动时，老年人应及时补充糖、盐和水分。

④发生过晕厥的老年人应做全面检查，明确原因，避免再发生晕厥。

3. 明确病因

晕厥的病因诊断主要根据发作时的病史和体征，尤其是发作起始、经过和恢复全过程，包括发作诱因、场合、体位、有无前驱症状和后遗症状。发作时的体征对诊断晕厥原因非常重要，如面色、血压、脉搏、呼吸、心率、心音等改变，老年人应注意记忆，有条件可做心电图、脑电图或血糖检查。

①血管减压性晕厥。有明显的发作诱因，如情绪不稳定、疲劳，发作前期有出汗、流涎、心动徐缓等前驱症状，持续数十秒至数分钟后意识丧失，血压下降，脉搏缓弱，几秒至几十秒后可自行苏醒。

②直立低血压性晕厥。发生在水平位置运动突然变直立位的运动项目中，意识丧失突如其来，无前驱症状，发作时的症状与体征同血管减压性晕厥。

③心源性晕厥。发作诱因主要为用力，发作与体位无关，有心悸、胸痛等症状，发作时面色苍白合并发绀，呼吸困难，颈静脉怒张，心率、心音和脉搏有改变，心电图多有异常表现。

④低血糖晕厥。前驱症状有无力、震颤、出汗、心动过速、饥饿和行为慌乱等症状，晕厥历时较长，补充糖后意识可恢复。

⑤脑源性晕厥。晕厥发生时伴有头痛、眩晕、呕吐、抽搐，有时伴有失语、轻偏瘫、患侧视力减退或失明等。

4. 急救方法

①一般来说，应将晕厥的老人放置于仰卧位或下肢抬高位，可增加脑血流量；松解紧身衣服，头转向一侧，以免舌后坠堵塞气道；面部及颈部冷湿敷，如体温低加盖毛毯；必要时针刺人中或给病人嗅有刺激性的氨味。

②血管减压性晕厥和直立低血压性晕厥采取上述处理方法可缓解；发作性无力和突发的原发性意识丧失，应给予吸氧和上述的一般处理。

③低血糖晕厥，应静脉注射葡萄糖液。

④心源性晕厥应立即吸氧，经现场急救后再安全转运；心电图显示房室传导阻滞时皮下注射阿托品；如为室性心动过速，静脉注射利多卡因；急性左心衰竭的处理为强心、利尿等；急性心肌梗死给予止痛、镇静、抗心律失常、抗休克或抗心力衰竭处理。

⑤脑源性晕厥的现场抢救措施有吸氧、保持呼吸道通畅、降压和降低颅内压等。

患病老年人的运动要特殊化

神经衰弱的体疗四原则

神经衰弱是老年人最常见的神经官能性疾病，属于中枢神经系统功能暂时性失调，不属于器质性损害。其发病常与精神负担过重、过度的脑力工作、生活缺乏规律和过度疲劳等因素有关。

老年人神经衰弱的症状多种多样，几乎涉及所有的器官系统，主要表现为睡眠障碍、注意力不能集中、头痛、头晕、耳鸣眼花、记忆力减退、健忘、情绪不稳以及精力衰退等。

神经衰弱的体疗方法，应根据老年人不同的主要症状而选用不同的方法。具体表现为：

①精神萎靡不振、孤僻、不爱动的患者，应采用比较活泼生动的体疗方法，如游戏性或竞赛性的全身活动、球类活动，运动量中等，以免引起过度兴奋或疲劳。

②兴奋过程占优势、容易激动的患者，宜采用平静温和的体疗内容和方法，如散步、气功、太极拳、八段锦等。医疗体操以全身运动为主，运动量要偏小。在睡眠前要做自我按摩，先做面部一般按摩，然后点按风池、神门、内关、足三里、三阴交、涌泉穴等，有助入睡。

③老年人要树立战胜疾病的信心，积极参加其他体育活动，做力所能及的体力劳动。

④同时，还要注意劳逸结合，合理安排生活制度，使自己能够获得充分休息。

慢性支气管炎、肺气肿老年人的两种锻炼方式

体育锻炼对老年性肺部呼吸系统疾病有重要的治疗作用。常用的体育锻炼方法有保健体操、呼吸训练、散步、快速步行、慢跑和太极拳、气功等。其中的呼吸操和步行有着十分明显的治疗效果。

1. 呼吸操

做法：仰卧，两手握拳，肘关节处屈伸 4 ～ 8 次，平静深呼吸 4 ～ 8 次；两腿交替在膝关节处屈伸 4 ～ 8 次；缩唇呼吸，口唇呈吹口哨状用力呼气，做 4 ～ 8 次；腹部呼

吸，两腿屈膝，一手放在胸部，一手放在腹部，吸气时腹壁隆起，呼气时腹壁收缩，做 4 ~ 8 次。

锻炼时须注意：一般每天锻炼 2 ~ 3 次，每次 5 ~ 10 分钟或 15 ~ 20 分钟，一次锻炼时间不要过长；要自然放松，不要屏气，要注意用鼻吸气，用嘴呼气，呼气时间要比吸气时间长，吸气和呼气时间比为 1 ∶ 2 或 1 ∶ 3；当有呼吸道感染或合并心力衰竭时暂不宜锻炼。

2. 步行

做法：每日步行 500 ~ 1500 米；可间歇用中速或快速，如中速或快速走 30 ~ 60 秒，缓步走 2 分钟，交替进行；同时配合呼吸锻炼，一般掌握四步一吸气，六步一呼气。

锻炼时须注意：锻炼的强度根据个人体质、疾病的程度来选择。体质弱者应从小运动量开始，速度开始不要太快，每次 3 ~ 5 分钟，每天 1 次，逐渐适应后增至每次 10 ~ 20 分钟，每天 1 ~ 2 次，以后可延长至每次 30 ~ 45 分钟，每天 1 ~ 2 次。如果锻炼后没有胸闷、头昏等不适反应，可逐渐增加锻炼时间或增加一定的坡度锻炼。

肺结核病人的运动方式

体育锻炼对肺结核病人的康复有着明显的作用。在医生指导下，患病老年人进行适量的体育锻炼，能改善大脑皮质活动过程，改善情绪，提高心肺功能，增加肺活量，减轻体内低氧状况，促进新陈代谢；还能增进食欲，改善睡眠，增强抗病能力。

肺结核病人根据不同情况，可选择太极拳、气功、医疗体操、散步等项目进行体育锻炼。体育活动的时间、强度、活动量，最好取得医生指导，一般讲，运动量应由小到大增加。体育活动应在户外、空气新鲜的地方进行，可以呼吸新鲜空气，得到阳光照射。

哮喘病人的耐力性运动

为了增进心肺功能贮备，增强体质，老年哮喘病人宜在发作缓解期进行适当的耐力性运动练习。

①原则是做适当强度的运动，并持续一定的时间，具体方法视体力情况而定：体力较差时做散步、太极拳等低强度的运动练习；体力较好时练习较快的步行、慢跑、缓慢的登楼、游泳等。

②运动强度应控制在主观感觉以稍有气急，尚能言谈为宜。有条件时可做分级负荷运动试验测定最高心率，以最高心率的 70% 为运动心率，以后逐步提高到 85% ~ 90%。

③有时会诱发“运动性气喘”，因此应控制运动的强度，以不引起哮喘发作为度。同时做好充分的准备活动，逐步提高运动强度，可进行间歇性运动，例如，跑 10 秒钟休息 30 秒钟，或跑 20 秒钟休息 60 秒钟。易发生运动性哮喘者最好于运动前适当用药。

④运动时，先做步行或体操至全身热起来或微微出汗，然后再做慢跑、登楼式游泳等练习，结束时应做放松运动，使心率逐步恢复。

⑤每次锻炼持续 30 ~ 45 分钟，体弱者可自 15 分钟开始，逐渐延长。

⑥游泳特别是温水游泳，对哮喘患者特别适宜。因为运动时吸入冷而干燥的空气，可加重支气管痉挛；吸入温暖潮湿的空气，可减轻支气管痉挛。

⑦患哮喘的老年人还可做放松练习，腹式呼吸和发出“呜”“啊”音的呼吸练习。做腹式呼吸时，口唇稍缩小，将气体经口慢慢（有意识地细呼）吹出，同时上腹部慢慢下陷。初练时不习惯，可自己用手按压腹部，随之起伏，吸气时则闭口，经鼻腔缓缓深吸，腹部随之隆起。另外，吸气后可稍停片刻再呼气。

慢性胃炎患者的三种体育锻炼

（1）按摩腹部：可以促进胃肠的蠕动，增加胃液的分泌，有利于食物的消化和吸收，同时可以减轻腹部胀痛。方法：仰卧，用右手的掌心在腹部按顺时针方向作绕圈按摩，也可从上腹往下腹缓缓按摩，每天进行 3 ~ 4 次，每次 5 分钟左右。

（2）散步：散步时，整个内脏器官都处于微微的颤动状态，加之配合有节奏的呼吸，可使腹部肌肉有节奏地前后收缩，横膈肌上下运动。这对胃肠来说，会起到一种有益的按摩作用，可以刺激胃消化液的分泌，促进胃肠的蠕动，从而提高胃肠消化功能。

（3）打太极拳：可以促进腹腔的血液循环，改善胃部的营养状况，增加胃肠的蠕动。如果长期坚持，还可使炎症逐渐消失，使胃肠功能逐渐恢复正常。

胃下垂病人的气功疗法

老年人由于胃肠道平滑肌松弛，蠕动减弱，韧带弛缓，胃因重力作用而向下延伸位移，加上腹肌无力，容易发生胃下垂。患者常有腹胀、嗳气、下坠感、胃纳差、便秘等。由于消化吸收功能减弱，身体日趋消瘦，胃下垂的程度也会随之加剧。

胃下垂治疗的原则是改善全身营养状况，增强体质，同时增加腹壁肌肉，使腹腔保持一定的压力，以支撑胃部，从而达到增强体质的目的。对这种病，医疗体育常能收到满意效果。

一般来说，气功疗法对胃下垂有比较好的疗效，可取卧式内养功。全身状况较好的病人也可取坐式。具体方法是：通常取仰卧位，臀部可稍垫高，使内脏上移。意守“丹田”或“中脘”穴，用顺式呼吸法，每次 15 ~ 60 分钟，每日 1 ~ 2 次。可配合按摩和医疗体操同时进行。

老年人通过这种活动，可调节中枢神经系统和自主神经系统的功能，改善胃肠道的紧张度，增强胃肠道的蠕动能力，改善消化吸收功能，改善全身营养状况；还可增强腹壁和腰背部的肌肉，矫正腹部松弛下垂状况，使腹腔内脏恢复正常位置。

胃下垂病人在进行体育疗法时要注意以下事项：

①腹肌锻炼要循序渐进，由简单到复杂，运动量由小到大，不能急于求成，否则易引起腹泻等反应。

②锻炼要持之以恒，方能见效。

③合并有胃肠道出血或胃溃疡者，忌做腹部运动。

④应与饮食治疗等配合进行。

⑤避免进行跳跃运动或长时间站立。

⑥饱餐后不宜运动，若有不适，应取右侧平卧躺，以利胃内容物排空。

前列腺肥大患者的七节家庭康复操

①仰卧，两手臂枕于头后，两腿伸直，两腿稍分开，缓慢自然呼吸。接着用力收缩臀部肌肉，同时肛门紧缩上提，呼吸 3 ~ 6 次，然后放松肌肉。重复做 3 ~ 5 次。

②仰卧，两手枕头，膝关节弯曲，脚掌着床，两脚分开 20 ~ 30 厘米，缓慢呼吸。然后，用力将背、腰、臀部向上挺起，同时会阴肌收缩，全力上提肛门。呼吸 3 ~ 6 次后，肌肉放松，姿势还原。重复做 3 ~ 5 次。

③仰卧、两腿伸长，两臂平伸放于身体两侧，掌心向下，然后两臂保持伸直并向上抬起至头后，同时前臂旋转，使掌心着床。抬臂的同时吸气，当两臂沿原方向复原到身体两侧时呼气。重复做 3 ~ 4 次。

④仰卧，弯左腿，双手将左膝抱紧于胸前，同时吸气，还原时呼气。换右腿动作同前。各做 5 ~ 10 次。

⑤直立，双臂抱合，右手握左肘，左手握右肘，弯腰，双膝勿曲，让双手背触及双膝。当吸气时上提肛门，呼吸 3 ~ 5 次后，身体复原，肌肉放松。

⑥盘腿坐，右小腿置于左小腿上，上身挺直，两手掌按双膝，当慢慢吸气时，收缩会阴肌，上提肛门 3 ~ 4 次。如此呼吸 3 ~ 6 次，每次呼气时，肌肉要放松。

⑦盘腿坐，左腿伸直，右腿弯曲，右脚跟尽可能靠近会阴，两手按在双膝上。缓慢吸气的同时上身前躬，下巴紧贴胸前，收缩会阴肌，上提肛门，双手手指触左脚尖。呼气时肌肉放松，动作还原。重复 3 ~ 6 次后换右腿。

老年人在开始做康复操时，每一动作的重复次数，可根据各人体力而定，以后每隔一周增加 1 ~ 2 次，但不宜超过 20 次，每节操的时间为 20 ~ 30 秒钟。有高血压病的老年人在做第 5 节时要小心，若有头晕可以不做。

有效改善老年便秘的转腰功

便秘是老年人常见的症状，高血压、心血管病人往往会因为大便秘结用力而引起意外。而消除便秘效果比较明显的运动方法是转腰功。

转腰功是我国的一种传统体育锻炼，主要通过自身的运动，加强腰、腹、盆腔等部位肌肉的锻炼，促使腹壁肌肉力量增强，肠液分泌增加，肠管蠕动加快，达到易于排便的目的。具体方法如下：

（1）预备姿势：两足分开站立，呈外八字形，距离略宽于肩。两手叉腰上体保持正直，两膝微屈，肩臂放松，目视前方，呼吸放松自然。

（2）动作：以下腹部的转动为主，以肚脐为轴心，连续做小幅度圆周运动，按下述方向转动：向左→前→右→后，顺时针方向平转；向右→前→左→后，逆时针方向平转。

开始时每次练习正反方向各转30圈。以后根据自己身体情况和症状轻重，慢慢增加圈数，逐渐增加到200～300圈。时间可从每次30秒逐渐增加到10～15分钟，每天可练习1～3次。

（3）注意事项

①动作的重点一定要放在腰部和腹部，不要放在肩部和膝部，两膝两肩保持微动即可。

②动作宜和缓、连贯，腹肌宜放松，腰椎不可强直，呼吸自然。

③练功时间宜在清晨、晚上睡觉前或两餐中间，饭后1小时内不宜进行。

④天天坚持，半个月后即可见效，三个月后即可缓解。

⑤练功时出现打嗝、放屁、腰部发热等是正常现象，说明肠道蠕动好，经脉通畅。

⑥姿势一定要保持正确，上身和下肢基本不动，否则会出现腰酸、腹肌病等反应。

治疗老年颈椎病的五个动作

颈椎病是老年人的常见病，尤以从事伏案工作或有颈部损伤史者为多。颈椎间盘的老化与退行性改变，是引起老年颈椎病的根本原因。

对老年颈椎病患者来说，选择适宜的运动项目进行锻炼既是一种治疗方法，又是一种极为重要的巩固疗效的手段。运动锻炼在某种程度上要比药物治疗还要好。因颈椎是整个脊椎活动范围最大的部位，但在日常生活中却极少有机会活动到最大幅度。

老年颈椎病人，由于颈椎老化及退行性改变影响了它的生理功能，并引起一系列临床症状。而通过运动锻炼，可使老年患者的颈部生理功能得以增强，症状得以消除。

治疗老年颈椎病的运动很简单，每天早晚一次，每次10分钟左右。具体方法如下：

（1）左顾右盼：取站位或坐位，两手叉腰，头颈轮流向左、右旋转。每当转到最大限度时，稍稍转回后再超过原来的幅度。两眼亦随之尽量朝后方或上方看。两侧各转动10次。

（2）仰望观天：取站位或坐位，两手叉腰，头颈后仰观天，并逐渐加大幅度。稍停数秒钟后还原。共做8次。

（3）颈臂抗力：取站位或坐位，双手交叉紧抵头后枕部。头颈用力后伸，双手则用力阻之，持续对抗数秒钟后还原。共做6～8次。另一种方法是：取站位或坐位，两手于头后枕部相握，前臂夹紧两侧颈部。头颈用力左转，同时左前臂用力阻之，持续相抗数秒钟后放松还原，然后反方向做。各做6～8次。

（4）转身回望：取站位，右前弓步，身体向左旋转，同时右掌尽量上托，左掌向下用力拔伸，并回头看左手。还原后改为左前弓步，方向相反，动作相同。左右交替进行，共做 8 ~ 10 次。

（5）环绕颈部： 取站位或坐位，头颈放松转动，依顺时针方向与逆时针方向交替进行。共做 6 次。

上述动作的要领是：速度缓慢，幅度逐渐加大；每做完一个动作后，自然呼吸，间歇片刻后再做下一个动作；引起症状的动作方向需逐步适应，顺势而动。

防治“五十肩”的七种动作

肩周炎即肩关节周围炎，发病年龄都在 40 岁以上，尤其是 50 岁的人更为多见，所以有人称这种病为“五十肩”。以下七种动作可有效防治“五十肩”的发生，老年人不妨试一试。

（1）屈肘甩手： 背部靠墙站立，或仰卧在床上，上臂贴身、屈肘，以肘点作为支点，进行外旋活动。

（2）手指爬墙： 面对墙壁站立，用患侧手指沿墙缓缓向上爬动，使上肢尽量高举，到最大限度，在墙上做一记号，然后再徐徐向下回原处，反复进行，逐渐增加高度。

（3）体后拉手： 自然站立，在患侧上肢内旋并向后伸的姿势下，健侧手拉患侧手或腕部，逐步拉向健侧并向上牵拉。

（4）展臂站立： 上肢自然下垂，双臂伸直，手心向下缓缓外展，向上用力抬起，到最大限度后停 10 分钟，然后回原处，反复进行。

（5）后伸摸棘： 自然站立，在患侧上肢内旋并向后伸的姿势下，屈肘、屈腕，中指指腹触摸脊柱棘突，由下逐渐向上至最大限度后待住不动，2 分钟后再缓缓向下回原处，反复进行，逐渐增加高度。

（6）头枕双手： 仰卧位，两手十指交叉，掌心向上，放在头后部（枕部），先使两肘尽量内收，然后再尽量外展。

（7）旋肩： 站立，患肢自然下垂，肘部伸直，患臂由前向上向后画圈，幅度由小到大，反复数遍。

痔疮病人的四节医疗体操

痔疮是老年人的一种常见病，不但给患者带来痛苦，经常大便出血还会影响人体健康。老年人为了预防和治疗痔疮，可以有意识地做一些防治痔疮的医疗体操，常能收到良好的效果。

（1）提肛锻炼： 直立，舌舐上腭，两手叉腰，两腿交叉，脚跟踮起，同时夹紧臀及大腿提收肛门，吸气，保持 10 秒钟，然后呼气放松。反复做 20 次。

（2）抬腹锻炼：仰卧，两腿屈曲，两脚靠拢臀部，两手放在头下，以脚和肩支撑上抬臀部。同时提收肛门吸气，保持5秒钟，然后呼气放松。反复做15次。

（3）按摩腹部：仰卧屈膝，左手掌放在右手背上，以脐部为中心，从右到左做顺时针按摩30次。

（4）起坐锻炼：两腿交叉坐在椅子上，然后收臀夹腿提肛并保持两腿叉位站起，然后再放松坐下。反复做15次。

这套动作早晚各做一次，做时动作不宜太快。另外，要养成按时大便的习惯，保持肛门部清洁，不吸烟，少喝酒，少吃刺激性食物，多喝水，多吃蔬菜水果。

缓解腰背痛的团滚疗法

腰背痛是老年人的一种常见病，引起这种病的原因很多，如急性腰扭伤后没有及时治愈，留下了慢性腰背痛的病根；长期弯腰工作腰肌过度疲劳，造成了慢性腰肌劳损；腰背部受到风寒潮湿，引起了风湿性疼痛；老年人脊柱骨质增生，压迫了周围的神经；缺乏体育锻炼的人，腰背肌肉过早萎缩退化等。

经常腰背痛的老年人，通过吃药、打针、针灸、理疗等虽能减轻症状，但仍无法祛除病根。而采用古老的团滚疗法，却可收到意想不到的效果。具体方法是：

①仰卧在床上，全身放松，两眼看天花板，屈膝屈髋，两大腿紧贴腹部。两手十指交叉，抱住膝盖下的两小腿，并将两小腿尽量向腹部压挤。身体便成了像不倒翁一样的圆团状。

②用力向左滚动，以左侧耳朵、肩膀、手臂挨着床为止，再回转身向右侧滚动，以右侧耳朵、肩膀、手臂挨着床为止。如此反复滚动30～50次，即可感到浑身轻松，腰背部的疼痛也会减轻。

③每天早晨起床时及晚上睡觉时各滚动一回，可收到很好的疗效。

团滚疗法简便易行，没有副作用，其治疗原理是：屈膝抱腿使身体形成圆团状，能牵伸腰背部的肌肉达到舒展状态；在床上滚动时让腰背部的肌肉和床面接触，发生机械的按摩作用，肌纤维拉长，血管扩张，血液循环加快，运送到腰背部的养料和氧气增多，腰背部肌肉的抵抗力增强，牵伸开挛缩的肌肉和韧带，防止了瘢痕粘连和肌肉萎缩，维持了正常的腰背部功能，使腰背痛的症状逐渐减轻或消失。

适宜腰腿痛的两项肌肉锻炼

腰腿痛是常见病，老年人的腰腿痛更为多见，主要是由腰椎骨关节退行性变化和腰肌肉的慢性劳损以及肌无力等引起。老年人年岁大了本就气血不活，容易使腰部气滞血瘀，如再受风着凉，感受寒湿或过度疲劳，就更容易发生腰腿痛。

体育锻炼能帮助老年人加强腰部及下肢的肌肉力量，以及韧带的弹性和关节的灵活性，重新建立和恢复腰部各椎体骨之间和膝关节的稳定性，加大关节的接触面，使整个关节面均匀地承受重力，从而减轻老年人的骨关节增生和肌肉、韧带的老年性退变。

适宜老年人腰腿痛的体育锻炼主要有：太极拳、八段锦、五禽戏、体操、散步、慢跑、健身球以及打羽毛球、台球、游泳等。除此以外，还有以下两种简单有效的锻炼方法：

（1）退步行走：退走时腰肌的紧张程度是高于向前走路的，能增加腰背肌力，改善腰部血液循环，提高腰部组织的新陈代谢，增加脊柱的稳定性和灵活性，通经活络，壮腰健身。老年人每日可坚持退走2次，每次20分钟，对于腰肌劳损疗效尤著。

（2）站桩功：两脚分开稍大于肩宽，脚尖和膝向前，然后缓缓下蹲，使膝关节保持130° 左右，重心放在两膝关节，上体保持正直，含胸收腹，颈部放松，头部微低，两臂向上抬起、平举，肩部放松，肘部微屈，手指背伸并稍稍分开和微屈，呼吸均匀自然。初始时站立时间2 ~ 3分钟，以后逐渐延长，每次可站15 ~ 20分钟。练完后慢慢伸直膝关节，静站1 ~ 2分钟后即可。站桩功可锻炼下肢的肌肉力量，增加关节的稳定性和支撑力，并能加快膝部的血液循环，减轻酸痛无力等现象。

冠心病患者锻炼六注意

体育锻炼是冠心病综合治疗的组成部分，有助于减少心肌梗死的发生率和死亡率，其主要表现为：改善冠状动脉的神经调节功能，预防痉挛；提高心脏对体力活动的适应能力，减轻或消除心肌供血不足；提高血液的纤维蛋白溶解活性，抑制血小板聚集，从而减少血栓形成，有助于防止冠心病的发展。

不过，冠心病患者在进行锻炼时必须注意以下安全措施：

①冠心病患者进行体育锻炼，最好避开心脏病发作的高峰期清晨，以晚上或下午为好。如果欲要在清晨锻炼，那一定要格外谨慎。

②中等运动强度的步行、慢跑、爬山等有氧训练，最适合隐性冠心病患者。高血压或神经官能症病人在进行这些体育锻炼时，还可配以太极拳、气功和散步。

③心绞痛的冠心病患者应在发作后的间歇期进行适当锻炼，如做健身操和定量散步，有助于减少心绞痛的发作。

④心肌梗死的病人，一般在发病后1个月，严重者在2 ~ 3个月，梗死病灶已有修复时方可开始进行医疗体育锻炼。

⑤锻炼中要注意自我感觉，一旦出现气促、眩晕，则应暂停锻炼，休息调整。如果出现极度疲乏感、胸痛、左上臂和左颈部压迫感或疼痛感、胸闷、透不过气来等感觉时，则应立即请医生检查诊治。

⑥冠心病患者在下列情况下不宜进行体育锻炼：心绞痛发作频繁或休息时也有疼痛，难以控制的心律失常、窦房结功能障碍，以及心力衰竭等症状。

糖尿病患者的五个运动疗法

活动减少是糖尿病的发病原因之一，而运动可以使体内脂肪消耗增加，体重减轻，有助于恢复组织细胞对胰岛素的敏感性，加强糖代谢的调节和提高葡萄糖的利用率，从而使血糖和尿糖降低，明显缓解甚至消除糖尿病症状。但是，运动疗法是有讲究的。

①首先进行全面查体，了解血糖、尿糖、尿酮体情况；查心电图、肝、肾功能、测血压，看眼底等，然后向医生请教，确定自己是否适合运动，以及适合自己的运动方式和运动量。

②老年糖尿病患者宜选用散步、慢走、打太极拳等较缓和的运动方式，并遵守循序渐进的方式，逐渐增加运动量及运动时间，以后每天的运动量及时间应相对固定，但每日最长不宜超过 1 小时，持之以恒。

③不要空腹运动，以防止引起低血糖反应。一般来说，运动的时间应在餐后 1 ~ 1.5 小时，血糖水平较高时，这样既能阻止糖元分解，又能促进肌肉利用葡萄糖。注射胰岛素的病人运动时间应避开胰岛素作用高峰时间，以免引发低血糖。

④运动量一般要达到中等强度，有效而又安全的运动是在运动中或运动后能做到：不出现心脏缺血症状，不出现心律不齐，掌握运动中每分钟脉搏次数不超过 170 减去年龄的限度脉率。

⑤运动后易发生低血糖，所以使用口服降糖药或胰岛素治疗的病人，应适当加餐或减少胰岛素用量。

半身不遂老年人的四步康复锻炼

第一步：被动锻炼

偏瘫卧床病人必须要做早期运动，开始得越早越好，因为肌肉长期不活动就会导致废用性萎缩，关节就会强直。所以，要求家属每天帮助瘫痪的肢体活动 100 ~ 200 次，肢体可活动的病人应在床上做患肢伸屈运动。

第二步：从卧到坐

病人从卧到坐需要一个锻炼和适应的过程，因为突然坐起，会因体位变化引起短暂性脑缺血，导致面色苍白、头晕、全身出汗，所以锻炼时应注意循序渐进。

①开始时，每天让患者的头背抬高 10°，每天锻炼 2 次以上，每次需 3 ~ 5 分钟。

② 1 周后，病人可在有靠背的床椅上坐稳，然后两脚踏地，健侧手紧握床栏，辅助者双手扶住病人肩部，每日锻炼 3 ~ 5 次，每次持续 20 ~ 30 分钟。锻炼时应避免患者向瘫痪侧倾倒。

③随着病人坐稳程度的增加，辅助者可渐渐撤离双手，让病人健康手抓住床栏维持平衡，然后鼓励病人撤离健侧手，完全靠身体平衡坐稳。

第三步：站立锻炼

①病人开始时站立并不能平稳，必须有辅助者的帮助。先让患者背靠墙站好，辅助者双手扶患者腋部，双膝顶住患者膝关节，每次 3 ~ 5 分钟，每日数次，视进步情况可逐渐增加次数和时间。

②经过几天站立后，辅助者可试行双手撤离，病人靠墙独自站立后逐渐扶床栏站

立，进一步不靠帮助而独自站立。

③之后，在辅助者保护下，让病人双手扶床栏，进行躯干左右旋转运动，再进一步可做左右摆动，而后扶床栏，两脚交替提起，进而横向移步，为行走打基础。

第四步：行走锻炼

①患者用健手扶住辅助者肩部，辅助者以手扶住病人腰部，从原地踏步开始，缓慢小步行走。

②经过数天锻炼后，可逐渐撤离辅助者的帮助，改为扶拐行走，距离宜由短到长。

③弃拐行走锻炼的途中要有依靠物，以便在有依靠的情况下徒手行走，逐渐加长行走距离。

适合高血压病人的三种锻炼方法

高血压也是老年人的常见病，运动对高血压病人的恢复和健康起着极大的作用，必须注意坚持。

1. 高血压病人适合进行的体育运动

（1）散步： 可在早晨、黄昏或临睡前进行，时间一般为 15 ~ 30 分钟，每天 1 ~ 2 次，速度可根据每人身体状况而定。

（2）慢跑或长跑： 运动量比散步大，适用于轻度高血压患者。跑步时间可由少逐渐增多，以 10 ~ 20 分钟为宜。速度要慢，不要快跑。

（3）太极拳： 太极拳种类繁多，有繁有简，可根据每人状况自己选择。

（4）气功： 气功对高血压患者有明显的治疗作用。

值得注意的是，高血压患者在进行体育锻炼时，不要做动作过猛的低头弯腰、体位变化幅度过大的动作，以免发生意外。

2. 自我降低血压的10个动作

根据中医“平肝息风”理论，对人体的太阳、百会、风池等穴位进行按摩，不仅可以调整微血管的舒缩作用，解除小动脉痉挛，而且能疏通气血，调和阴阳，对预防和治疗高血压病有着十分明显的作用。

一些高血压患者在长期的治疗中，摸索出以下 10 种人工降低血压的动作：

（1）呼吸放松法： 患者坐在椅子或沙发上，姿势自然端正，两眼正视前方，两臂自然下垂，双手手掌放在大腿上，膝关节呈 90°，两足分开与肩同宽，全身肌肉放松，呼吸均匀。这个动作是其他 9 种降压法的预备动作。

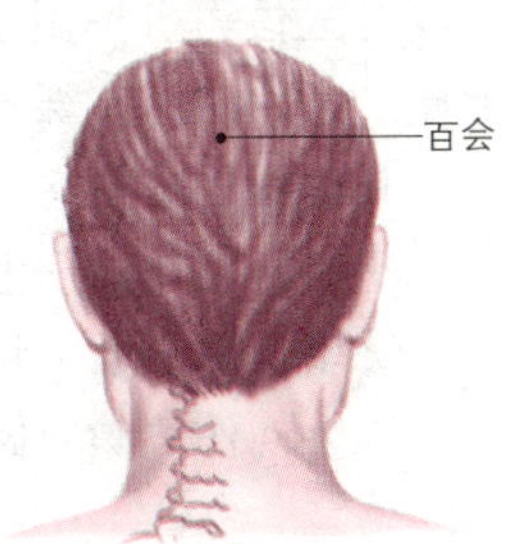

（2）按摩百会穴： 用手掌紧贴百会穴（位于头顶的正中央）呈顺时针旋转，一圈为 1 拍，每次至少做 32 拍。可宁神清脑，降低血压。

（3）按揉太阳穴： 用手指按着太阳穴，呈顺时针旋转，每旋转一周为1拍，每次约做32拍。可清脑明目，疏风解表，止头痛。

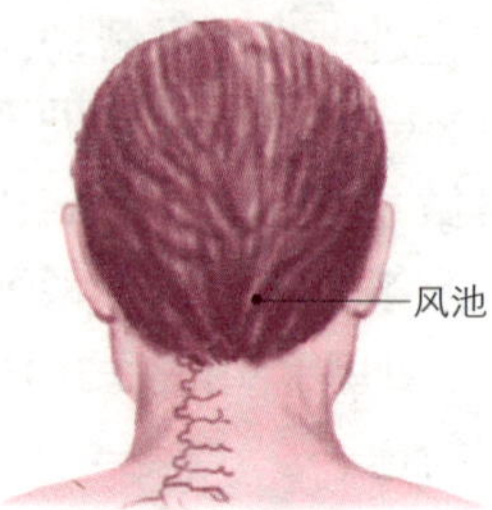

（4）按摩风池穴： 用双手拇指按揉双侧的风池穴，呈顺时针旋转，一周为1拍，共需做32拍。可清脑提神，明目降压。

（5）摩擦颈两侧： 用左手掌上的大鱼际擦抹右颈部胸锁乳突肌，然后，再用右手掌擦抹左颈，一次为1拍，共需做32拍。能解除胸锁乳突肌的痉挛，起到降低血压的功效。

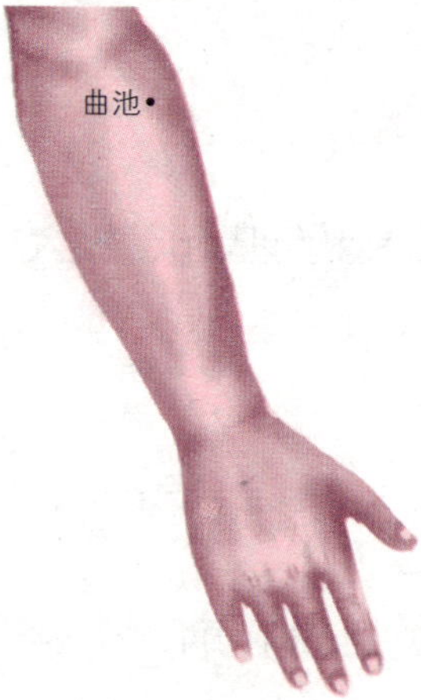

（6）摩按脑两旁： 两手五指自然分开，用手掌上的小鱼际从前额向耳后按摩，两手交换使用，从前额至耳部呈弧线每行走一次为1拍，共需做32拍。能平肝息风，疏经通络，降血压，清脑。

（7）揉按曲池穴： 找准肘关节处的曲池穴，先用右手按揉，然后再用左手按揉，一周为1拍，共做32拍。能清热、降压。

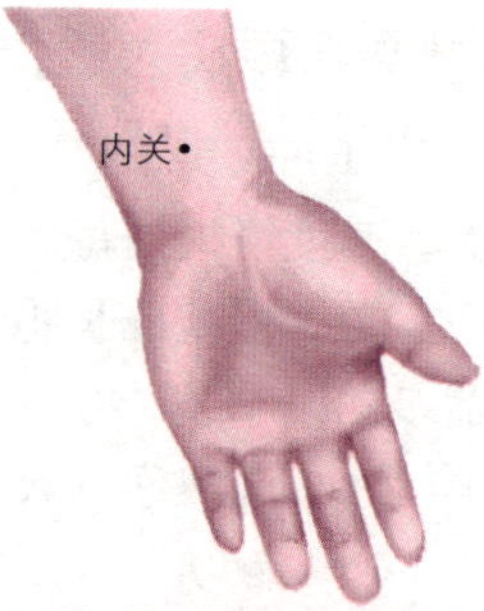

（8）按揉关宽胸： 用大拇指按揉内关穴，先揉左手随后再揉右手，呈顺时针方向按揉。一周为1拍，共要做32拍。可舒心开胸。

（9）扩胸调内气： 两手放松下垂，然后握空拳，屈肘抬至肩高，向后扩胸，最后放松还原。

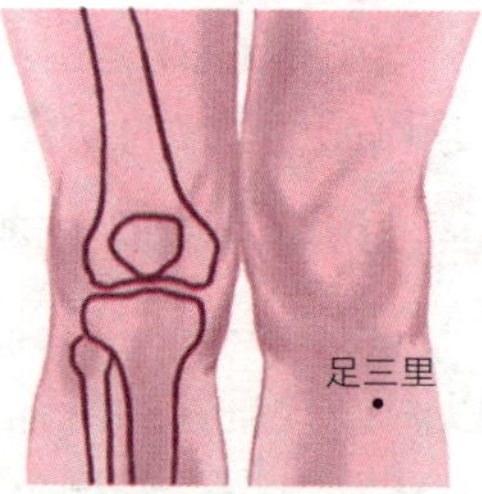

（10）引血脉下行： 分别用左右手的拇指，按揉左右小腿的足三里穴，引血下行，旋转一周为1拍，共要做32拍。可健脾养胃，降低血压。

上述自我降血压的10个动作，易记易懂、简单易学，做一遍大约需要10分钟，且效果明显。但关键在于按摩时要找准穴位，以局部酸胀、皮肤微红为度。

3. 转脚腕降血压的方法

经常转动脚腕子，刺激足踝部周围昆仑、申脉、金门、丘虚、解溪、中封、商丘、太溪等穴位，可作用于脑、脊髓、神经系统，起到抗衰老、降血压的作用。此外，有高血压的人，一般有踝部发硬的症状，转动踝部，可促进血液循环，有助于降低血压。

具体做法是：

①盘腿坐在椅子上，用手抓住脚尖，缓慢地转动脚腕子。

②坐在椅子上，将双膝抬起，脚尖着地转动脚腕子，每日早晚各做1次。

以上动作洗澡后做效果更好，每次左右脚各做20 ~ 40次。

第六篇

从头到脚，从外到内，保健全方位

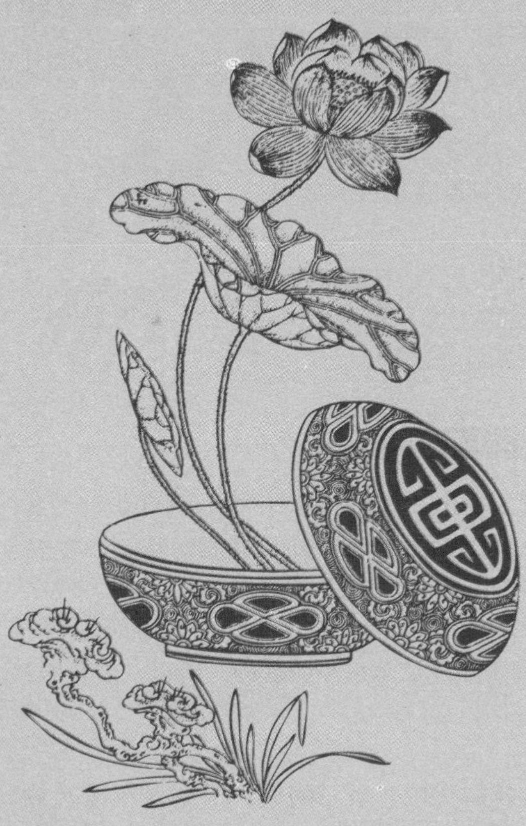

做好准备，一切从“头”开始

防“老花”养目九法则

据专家和许多不戴老花镜且视力极好的老年人介绍，以下方法防“老花”很有效：

①经常眨眼，能使眼肌延缓衰老。

②每天一次盯住一个小目标远视片刻（最好是远处的绿色），不要斜视看物。

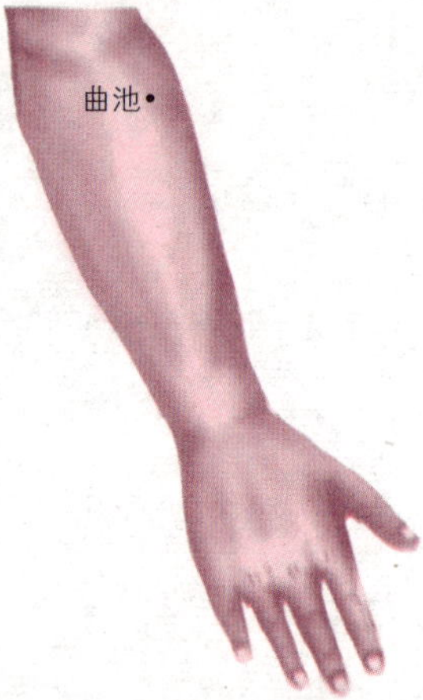

③从暗处到阳光下要闭目，防止日光直射眼睛。

④晨起喝一杯加了菊花的绿茶，不仅清香润口、提神醒脑，而且还有清肝明目的作用，对治疗目赤和目昏颇有疗效。

⑤如果眼睛经常有血丝或突然有小范围充血，可以用1/3 ~ 1/2张新鲜的荷叶煮水喝，能解暑清热、升发清阳、散瘀止血，消除眼睛中的血丝和充血，使眼睛明亮。

⑥若目赤肿痛或目赤障翳，可用一两新鲜的车前草煮水饮用，具有清热、利水、明目的功效。

⑦经常按摩眼眶和面部，每次按摩10分钟，每天数次，持之以恒，不仅对眼睛有保健作用，对整个人体的健康也大有好处。

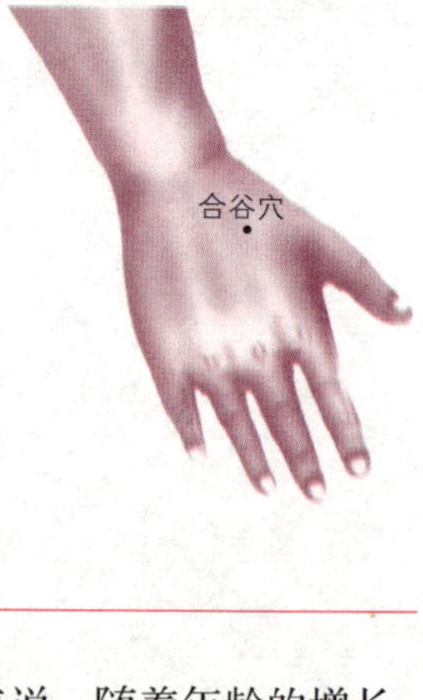

⑧用艾条灸足三里、曲池和合谷这三个穴位，每星期两次，可起补益肾气、清热利湿、调和营卫、明目退翳之功，使人神清气爽、精神饱满。

⑨老年人结膜炎、角膜炎、巩膜炎、视网膜炎等疾病发病率较高，应对症选药。对于老年性青光眼、白内障，以及眼底动脉硬化和糖尿病患者的眼疾，还应积极治疗原发病。

老花镜当配即配五要点

人一旦上了年纪，许多生理机能都会发生变化。对于眼睛来说，随着年龄的增长，眼内晶状体会逐渐硬化，其弹性逐渐降低，加上主管调节作用的睫状肌变弱，因此容易发生生理性调节机能减退，造成看近物产生困难，也就是俗称的“老花眼”。

如果老年人已经出现老花眼，却强撑着不戴老花镜，那么就一定会加重阅读困难，产生头昏眼胀等许多症状，影响生活和工作，这是很不明智的。所以，老花眼镜当配即配，不要延误。

那么，配老花镜时应注意些什么呢？

①老花镜片应依照各人的视力不同而分别配戴，最忌随便买一副老花镜就戴。

因为随便买来的镜片多不能符合自己眼睛的具体情况，戴用之后不但视物不能持久，而且加重了视力疲劳，甚至会促使某些眼病发生。

②配老花镜前，应先检查远视力、近视力及屈光状态，如有屈光异常，应矫正远视力，根据矫正的度数选配适度的老花镜。

③选配老花镜时，不宜过度矫正，这是选配老花镜的基本原则。

④要根据平时的读书习惯、工作距离，适当调整老花镜的度数。习惯远距离者比近距离者度数要小。

⑤一副老花镜不能长期使用，因为晶状体的硬化会随着年龄的增长而增加。一般每3 ~ 5年增加50° ，正常人的老花眼到400° 即稳定，不会再增加。

延缓老年性耳聋八妙招

一般健康的成年人，从40 ~ 50岁开始听力会逐渐下降，当降到一定的程度时，就感到耳聋、耳背，这叫作老年性耳聋。

老年性耳聋开始的具体年龄因人而异，聋的速度、程度也各不相同，有的人正值壮年，听力即开始下降；但也有不少的人，虽已年近古稀、满头银丝，听力仍基本正常。这说明，只要老年人认真做好保护措施，老年性耳聋是可以推迟的。

（1）不要乱掏耳朵：有些老年人闲暇无事喜欢用耳勺、火柴棒掏挖耳朵，这很容易碰伤耳道，引起感染、发炎，还可能弄坏耳膜，应该注意避免。如果耳道奇痒难忍，可以用棉签蘸少许酒精或甘油轻擦耳道，亦可内服维生素B、维生素C和鱼肝油。

（2）及时清洁耳朵：因游泳或洗澡使耳道内灌进水时，如果不及时处理，会引起耳道发炎，进一步发展，炎症就有可能由外耳向内蔓延，引起耳聋。

（3）防止噪声刺激：老年人倘若长时间接触机器轰鸣、车间喧闹、人声喧哗等各种噪声，会导致内耳的微细血管经常处于痉挛状态，内耳供血减少，听力急剧减退，甚至引发噪声性耳聋。因此，尽量避免或减少噪声的干扰，是老年人保护听力的重要原则。

（4）加强体育锻炼：长跑、舞剑、太极拳、健美操、散步等，能促进周身血液循环，改善内耳的血液供应，是积极的预防办法。

（5）预防疾病：伤寒、流感、脑膜炎、腮腺炎、流行性乙型脑炎、脊髓前角灰白炎、动脉硬化、中耳炎等疾病，都会影响耳的听力，应注意积极防治。

（6）防止情绪激动：老年人如经常处于急躁、恼怒的状态中，会导致体内植物神经失去正常的调节功能，使内耳器官发生缺血、水肿和听觉障碍，这样容易出现听力锐减或暴发耳聋，所以老年人要尽量使自己保持轻松愉快的良好心境。

（7）注意补肾：中医认为，肾开窍于耳，听力的减退与肾虚有着密切的关系。故老年人要多服用一些补肾的药物和食物，如六味地黄丸、金匮肾气丸、龟龄丸，以及核桃粥、芝麻粥、花生粥、猪肾粥等，对保护听力颇有裨益。

（8）补充锌元素：耳蜗内锌的含量大大高于其他器官，所以老年人应多食含锌丰富的食物，如鱼、牛肉、猪肝、鸡、鸡肝、鸡蛋、各种海产品；苹果、橘子、核桃、黄瓜、西红柿、白菜、萝卜等。

调经活络，搓揉耳朵十四法

古医籍有“耳为宗脉之所聚”“一身之气贯于耳”之说。耳为肾之外窍，是全身经络汇集之处，老年人经常摩耳，可以激发经气，疏通经络，流通气血，平衡阴阳，调理脏腑，增强听力。

（1）提拉耳垂：双手食指放入耳屏内侧，用食、拇指提拉耳屏、耳垂，自内向外提拉，手法由轻到重，牵拉的力量以不感觉疼痛为宜，每次 3 ~ 5 分钟。可治头痛、头昏、神经衰弱、耳鸣等疾病。

（2）手摩耳轮：双手握空拳，以拇、食二指沿耳轮上下来回推拉，直至耳轮发红发热。

（3）提拉耳尖：用双手拇食指夹提耳郭尖端，向上提揪、揉、捏、摩擦 15 ~ 20 次，使局部发红发热。

（4）搓弹双耳：双手轻捏两耳垂，再搓摩至发红发热。然后揪住耳往下拉，再放手让耳垂弹回。每日 2 ~ 3 次，每次 20 下为宜。

（5）双手拉耳：左手过头顶向上牵拉右侧耳朵数十次，然后右手同样牵拉左耳数十次。有空时一天可揪耳多次。

（6）全耳按摩：双手掌摩擦发热后，向后按摩两耳腹面（即耳正面），再向上反折按摩背面，反复按摩 5 ~ 6 次。可疏通经络，对肾脏等全身脏器均有保健作用。

（7）双手扫耳：以双手把耳朵由后向前扫，会听到“嚓嚓”的声音。每日数次，每次 20 ~ 30 下。

（8）拔双耳：两手食指伸直，分别插入两耳孔，旋转 180°，往复 3 次后，立即拔出，耳中“叭叭”鸣响。一般每日拔 3 ~ 6 次。可使听觉灵敏，并有健脑之功。

（9）鸣天鼓：两掌分别紧贴于两耳，掌心将耳孔盖严，用拇指和小指固定，其余手指一起或分别交错叩击头后枕骨部，即脑户、风府、哑门穴处，耳中“咚咚”鸣响，如击鼓声。对老年人常见的耳鸣、眩晕、失眠、头痛、神经衰弱等病症有良好的疗效。

（10）摩耳轮：双手握空拳，以拇指、食指沿耳轮上下来回推摩，直至耳轮充血发热。有健脑、强肾、聪耳、明目之功，可防治阳痿、尿频、便秘、腰腿痛、颈椎痛、心慌、胸闷、头痛、头昏等疾病。

（11）按揉耳垂：两手拇指与食指将耳垂捏住，先轻后重，按揉至局部有热感。

（12）推擦两耳部：正身端坐，两手掌面横放在两耳郭上，稍加压力，先向后推擦，再回手推擦，回手推擦时耳郭侧向前。如此反复，一前一后，交替推擦至耳郭有热感为止。

（13）推擦耳后：两手指分别贴附在两侧耳后，上、下推擦，至有热感为止。

（14）拍打耳朵：采用站、坐、卧位均可，每日早、中、晚各拍打 10 次。每次 100 下，用力以感到舒适为度。

"消灭"耳鸣的五个小窍门

据调查，60岁以上的老年人有近60%患有不同程度的老年性耳鸣症，轻者耳鸣近若蚊蝇声、远似蝉鸣声，重症者耳鸣高亢声如汽笛长鸣或如战鼓轰响，严重影响睡眠和生活。

耳鸣高亢的重症老年性耳鸣，应尽早去医院治疗；耳鸣低沉的轻度患者，可用以下方法试治。

（1）屏气法：定息静坐，咬紧牙关，以两指捏鼻孔，怒睁双目，使气串入耳窍，至感觉轰轰有声为止。每日数次，连做2～3日。

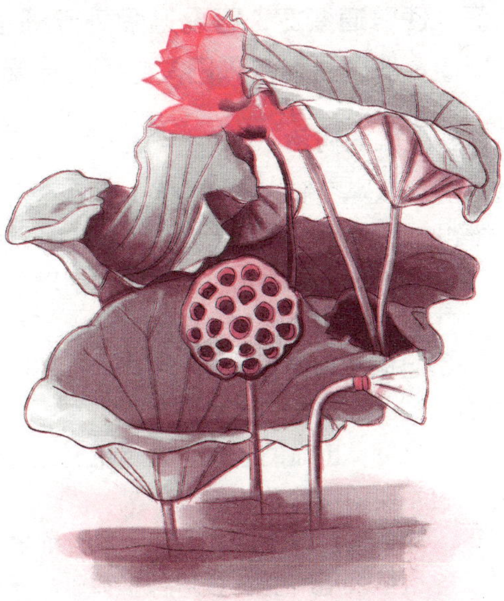

（2）搓掌法：坐定，搓掌心50次，趁掌心热时紧按双侧耳门。如此6次，连做2～3日，治疗时要心情淡然清静，方能奏效。

（3）塞耳法：麝香0.5克、金蝎14条，共研细末，贮于有盖瓶内。临用时，采鲜荷叶一张轻揉后，包少量药粉塞患耳一夜，翌晨取出，有一定疗效。

（4）聪耳枕：荷叶、苦丁香、菊花、夏枯草、蔓荆子、石菖蒲各等份，制成枕芯，经常枕之，有聪耳明目之效。

（5）通窍酒：磁石、木通、石菖蒲各等份，袋盛浸酒，治肾虚耳鸣。

对抗耳聋，善用助听器五法

老年人的听力会逐渐下降，有些人还患有老年性耳聋，如果耳聋发展到难以听到谈话、影响与他人正常交往的地步，就要考虑佩戴助听器。助听器是一种小型扩音器，用来补偿聋耳的听力。

目前市场上的助听器种类很多，有盒式、眼睛式、耳架式和耳内式助听器四种，老年人可根据自己的需要进行选择。在选配和使用助听器时要注意：

①配助听器前，应请耳科医生做全面检查，包括耳道检查和测定听力，以确定是否适合佩戴助听器。

②选配助听器时，应由佩戴者本人亲自试戴试听，合适的助听器，应是语言清晰，音调悦耳，耳部无痛感，耳塞大小合适。

③使用助听器时，助听器导线不要扭结，也不要绷得太紧。

④注意保持助听器及其部件清洁干燥，避免潮湿、磕碰，耳塞要经常擦拭，以免异物堵塞影响效果。

⑤注意保护导线和插头，不要用力拉拽，不用时关上电源，长时间不用时将电池取出，可延长助听器的寿命。

鼻部护理两大方面

老年人鼻黏膜及下鼻甲逐渐萎缩，其内血管减少，使鼻内海绵样血管体发生退化，看上去很单薄。同时，由于鼻甲骨膜增生变性，鼻甲黏膜变薄，使鼻道变宽，容易遭受外界细菌、病毒、冷空气等的袭击，易发生慢性炎症。所以，老年人日常必须注意鼻子的保健和护理。

1. 鼻出血的防治

老年人鼻黏膜变成苍白色，组织变薄容易造成鼻出血。少量鼻出血时，可缓慢流出或滴出，鼻涕中带血；大量出血时，鼻孔中可流血不止。

老年人鼻出血的预防处理，包括以下七点：

①积极治疗可引起鼻出血的疾病，如高血压、动脉硬化等。

②起床、大便、运动时动作宜缓慢，勿用力过猛，以防止血管压力突然变化导致出血。

③反复鼻出血的老年人应尽量避免打喷嚏，以免剧烈震动，使血管破裂诱发再次出血，也不要随便挖鼻孔。

④应多吃新鲜蔬菜、水果等富含维生素和纤维素的食物，可以预防血管硬化。

⑤适量服用维生素 C 可保护血管，预防鼻出血。

⑥大量饮酒可诱发鼻出血，所以，老年人须慎饮酒。

⑦鼻子出血时，不要惊慌失措，因为紧张可使肾上腺素分泌增加，血压升高，加重鼻出血。

2. 鼻部保健按摩

老年人经常进行鼻部保健按摩，有利于鼻部保养，可使面色红润，鼻功能增强，预防感冒，防止鼻炎。具体方法如下：

①鼻外法。用左手或右手拇指、食指，夹住鼻根两侧，用力向下拉，由上向下拉 12 次。

②鼻内法。将拇指、食指伸入鼻腔中，夹住鼻中隔软骨，轻轻向下拉 12 次。

③点按印堂。用拇指或食指、中指的指腹点按印堂穴 12 次；也可用两手中指的指腹一左一右交替按摩印堂穴。

让牙齿“长命百岁”的四大措施

近代生理学研究揭示，恒牙应当伴人一生，老年人牙齿缺失不是生理的必然；老年人由于牙齿周围肌肉发生萎缩、牙齿磨损严重等，易发生龋病和牙周病，才是造成老年人易掉牙、牙齿缺失率高的主要因素。因此，老年人只要正确护理口腔健康，就能有效延长牙齿的寿命。

1. 科学健齿

（1）注意清洁： 早晚刷牙，饭后漱口，及时剔除牙垢和牙缝里的食物残渣，不要让其停留，以免发酵而损害牙齿或周围组织。

（2）牙病早治、牙缺早补： 龋齿早期，龋洞小，如能及时填补，就有可能治好；破坏大了，应该很快拔掉，以免引起牙根和牙槽骨的疾病。牙掉了要及早镶上假牙，以免引起牙缝加宽，再患新的牙病。

（3）养成良好卫生习惯： 睡前不要吃东西，特别是甜食；采用垂直刷牙方法，以防止食物嵌塞，避免牙龈损伤，并选用有效的药物牙膏；不吸烟，少饮酒，以免有毒物质刺激；增加营养，多吃些含纤维多的蔬菜和比较粗的食物。

（4）养成良好饮食习惯：“慢吃细嚼”的习惯，能活跃牙槽骨、牙髓和牙龈的血液循环，从而增进牙齿、牙龈和牙槽骨的强壮，防止过早萎缩。

2. 护牙窍门

（1）平时少用牙签剔牙： 用浓茶漱口可脱去残留在齿缝里的食屑，有效防止人老掉牙。

（2）及时治疗： 如果牙面磨耗，遇冷、热刺激产生疼痛，有条件的到医院治疗，在治疗期间不要咀嚼油炸和比较坚硬的食物，并可使脱敏牙膏或防酸牙膏；没有医疗条件时，可将生大蒜、生核桃皮和生茶叶中的任何一种放在过敏区反复咀嚼，使其汁液作用于过敏区，起到脱敏效果。

3. 洁牙方法

（1）水漱法： 将温度适中的水含上一口，两唇紧闭，然后鼓动两颊及唇部，使水在口腔内充分接触，冲洗刺激牙齿、牙龈、黏膜。反复鼓漱 20 ~ 30 次后将水吐出，能清除口腔内的食物残渣，保持牙齿清洁。

（2）茶漱法： 每次饭后未刷牙前用温度适中的茶水漱口，让茶水在口腔内反复运动，冲刷牙齿，能清除牙垢，提高口轮匝肌和口腔黏膜的生理功能，并能增强牙齿的抗酸防腐能力。

（3）盐漱法： 在一杯温开水中加入一茶匙盐，将盐水含于口中，然后使劲反复鼓漱，接着用牙刷刷两三分钟，除了可清除口腔内的食物渣外，还有消炎灭菌的作用。

（4）鼓漱法： 闭口鼓腮做漱口动作 1 ~ 2 分钟，使口腔中的唾液充分分泌，同时以舌尖在牙齿的内外上下进行按摩 1 ~ 2 分钟，每日 2 次，能清洁牙齿及口腔黏膜，增强口腔的自洁作用，提高牙齿的抗病能力，使牙齿更加牢固健美。

4. 固齿运动

（1）揉穴： 用手指揉按脸颊两侧的下关、颊车穴位，以促进唾液分泌，改善因口中唾液减少而造成细菌滋生繁殖的状况。

（2）叩齿： 两目微闭，心绪稳定，轻叩上下牙齿。先叩后牙，后叩前牙，以增强牙周组织的抗病能力与咀嚼能力。

（3）搅海： 用舌尖往返舐舌两侧的齿龈，促进血液循环，预防牙龈疾患。

（4）按摩牙龈： 在牙齿无软垢、牙结石、炎症的情况下，漱口后用洗净的食指或拇指轻轻按摩牙龈，每日 3 次，最好在饭后进行，每次上下 10 ～ 15 次。可促进牙龈的血液循环，减轻牙龈萎缩程度。

（5）下颌运动： 缓慢轻微地做张口、闭口、前伸、侧转的运动。具有增强下颌关节活动能力和固齿的作用。

老人牙齿保健，勿踏五大误区

误区1：牙齿松动脱落是自然现象，防无用，治无益

大量事实已经证明，大多数老年人的牙齿松动脱落是因牙周病、根面龋、骨质疏松等疾病引起的，只要这些病得到预防和治疗，高寿的老年人仍可保留一口健康的牙齿，起码脱落的年限会延后。

误区2：人牙同鼠牙，越磨越结实

人的牙齿生长较慢，特别是牙外层包的珐琅质有限，过度磨损就会被破坏掉，使深层的牙本质暴露，不仅易致牙本质过敏症，还会引发龋齿等严重牙病；牙齿磨损严重，不仅会造成牙齿向前移位或脸形改变、显老，还会引起耳旁的颞颚关节因长期不当咬合而引发疼痛。

误区3：抽烟、喝茶沉积的黄牙黑牙，无法再白

目前的牙齿美容已经达到相当的水平，吸烟、喝茶等形成的着色性污垢是牙表面变色，很容易除掉。对于老年人来说，牙齿美白不仅是为了美容，也是牙齿保健和牙病防治的重要措施。

误区4：只要坚持刷牙，就没必要“洗牙”

吃各种食物在牙面上留下的痕迹，经细菌作用形成牙斑，单靠每天早晚刷牙是难以清除干净的，久而久之就形成了牙石、色素等顽固的牙垢，而“洗牙”正是用现代物理化学方法去掉牙面的细菌、牙石、色素等牙垢。

误区5：掉一两颗牙，不必补，等掉净了换全口假牙

有些老年人认为，年纪大了，缺几颗牙是正常的事，其实，这样害处很多：会明显降低咀嚼能力，影响消化和营养吸收；会加快邻牙松动脱落；还会影响语言和容貌。

老人口臭五原因，对症防治

有些老年人口腔中往往有一股很难闻的臭味，其原因大致有以下几种：

①口腔中有龋齿、残冠或残根等，食物碎屑附着在这些病变部位，经过口腔中细菌作用，食物残渣发酵后会产生口臭，这需要及时治疗龋齿、残冠或残根。

②口腔中有牙周疾病，特别是慢性牙周病形成盲袋，慢性溢脓而发出臭味，因此必须治好牙周病。

③口腔中发生了急性炎症，如急性牙周脓肿、第三磨牙冠周炎等，产生急性炎性分泌物，也会发生口臭，只要将这些疾病治愈，炎症消退就可以了。

④牙周组织产生生理性萎缩，牙齿之间产生缝隙，进食后食物碎屑停留在牙齿缝隙中，经过口腔内细菌发酵后则产生臭味。所以要注意口腔卫生，做到早晚刷牙，饭后漱口，消除口腔内的食物残渣。

⑤老年人消化功能减退，常有消化不良或消化道返流性疾病，可将胃内存留食物所产生的气味从口中呼出。这也是产生口臭的重要原因，只需将消化道疾病治愈即可。

该拔牙时必须拔，不能拔时要慎重

拔牙是常用的牙齿治疗手段，很安全，也没有太大的痛苦。一般来讲，不能治愈的坏牙都应拔除，特别是当老年人的牙齿有以下情况时，更应考虑拔除牙齿。

①因龋坏严重，经治疗不能保存，也无法用牙冠修复者。

②牙齿明显松动，不能再予固定者。

③龋齿经过多次治疗无明显效果者，或已发生根尖部病变而无法保留的牙齿。

在拔牙前，要休息好，吃饱饭，不要空腹拔牙。特别是高血压、冠心病病人，要在病情稳定后才可以考虑拔牙。

当老年人患有以下疾病时，拔牙要慎重或不宜拔牙。

①患白血病、血友病、血小板减少性紫癜等血液病的病人不宜拔牙。

②高血压性心脏病、风湿性心脏病、心绞痛发作频繁、严重心律失常、近期内有过心肌梗死的病人不宜拔牙。

③肾脏病严重者，如尿毒症患者不宜拔牙。

④口腔恶性肿瘤范围内的牙齿应同肿瘤一起切除，不能单独拔牙，以防肿瘤扩散。

⑤甲状腺功能亢进的病人，拔牙要慎重。

⑥糖尿病、肝炎、肝功能损害的病人拔牙都应慎重。

镶牙要及时科学，假牙要注意保护

老年人牙齿缺失后应及时镶复，不仅可以恢复牙齿的咀嚼功能，而且能彼此相连形成牙弓。牙弓对牙齿的稳定性具有重要的作用，牙弓中的一个牙齿被拔除后，位于缺牙两旁的牙齿就会向缺隙倾斜、移动，对颌的牙齿也会伸长，这样就会出现异常咬合，进而损伤缺隙周围的牙齿的健康，引起咀嚼无力、食物嵌塞、牙龈发炎、面容塌陷、消化不良，甚至发音不准和影响颞颌关节。因此，老年人拔牙后除了医生认为不需镶牙者外，均应及时镶上假牙。

老年人常用的假牙分为两种：

一种是固定假牙，是用金属或金属与塑料联合制成的，戴上后不能自动取下。这种假牙体积小，比较舒适，坚固有力，功能近似真牙。缺点是基牙要切磨过多，老人不易耐受，颜色也不好看。现在有一种烤瓷，如同真牙一样，就是价格较贵。

另一种是活动假牙，是用一块塑料作基板，由附在基板上的假牙以及几个不锈钢丝钩子构成，卡环挂卡在附近的真牙上，用以稳固假牙。老年人可自由取戴、清洗，损坏后易修理。缺点是有一个稍大的基板和卡环，初戴时不习惯。

因为牙齿老化严重，多数老年人会选择活动假牙，方便且实用。但仍需注意以下几点：

①镶牙时间不宜过早，一般是在拔牙后的 2 ~ 3 个月，缺牙的牙床基本上长平，即可以镶牙。镶牙过早，由于牙槽骨吸收不彻底，日后容易造成牙托和牙床不吻合。

②镶牙是一门精致的医疗技术，要经过医生正确设计，正规操作，所镶的假牙才会经久耐用。所以，老年人绝不可贪图便宜找游医、马路医生给自己镶牙，这些假牙不但不耐用，而且会对真牙造成不利影响。

③初戴假牙的老年人会有异物感、口水增多、恶心或发音不清等症状，但只要耐心试用，几天内即可适应。

④初戴假牙的头两三天，吃饭时可暂时不戴假牙，待适应后再戴假牙练习进食。

⑤新的假牙有时会出现戴入或摘下困难，不可强力推压或用牙咬戴入，应慢慢尝试寻找合适的取戴方法。

⑥戴上新假牙，有压迫、疼痛等症状时，应尽快就诊，切勿自行修改。假牙需在就诊前 2 ~ 3 小时戴在口中，以便医生查出疼痛的确切部位及其原因，准确地修改。

⑦饭后及睡前取下假牙，用牙膏、清水刷洗干净，切勿用开水冲洗。

⑧睡前可将假牙浸泡在凉开水或自来水杯中，尽量不戴假牙睡觉。

⑨假牙不能长期放置不戴，戴用数年后，如出现松、脱或磨擦痛等不适时，应到口腔修复科检查、修改或重做，不要勉强使用。

嗓子多保护，避免“哑喉咙”

人到老年后，机体各器官功能都会衰退，发音器官——喉也是一样。老年人的喉黏膜萎缩，喉部的神经系统控制能力下降并且声带老化，声带及纤维数目减少使声带肌松弛弹性减低，运动能力差，会出现音量变小、发音无力、音质下降，缺乏声音的抑扬顿挫等现象。

在这种情况下，如果老年人自身不能保护好嗓子，发音过多、过劳，就会出现声音嘶哑，形成“哑喉咙”。而要延缓嗓音的衰老，就应做到：

①预防呼吸道疾病。

②避免长时间大声说话。

③多饮水，少食辛辣刺激性食物，多食清淡、清凉食物及富含维生素 C、维生素 E 的食物。

④注意室内环境和卫生，防止室内干燥。

⑤声音嘶哑是嗓音疾病的常见症状，多由喉部的急性炎症、喉结核、声带肿物如息肉、小结、喉部的良恶性肿瘤及精神、神经等因素引起，应注意查证。

⑥值得警惕的是，声音嘶哑也可能是肺部、食道及纵隔等处肿瘤的早期信号，由于这些部位的肿瘤压迫喉返神经，而喉返神经是运动神经，受到压迫便造成声音嘶哑。因此，50 岁以上的老年人，持续声音嘶哑超过 1 个月以上者，应提高警惕及时检查。

看不见的内脏，更需细心呵护

自测心功能，着重五方面

进入老年期，心脏功能会不断衰减，容易发生病变。如想知道自己的心脏功能情况，以下几点可帮助您做出粗略的自我鉴定。

（1）心率：60 岁以上的老年人最慢不能低于 50 次 / 分钟。发热、情绪激动、精神紧张、恐吓等均可有心跳次数加快，这是正常反应。总之，有力、强劲、规则、协调的心跳是心功能良好的标志之一。

（2）节律：健康的老年人每次心跳间隔不能大于 0.12 秒，明显的节律不等是心脏病佐证，如出现过度的长期间歇，很可能是各类传导阻滞。

（3）睡眠：有部分老年人睡到深夜突感心慌、气促，坐起后气急缓解，这是夜间性心衰表现，也是心功能不全的一种反映，应服药治疗，以改善心脏功能，睡眠枕头适当增高可避免气促现象。

（4）症状：呼吸困难、胸痛、吐泡沫样血痰、昏厥、眼前发黑，都是心脏病症状。

（5）运动：有部分心脏病病人在平静情况下不能显示出心脏病变，只有在增加心脏负荷情况下，才能显露心脏病本质，最典型的是冠心病病人。当心脏发生某一疾病，轻微活动就会感到气急。

人老“心”不衰，保健六要则

①老年人用脑要加以节制，以免耗氧太多，加重心脏负担，因为大脑虽只占体重的 2%，耗氧量却占 20%，必须引起重视。

②老年人的饮食应尽量保持清淡，并多吃补心食物，如桂圆、莲子、百合、猪心、鸡心等。要减少高脂肪食物的摄入，不宜过饱，因为进食过饱或摄入过多的油腻食物，会增加心脏的负担，诱发急性冠状动脉供血不足。

③要戒烟限酒，否则，过量饮酒后的大量出汗，烟草中的尼古丁，都可促使血液黏稠度增高，易引起心脑血管的血栓形成。

④多吃些含钾高的食物，比如西瓜。慢性心力衰竭，特别是右心衰竭为主的心脑血管病患者，常服用利尿剂，加上出汗多，钾离子排出增多，食欲减退，进食量少，从食物中摄取钾离子的量减少，就会使血钾含量明显降低，其心肌细胞含钾量也会减少，容易发病。

⑤只要条件许可，老年人就应多进行散步、骑自行车、游泳等运动。这样，心搏有力，循环加速，改善供血，促进散热，有助于振奋精神，强健身体。

⑥在炎热的夏季，老年人要特别注意心脏的保护。因为在高温环境下，为了散热，心脏会增加搏出量，以使血液能流向体表的皮下血管网中，而有限的血液向体表分流较多，大脑血流自然相应减少，便出现头昏，头痛，胃肠道血流不足，故见腹胀、消化不良、食欲不振。尤其在持续高温、空气湿度大、风速小、气压低、闷热的暑天，加上睡眠差、休息不好等因素，心脏血管患者还会出现病情加重或急性发作。

肝为生命之本，护养“三重奏”

我国古代素有“肝为生命之本”一说，而现在中医养生专家也大都认可“肝为本”的观点，认为“肝藏血”，主持全身机能活动，能促进人体气、血、水液正常运行，如果能够保证肝健康，那么全身就都能健康。

老年人一生操劳，肝阴血渐虚，可诱发心脑血管、消化道、呼吸道等疾病；肝阳上亢，还会引起肝风内动，甚至可能直接引起中风。所以，老年人必须十分注重肝的养护。

1. 养肝先要养精神

（1）条达顺畅：中医认为，老年人既不能压抑“欲求”的属性，否则有违自然性，又不能太过分地任其发展。

（2）心情愉快：抑郁、暴怒是损伤肝脏的重要因素之一，肝喜疏恶郁，生气发火容易导致肝气郁滞不舒，久之则患病。所以，老年人要学会调节情绪，避免暴怒，尽量做到心平气和。

（3）乐观积极：遇到挫折时，需迅速调整自己的心态，以积极乐观的心态去面对问题，及时走出阴影。

（4）劳逸适度：合理休息，适当娱乐，以保持良好的精神状态。

2. 提高肝的免疫力

（1）注意饮食：尽量不吃刺激肝细胞的食物，如辛辣食品；多吃容易消化的食物，不要经常吃高脂肪饮食，否则易造成脂肪肝，降低肝脏功能；饮食要适宜、适量，蛋白质、脂类、糖类、维生素、矿物质和水分要保持相应的比例，暴饮暴食或经常饥饿容易引起肝功能障碍，或胆汁分泌异常。

（2）忌过量饮酒：长期过量饮酒，会损害肝细胞，导致肝硬化。据统计，酗酒者肝硬化的发病率是普通老年人的7倍之多。患有或患过肝病的老年人，过量饮酒可引起肝病复发或加重，甚至会诱发肝昏迷，危及生命。

（3）休息好：老年人通常比较关心药物对免疫力的作用，而忽视了休息的重要性。实际上，因免疫力低下而引起的某些肝脏疾病，如果休息不好，马上就会发作。

（4）适当的运动方式：不但可促进气体交换、血流畅通，为肝脏提供足够的氧和营养，且可加速新陈代谢，起到保肝护肝的作用，如散步、慢跑、太极拳、广播体操等。但专家同时也认为，通过运动提高免疫力要量力而行，临床上不少肝病患者运动后反而加重了病情。

（5）服用养血清肝的药物：如首乌、柏子仁、枸杞子、桑葚子、女贞子、旱莲草、冬虫夏草、龟板、龟板胶、鳖甲、蕤仁、桑寄生、白芍药、决明子、桑叶、菊花、夏枯草、生地黄、熟地黄、天门冬、赤芍药、牡丹皮等。

（6）忌乱用药物：目前有500多种药物会引起肝脏程度不同的损害，常见的药如四环素类、红霉素、氯霉素、镇静药物、抗结核药、解热镇痛及抗风湿药类、降糖药、利尿药、雌激素、抗肿瘤药物等。老年人必须使用时，应在医生的指导下用药。

3. 养肝食谱

（1）橘子荸荠茶：橘子1个，荸荠10个（去皮）。橘子洗净连皮与荸荠捣烂，开水冲泡当茶频服。每日1～2次。适用于急性肝炎。

（2）金银花山楂茶：金银花（鲜者佳）60克，山楂5颗（打碎），冰糖少许，开水冲泡，频服。金银花清热解毒，山楂含多种黄酮类化合物、脂肪醇等，能强心降低血脂，并有抗菌作用。

（3）芋头当归汤：芋头500克，当归30克。先将芋头蒸熟去皮，再与当归同煮，加白糖适量做汤，频食。芋头养胃补肝，当归养血化瘀。

调脾和胃，保养“五部曲”

1. 饮食有节

饮食不加节制又没有规律，是损伤脾胃的重要因素。老年人要想保养脾胃，必须做到：

①按照“早吃好、午吃饱、晚吃少”的原则按时进餐。

②饮食品种多样化、多变化，不偏食，不酗酒。

③注意饮食卫生，少吃辛辣刺激、生冷、油腻、坚硬、黏滞等不易消化之品，少吃腌制、不吃霉变等易被黄曲霉菌污染的食品。

④“留得三分饥”，吃七八成饱。

2. 调节情绪

中医认为“忧愁思虑则伤脾”，消极情绪诸如愤怒、抑郁、紧张、焦虑等都易伤脾胃，或导致“气郁化火”“木郁克土”，影响脾胃的正常升降与消化功能。在平时生活中，许多老年人也都有这样的体验，在大发脾气之后，常常连饭都不想吃，甚至两胁与胃脘也出现胀痛，这就是“木郁克土”导致的“肝胃不和”。

所以，老年人护养脾胃之道，一定要重视调节精神，保持开朗乐观的情绪，笑口常开，以利脾胃健运和正常升降。

3. 避免过劳

“饮食劳倦则伤脾。”过度的体力劳动，可损脾伤胃，耗伤气血，易诱发慢性疲劳综合征。所以，老年人在参加体力劳动时一定要量力而行，注意劳逸结合。

4. 防湿伤脾

“脾喜燥而恶湿”，若湿气有余或内伤生冷，则易伤脾胃之阳，影响食物的吸收运化，导致伤食、腹泻、腹痛等症。因此，老年人平时要特别注意湿气伤脾，避免居处潮湿与涉水淋雨等，以免内伤脾胃之阳。

5. 重视食疗

在平时生活中，有很多食品与药食两用品，如山药、薏米、板栗、芋头、土豆、红薯、虾米、紫菜、白扁豆、赤小豆、绿豆、莲米、大枣、茯苓、百合、谷芽、麦芽、焦山楂、砂仁、白豆蔻以及夏日常用的藿香、佩兰、荷叶等，都有健脾养胃、健胃消食和芳香醒脾等作用，老年人与脾虚胃弱之人，经常适当食用，可收补脾养胃、防病保健之功效。

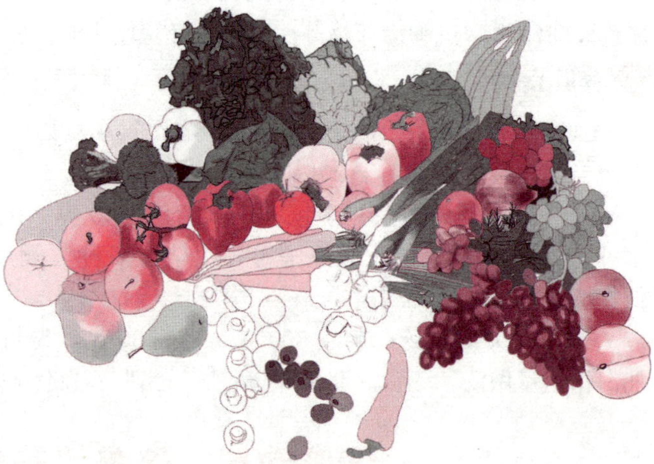

①用生蒜泥 10 克、糖醋少许饭前拌食。有醒脾健胃之功，且可预防肠道传染病。

②用山楂条 20 克、姜约 5 克拌食。有开胃消食之功。

③用香菜 120 克、海蜇丝 50 克、盐、糖、醋少许拌食。有芳香开胃健脾之功。

④莲子、白扁豆、薏米各 50 克，或银耳、绿豆各 20 克，百合 10 克，加入糯米 100 克煮粥食。

⑤山药、茯苓各 50 克，炒焦粳米 250 克煮粥食。

⑥小米营养价值高，且可保护胃黏膜，长期吃对胃很好。

养肺补肺，三重调理

"肺气健旺，则五脏之气皆旺，精自生而形自盛"。现代药理研究证明，补肺气、养肺阴的药物，均具有提高人体免疫功能，促进新陈代谢和脏腑功能的作用。故老年人应重视养肺，才能促进健康，延年益寿。

1. 补肺养身

（1）注意气候变化：肺主一身肌表，风寒之邪最易犯肺，可诱发或加重外感、咳嗽、哮喘等呼吸系统疾病，成为其他系统疾病之祸根。所以，老年人应注意气候变化，及时增减衣服，预防风寒。

（2）保证肺部和呼吸器官的润滑：肺喜润而恶燥，燥邪最易伤肺，因此，老年人应注意让室内保持一定湿度；在清晨和晚间临睡前分别各饮 200 毫升水，白天两餐之间的上午和下午各饮 800 毫升水。

（3）必须特别注意保持内心平静，以保养肺气：忧、思、悲、惊、恐等情绪皆可影响气机而致病，然其中以忧伤肺最甚。而老年人又最易引发悲伤感，使抗病能力下降，致哮喘等宿疾复发或加重。

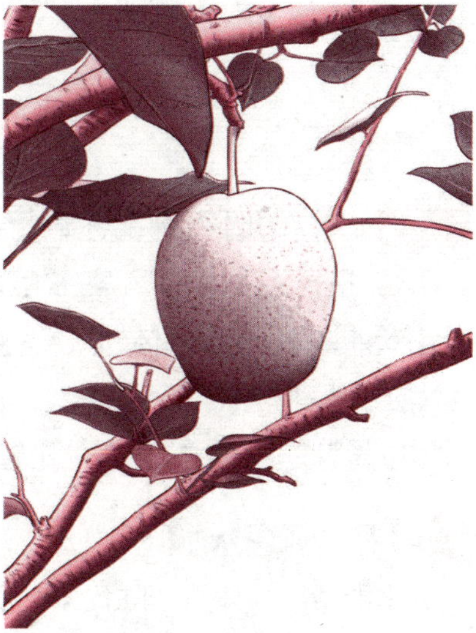

（4）多吃补肺润燥食品：应多吃芝麻、豆浆、豆腐、绿豆、梨、白萝卜等，还可吃些银耳、核桃仁。

（5）重视滋燥通便：肺与大肠相表里，若大肠传导功能正常，则肺气宣通；若大便秘结，大肠传导功能失常，则肺气壅闭，气逆不降，致咳嗽、气喘、胸中憋闷等症加重。防止便秘，保持肺气宣通，是益肺保健的重要方面。

2. 保肺理虚

中医学认为，"人届老年，脏腑虚衰，中见于肺"。肺虚是老年人最为常见的虚证之一，现代医学家研究证实，人自 35 岁左右肺活量开始下降，老年人动脉血氧饱和度比年轻人少 5% ~ 10%，证明肺虚已经存在，故保肺理虚在老年保健中占有重要位置。

老年人肺虚一般分为肺气虚和肺阴虚两大类：

（1）肺气虚：主要表现为气短乏力，倦口少言，自汗畏风、面色无华，咳喘不足以息，咳嗽痰白清稀，舌淡苔薄白、脉弱无力。补肺气的药物有人参、蛤蚧、黄芪、党参、太子参、胡桃，以及人参蜂王浆、参芪蜂王浆、人参蛤蚧精等。也可选择单方：黄芪 30 克煎汤去渣，加胡桃仁 30 克，冰糖适量炖服，1 日 1 剂分 2 次服。

（2）肺阴虚：主要表现为体瘦无力或痰中带血丝，潮热盗汗，口舌干燥，面色潮红，舌红少苔，脉细弱无力。常用药物有银耳、百合、沙参、麦冬、阿胶、玉竹、虫草滋肺露、百合蜜汁、龟苓膏、中华鳖精等。单方为：银耳适量加冰糖炖服，1日2次；或冬虫夏草6克、精肉50克，炖熟分2次服，1日1剂；或百合15克，去皮鲜梨1个，加白糖适量炖服，早晚各1次。

3. 健肺养气

（1）深吸气： 每日睡前或晨起，平卧床上，行腹式呼吸法，深吸气，再吐气，反复做20 ~ 30次，一定要缓慢进行，有助于锻炼肺部的生理功能。

（2）捶背： 端坐，腰背自然直立，双目微闭放松，两手握成空拳，反捶脊背中央及两侧，各捶3 ~ 4遍。捶背时，要闭气不息，同时叩齿5 ~ 10次，并缓缓吞咽津液数次。捶背时要从下向上，再从上到下，沿脊背捶打，如此算一遍。先捶背中央，再捶左右两侧。可畅胸中之气，通脊背经脉，预防感冒，有健肺养肺之功效。

（3）弓身撑体： 端坐，全身放松，调匀呼吸，两脚自然交叉，弓身弯腰，两手用力支撑，使身体上抬3 ~ 5次为1遍。可根据各人体力，反复做3 ~ 5遍。注意两臂支撑要用力，同时闭息。可通达肺气，疏通肺脉，具调养肺气的作用，对风邪伤肺及肺气虚损均有调理作用。

老年人的护肾七方略

人体每时每刻都在进行新陈代谢，机体不断地吸收各种营养成分，并产生一系列人体不需要的废物和有害物质。肾脏将这些有害物质通过尿排出体外，以调节机体水、电解质和酸碱平衡，保持生命活动的正常进行。所以要保持健康、延缓衰老，必须保护好肾脏功能，这对于老年人尤为重要，因为肾脏是身体衰老较早和较突出的脏器之一。

1. 日常生活多饮水

水能帮助人体将新陈代谢产生的废物排出，降低有毒物质在肾脏中的浓度，避免肾脏受损。人在生病发热时，因代谢增加，废物、有毒物质的产生也会增加，此时尤应多饮水，以助排泄。

2. 预防尿路感染

尿路感染的发病率随着年龄的增长而增高，老年人尤甚，这可能与老年人肾血流量不足、肾脏抵抗力降低有关。

男性的前列腺增生、女性的盆腔疾病等都容易引起尿路感染，故应及时发现并积极治疗。临床中经常导尿或留置导尿管也易引起感染，故应尽可能避免使用。

3. 小心药物伤肾

对肾脏容易造成损害的药物不少，如磺胺类、卡那霉素、链霉素等，这些药物应慎用。若患病需要应用，要在医生的指导下选用对肾脏损害小的药物，用药期间还应注意多喝水。

4. 控制血压

老年人肾动脉常有内膜增厚现象，而高血压可加速这些病变的发生发展，故应按时服药，以防止血压升高。

5. 注意腰部保暖

老年人热天不可贪凉露宿，尤其不应光着膀子睡木板、石板等；寒冷季节，更要注意腰部保暖，以免风寒侵袭，使肾脏受损而影响或降低肾脏功能。

6. 适当用药

黄芪、生熟地、山药、覆盆子、山萸肉、冬虫夏草、菟丝子、薏米、黄精、猪茯苓等，可益气固肾，健脾利湿；丹参、红花、桃仁、水蛭、川芎、刘寄奴、莪术、益母草、茺蔚子、大黄等，可活血化瘀，通腑泄浊。辨证施治，利于改善肾脏功能，延缓肾脏衰老。

7. 中药食疗

（1）黄芪山药粥：黄芪100克，山药、知母各12克，粳米100克。先煎黄芪、知母，去渣后加入山药、粳米煮粥。糖尿病肾病患者每日1次或分2次服。

（2）土茯苓木瓜粥：土茯苓50克，木瓜10克，粳米（或薏米）100克。土茯苓、木瓜先煎去渣，后加入粳米（或薏米）煮粥。尿酸性肾病患者每日1次。

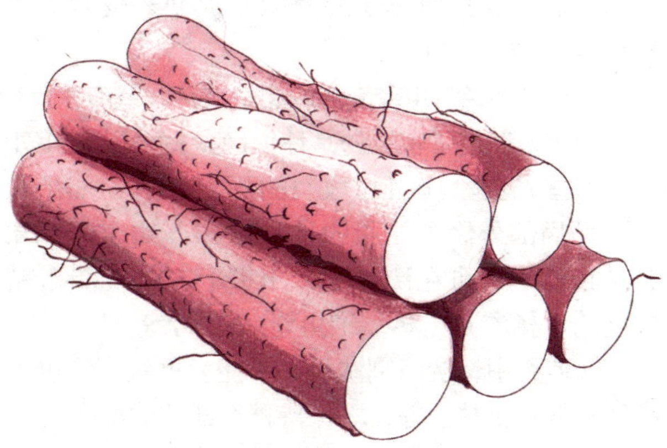

养“胆”有道，五个建议试着做

胆道疾病与饮食有密切关系，故饮食预防和治疗具有重要意义。下面是养“胆”之道的几条建议。

（1）清淡饮食：少吃或最好不吃油炸食品、肉汤等，避免胆囊过度紧缩、胆汁分泌增加。

（2）大量饮水：据统计，70%胆囊炎患者易并发胆囊结石，大量饮水既可稀释胆汁使胆汁不易形成胆石，也可在胆汁代谢失衡，即胆石形成初期将胆石前期物质或小胆石冲刷入胃肠而排泄掉，防止了胆结石的发生。

（3）定时进餐：餐间避免零食，以防止胆囊不断受到刺激而增加胆囊收缩和胆汁分泌。

（4）食物要易消化：易消化的食物可减轻对胆囊等消化器官的负担，容易消化的食物有面片、玉米粥、豆浆、蛋类、菠菜、小白菜等。

（5）饮食不宜过饱：以免胆囊过度收缩，使胆汁分泌增加。

手足的自我保健，绝不能置之不理

秋末冬初防皲裂五要点

每到秋末和冬季，老年人的手掌、手指、脚后跟等皮肤厚的部位就很容易发生皲裂，表现为角质干燥、失去弹力、皮肤出现断裂、深入皮下伴有出血。老年人的这种手足皲裂多与慢性刺激有关，常见原因如下：

一是老年人皮肤角质层脱落减慢，汗腺、皮脂腺分泌减少，皮肤变得干而脆，再加上足跟是负担整个体重的支点，所以足跟部容易发生皲裂。

二是局部长期不断的摩擦，促使表皮角化过度，角化过度的表皮变得脆硬，容易发生皲裂。

三是局部经常用碱性强的肥皂洗涤，或有手足癣、冻疮、鱼鳞病等，也易发生皲裂。

老年人知道了皲裂的具体原因，就可以有针对性地进行自我防治：

①首先要治疗引起皲裂的原发疾病：如果是手足癣引起，在内服抗真菌药的同时，可局部外涂含油脂的抗真菌药，如5%水杨酸鱼肝油软膏、复方苯甲酸软膏等；若是鱼鳞病，可在洗澡时，用钾皂充分洗涤粗糙部位使之柔软，然后擦上2%～5%浓度的水杨酸凡士林、维生素A软膏等。

②使用中性洗涤剂洗手，不能太过量，水也不能太热，洗涤后用清水洗净，再涂上护肤霜或凡士林油等，以保持皲裂部位的湿润。

③每晚用温热水洗脚，并浸泡10～20分钟，然后去除增厚的角化表皮，涂抹滋润皮肤、溶解角质的霜膏类。每日起床后可先用塑料袋包脚，外边再穿袜子，可有效治疗单纯性皲裂：塑料袋（也可用保鲜薄膜）包脚可防止皮肤水分丧失；穿袜子保温，可促使少量出汗以滋润皮肤。对于顽固性皲裂，还可在外用尿素软膏或甘油后再包脚，效果更好。

④手上和脚上有水时不要用火烘烤手，这样易形成皲裂。

⑤多吃些维生素A、维生素D、维生素B_2、维生素B_6、维生素C，以增加全身抗皲裂的营养。

天寒地冻防治冻伤有六招

严冬，气温骤降，老年人因年事高、体质差、活动少、血液循环变差，以及风大、潮湿、鞋袜过紧等因素，手足极易冻伤，甚至出现冻疮，轻者皮肤出现紫色斑块，局部肿胀、发痒、灼痛或有麻木感；重者起水疱、溃烂。

防治方法如下：

①在诸如厨房的洗刷工作完成后，要用毛巾把手擦干，进行按摩以促进血液循环。

②坚持冬季室外锻炼，提高自身的耐寒能力，但要戴上防寒用具，比如手套、暖兜和耳套等。

③不要让沾湿的手、脚被冷风吹到。

④衣服、鞋袜要温暖而舒适，防止过紧而影响局部血液循环。鞋袜要保持干燥，潮湿时要尽快更换。

⑤一旦发生冻伤，可用含有维生素 E 的软膏涂抹或用口服药。

⑥出现冻疮时，不要用热水泡或火烤，也不可用雪擦或冷水浸泡，可涂抹冻疮膏，并用手轻轻摩擦，或者将辣椒、艾蒿、茄秆加水煮沸，取温汁浸泡，每次 10 分钟，每日 1 ~ 2 次。如有水疱，须将局部消毒刺破，然后进行包扎。若已溃破，可涂上紫药水或消毒软膏，以防感染。

老年人指甲和趾甲的修护也是大事

人体上的指甲及趾甲的缝隙，是污垢之处，容易成为细菌的繁殖场所。所以，老年人的指甲和趾甲应当勤剪，甲缝处亦应刷洗干净。

有些老年人指甲留得很长，并常常用指甲去搔痒、掏耳，这是一种极不卫生的习惯。须知，指甲里面的细菌很多，搔痒往往会使皮肤破损，露出血痕，细菌就会趁机而入，在破损的部位造成感染。至于用指甲去挖耳朵，掏耳秽，更容易使外耳道发炎，导致患病。因此，老年人的指甲应及时剪短，并应修磨平整，以防指甲的断痕及毛刺刮伤皮肤。

老年人的趾甲通常又脆又硬，往往有畸形成增厚，俗称为“猴趾甲”，较难修整，并容易压迫脚趾产生疼痛。一般可先用热水泡脚使趾甲变软，再用较钝的剪刀修剪，避免损伤。

老年人在剪趾甲时，必须直剪，比要把趾甲的边角留得长一点。如果剪得过短，新生的趾甲角就会被鞋压迫而长入趾甲的皮肤内，成为嵌甲。走起路来，嵌甲会刺激真皮中的神经末梢，产生疼痛，极为痛苦。

嵌甲还易使皮肤损伤，感染发炎，这对患有动脉硬化及糖尿病的老年人极为不利，常容易在感染之后引起严重的并发症。所以，有嵌甲或其他趾甲疾患的老年人，应到医院诊治或请修脚工人整修。另外，糖尿病病人的趾甲又硬又厚，剪时应避免损伤趾甲内面的皮肉。

缓解手足冰冷的三节体操

手足冰冷症患者，是由于末梢血管的血液循环差造成的。有这种症状的老年人，一般都很少参加体育活动，且往往一个人并患几种症状；反之，如果能够经常参加一些体育活动，良好地刺激血管的反射性活动，促进血液循环，症状就会好转。

下面 3 节体操，是医学界所提倡的：

①足冰冷，可以一只脚跟敲打另一只脚跟，两脚交替敲打，共打 100 次，即使严冬，足也会感到暖和。

②手足冰冷，可取仰卧位，将手臂和腿举起，用力做手、足屈伸动作，直至手足感到疲劳或手足暖和。

③进行全身运动，在原地做抬腿和两臂大幅度摆动动作。

足部养生，做好“六字诀”

老年人足部养生的六字诀是：摸、按、搓、温、洗、走六个字。

1. 摸：摸脚自诊病，防患于未然

经常用手指触摸双脚的各个部位，若触摸到皮下组织有结节、硬块或水疱样感觉，且感到疼痛时，说明该处所对应的内脏器官已发生病变或功能不正常，应及时去医院诊治，千万不可掉以轻心。

2. 按：按摩病灶区，祛病又健体

当您触摸到有结节、硬块或感觉疼痛的部位时，可以采用各种手法适时地进行按摩刺激，使其结节、硬块逐步消失，疼痛感逐渐减轻或消除。这样，经络就会畅通无阻，阴阳就会相对趋于平衡，疾病隐患也会自然消除。

3. 搓：经常搓涌泉，百病不沾染

经常搓揉脚心的“涌泉穴”，能补精强肾，健体消疾，对其他脏腑器官亦有保健作用，故老年人应常搓脚底涌泉穴。

4. 温：寒从足下生，温足保太平

中医学认为“诸病从寒起，寒从足下生”，所以，经常保持双足的适当温度，是老年人预防疾病从脚底入侵必不可少的一环。

健康老年人脚部的正常温度应该是：脚尖约为 22℃，脚掌的温度约为 28℃。如果过高或者过低均属异常，即为病态。若脚尖发凉，一般多为头部疾病，如头痛、头胀、失眠、脑部供血不足等疾病；若是足跟部冰凉，多为肾虚症状；若全足冰凉，多属下肢循环欠佳，气血双虚的征兆。故应经常注意足部保温，如揉搓法、温水泡洗法、运动双足法等。

5. 洗：脚是人之底，一夜一次洗

老年人经常用温水洗脚，既能清洗保洁双足，又能保持足温，防止寒从脚底入侵，还能促进末梢血液循环，保证人体新陈代谢功能的正常运转。

6. 走：以步代车走，活到九十九

生命在于运动，运动要靠双脚。脚素有“第二心脏”之称，有无数个神经末梢与大

脑紧密相连，与人体健康息息相关。老年人经常走路，足部肌肉、血管有规律地舒缩，可使静脉回流加速，有利于组织、器官之间的血氧交换及循环通畅，使人体功能正常，从而达到延年益寿、强身健体的目的。

天天热水洗脚，老了也不用吃药

我国民间针对洗脚健身有着不少广为流传的俗语，如“睡前洗脚，强似用药”“热水洗脚，如吃补药”等，还将一年四季洗脚的疗效概括为：“春天洗脚，升阳固脱；夏天洗脚，除湿去暑；秋天洗脚，肺润肠濡；冬天洗脚，藏精温肾”。

下面介绍有关足浴的具体方法。

1. 开水熏蒸法

①将开水倒入桶或盆内，桶或盆的高度最好在 30 厘米左右，以便使热气得到更长久的蒸发。

②为使热气不至于很快散尽，可用一个塑料袋，袋底开两个口，双脚从袋口插入，袋口向下盖住桶或盆口。

③找一个结实木架，放在桶或盆内，略高于水面，用于放置双脚，然后让双脚及小腿被热气蒸熏 20 ~ 30 分钟。

④待水温下降后，将木架取出，双脚浸泡在水中搓洗，直至水温渐凉为止。

⑤在蒸洗中，可边蒸洗边用双脚相互搓压，也可用手对双脚进行擦揉。

2. 热水浸泡法

①泡脚桶与蒸脚桶大致相同，水温一般维持在 40 ~ 50℃，为保持水温，应随时加入热水，水量应该超过踝关节，时间以 20 ~ 30 分钟为宜。

②在泡脚的同时，用手缓慢、连贯、轻松地按摩双脚，先按摩脚背，后按摩脚心，直至发热为止。这样，能使局部血管扩张，末梢神经兴奋，血液循环加快，新陈代谢增强。如能长期坚持，不仅有保健作用，还对神经衰弱引起的头晕、失眠、多梦等症状有较好的疗效。

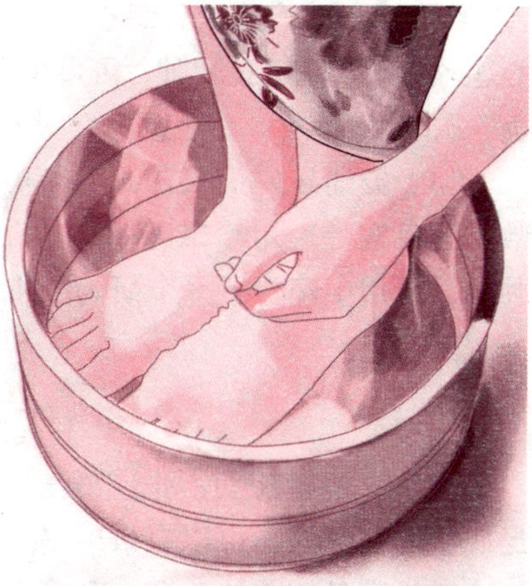

3. 药物足浴

目前，将中药加入足浴水中，是许多经营足浴场所常用的招数。在家里进行足浴时，也可加入一些简单的辅料，如盐、姜、醋、小辣椒、艾叶等。

①加入盐，可使感冒症状减轻，加快痊愈，用量为每 1000 克水加 15 克盐。

②姜有散热、止痛、止吐、温胃、杀菌等作用，类风湿性关节炎、高血压患者适用，用量为每 1000 克水加生姜 50 克。

③醋有杀菌、软化血管的作用，还能降血脂，骨质增生患者、高血压患者、高脂血症患者可以选用，用量为每 1000 克水加入 30 克醋。

④小辣椒有杀菌、活血作用，冻疮患者可以一试。

多揉搓脚心涌泉穴保健康

涌泉穴是足少阴肾经的井穴，位于足底（去趾）前 1/3 处，即五指用力弯曲，中央凹处为涌泉穴。

涌泉穴养生法由来已久，宋代在民间就已盛行。《苏东坡文集》中有这样的记载：闽广地区很多人染有瘴气（疟疾），有个武将却多年安然无恙，面色红润，腰腿轻快。后来人们发现，他每日五更起坐，两足相对，热摩涌泉穴无数次，以汗出为度。之后，很多人仿效此法，不仅很少得病，而且很多有多年痼疾的人也不治而愈。

涌泉穴养生治病的方法很多，有用药物烘烤的，有用灸灸的，也有用膏贴的。现简介如下：

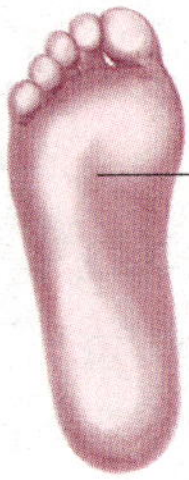

（1）擦涌泉穴法：每日早晚，用一手握足趾，一手摩擦涌泉穴，至足心发热止。常用此法可使老年人步履轻捷、足胫强健，并可促进睡眠，使大小便通畅。

（2）火烘涌泉穴法：用中药川乌（或草乌）100 克，樟脑 10 克，共研为细末，用醋调制成弹子大小，置于足心，足下放微火烘烤，温度以人能耐受为度，用衣被围住身体，使汗出如涎，即生效。此法可治足、膝等关节风湿疼痛。

（3）灸涌泉穴法：《扁鹊心书》指出："涌泉二穴，在足心宛中，治长年脚气肿痛，或脚心连胫骨痛，或下肢腿肿，沉重少力。"用艾条或艾柱灸涌泉穴 20 ~ 30 分钟，每晚临睡前灸一次即可。

（4）灸涌泉穴引火法：吴茱萸 30 克，研为细末，加面粉 15 克，用米醋调成糊，贴敷于涌泉穴处，用纱布裹住，一日一换，可治手足厥逆之证。若老年人阴虚火旺，咽喉肿痛，可用中药附子一个研为细末，用米醋调成膏，贴于涌泉穴上，可引火下行。

足底巧刮痧，疲劳快消除

老年人精神长期紧张或低落、劳累、营养不良等均可导致慢性疲劳。下面介绍一种足底刮痧保健法，可以有效地消除疲劳。

①先准备红花油 1 瓶、刮痧板 1 块（瓷匙或比较圆滑的玉板）。

②每晚临睡前先用半盆热水加少许白酒泡脚 15 分钟，取红花油少许抹在脚心，依次刮拭足底六个基本反射区，即肾上腺、肾、输尿管、膀胱、腹腔神经丛、脾区各 50 ~ 100 下。

③刮拭完毕，取红花油少许涂在脚背，用双手心搓擦脚背、脚心至发热为止。

④整个刮拭过程保持 15 ~ 20 分钟即可。

治疗汗脚的两个秘诀

有些老年人常因脚底出汗而黏糊糊的，特别是夏天更为严重。由于脚容易脏，所以要治疗汗脚，保持脚的清洁是第一重要的。此外，在洗脚和入浴之后，也可采用下述两种方法：

①用强力收敛洗涤剂喷洒，再用掺有白矾粉末的痱子粉或扑粉涂抹于脚上。

②用一小匙白矾粉末溶于一杯水搽脚，如果感到过于刺激，可降低其浓度。此方法有抑制汗腺分泌作用，所以也适用于腋臭。

吃药，绝不只是把嘴张开这么简单

是药三分毒，不可过分依赖

人到老年，身体各系统（如脑、心、肝、肾、肺等）的功能都有不同程度的衰退，因而对药物的耐受、解毒、排泄能力和抵抗药物副作用的能力也会大大降低，很容易就在体内蓄积中毒。

老年人药物代谢的特点主要表现为：

1. 药物吸收速度下降

老年人胃酸分泌减少，酸度下降，阻碍了对药物的吸收；由于消化道内的吸收面积减小，内脏供血减少，胃肠蠕动下降，也使药物在肠道内停留时间延长；老年人全身皮肤、肌肉的血流量减少，血管通透性下降，更使药物吸收速度减慢。

2. 对药物解毒功能降低

药物进入体内后主要是在肝脏内解毒，但是，由于老年人肝脏萎缩，肝血流量减少，酶的活性也降低，所以对药物的解毒功能也逐渐降低。

3. 对药物的排泄减慢

药物在体内代谢后，主要经过肾脏排泄，但老年人肾体积减小，肾血流量也相对减少，使肾小管排泄功能下降，故易引起药物在体内滞留，产生蓄积中毒。

4. 存在多种药物的协同或拮抗作用

老年人常常身患多种疾病，同时病情相对复杂，在治疗某一种疾病的同时，还要考虑治疗其他疾病，这就不可避免地发生药物间的协同或拮抗作用，引发药物中毒或用药无效。一般而言，同时服两种药以上，其不良反应即可增加；若同时服五六种药，产生不良反应的机会几乎达100%。

因此，老年人除必须用药物治疗的疾病外，一般的医疗保健、长寿，药还是尽量少用为好。

老年人用药讲求“六先六后”

根据传统医学理论和老年人的生理特点，老年人在用药时应注意“六先六后”。

（1）先取食疗，后取药疗：即先用食物治疗疾病，尽量不用药物，如姜片红糖水可治疗风寒、感冒；喝菠菜粥可治便秘。食疗后如果不见效，可考虑理疗、按摩、针灸，最后再用药物治疗。

（2）先用中药，后用西药：中药多属于天然药物，毒副作用相对较小，除非使用西药确有特效，一般情况下，最好是先服中药，过一段时间后再服用西药。

（3）先外用，后内服：如皮肤病、牙龈炎、扭伤等可用外敷解毒消肿，最好不用内服消炎药。

（4）先内服，后注射：有些老年人一有病就想注射用药，认为作用来得快。其实不然，输液虽然可使疾病好得快，痛苦少，但却会形成依赖性，以后发病就必须靠注射才能痊愈。为了健康着想，防止意外发生，老年人选择用药途径的一般原则是：能口服不肌注，能肌注不静脉注射。

（5）先用老药，后用“新药”：近些年来，新药、特药不断涌现，有些老年人认为新药比“老药”管用，实际上，如复方新诺明、甘草片、感冒清等“老药”的疗效并不比新药差。更何况，新药由于时间较短，其特点、毒副作用，特别是远期副作用还没有被人们完全认识，这对健康显然不利。所以，老年人在患病时，最好先用老药，确实需要新药、特药时，要慎重，尤其是进口药。

（6）先用单种，后用多种：老年人常患多种疾病，不可避免地会一次服用多种药物，但同时服用多种药物却可使毒副作用增强，如阿司匹林与碳酸氢钠同时口服，易引起胃出血。因此，老年人在患多种病，需多种药物治疗时，可对危害性较大的主要症状先治疗，分清轻重缓急，不能强求同时用多种药物。

补药可食，但不能滥用

人届老年，精血渐衰日亏，适当进补，能起到扶正祛邪、强健身体、延年益寿的作用。反之，进补不当，则会有害身体，促进机体的老化，甚至造成一些副作用。

1. 应当知道的抗衰老类药物

我国历代医药学家研究流传下来的传统抗衰老药物400余种，抗衰老方剂千余条。经过现代科学的研究，目前的概况是：

①延长细胞寿命和整体寿命的药物，有人参、枸杞、党参、黄精、蜂花粉、珍珠等。

②调节免疫功能的药物，有灵芝、香菇、银耳、海参、大蒜、黄芪、桂圆、大枣、桑葚、鳖甲、肉桂、大黄等。

③改善机体代谢、调节内环境平衡的药物，有当归、山楂、胡桃、杏仁、冬虫夏草、茶叶、三七、刺五加、蜂蜜等。

④改善内脏功能的药物，有丹参、银杏叶、胎盘、海马、蜂乳、阿胶、百合、黑芝麻、山药、菊花、生姜、车前子等。

⑤具有抗感染作用的药物，有金银花、蒲公英等。

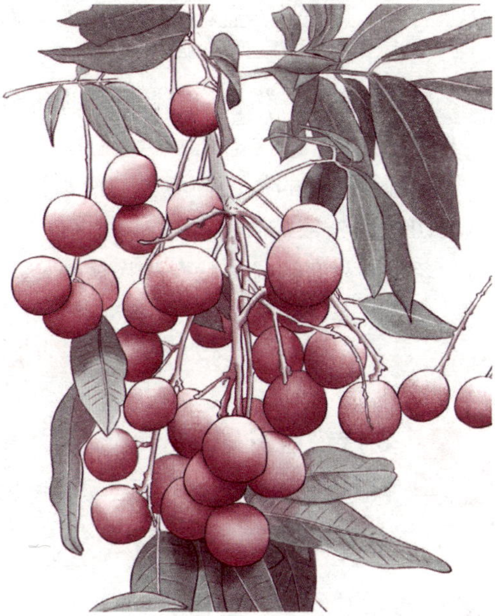

这些药物中有一部分兼具疗效食品的特点，凡需要饮食保健的老年人，都可以在医生的指导下服用。

2. 常用的延缓衰老的中成药

四君子丸：由人参、白术、茯苓、甘草组成，具有益气健脾的作用。用法：每服 6 克，1 日 2 次，温开水送下。

六味地黄丸：由地黄、山萸、泽泻等组成，具有滋阴补肾的作用。用法：每服 10 克，1 日 2 次。

七宝美髯丸：由何首乌、白茯苓、怀牛膝、枸杞子等组成，具有平补阴阳之作用，系明代宫廷方。用法：每服 10 克，1 日 2 次。

龟龄集：由鹿茸、人参、海马、雀脑等组成，具有补阳添精、固肾健脑之作用，为明清两代的宫廷方。用法：每服 1.5 克，1 日 1 次。

3. 适当进补的注意事项

①老年人的脾胃同其他脏器一样，功能日渐衰退，消化、吸收能力下降。补药多是一些富含营养的药物或食物，若需进服，只能少量多次，切勿急补、大补。过量的补品只会增加老年人肠胃的负担，无益于身体的健康。

②老年人有病时当以治病祛邪为主，先逐病根，元气而后自复，不一定要用进补治疗。治病攻邪不可用过分峻烈之物。

③老年人若确需进补时，必须辨证进服，要掌握因人而异、因病而异、因地而异、因时而异的原则，分清是气虚、血虚，还是阳虚、阴虚，或者是四者皆虚，再选用适当的药物进补。如鹿茸、人参是温补药，阴虚火旺者不宜用，用后会口干舌燥，咽痛便秘，烦躁不安；白木耳、天门冬、女贞子、生地是滋阴药，阳虚痰湿重的人不宜用；阿

胶、当归、熟地是养血药，对血虚的人有补益作用，但服用时间过长会影响食欲，造成腹泻。

④遇到感冒、伤食、急性肠胃炎等病症时，不宜进补。须待病情消退痊愈后，再适当少量进补。

⑤必须说明的是，补药也是药物，不是万能灵药，也有副作用，除必要服用外，老年人切勿过分依赖补品。古往今来，从来没有哪个长寿者是靠服用滋补品而延年益寿的。老年人只有视身体状况和疾病性质，适当进补，方可保身体健康，长命百岁。

中药煎取有度重四法

受传统观念影响，老年人大多喜爱服用中药，但如果中药煎得不合理，煎出的药液质量不高，就会使疗效降低。老年人只有掌握正确的煎药方法，才可得到高质量的药液，以利强身健体。

1. 煎药用具

煎中药要用砂锅，因为砂锅的化学性质稳定，在药物煎煮这个复杂的化学反应中，不会干扰药物的合成与分解。而且，砂锅受热均匀，药物有效成分能够充分溶出。

一般说来，煎药忌铁器，因为铁是比较活跃的化学元素，加热后容易与药物中的鞣质和苷类发生化学反应，轻则使药液变色，重则改变药物性能，甚至产生一些副作用。

2. 煎药用水

古人对煎药用水有颇多要求，现代人虽不必过于拘泥，但至少也要保证水的清洁，注意水的温度，千万不能用开水。

这是因为，药材在干燥过程中，水分被逐渐蒸发，组织细胞因失水而皱缩，有效成分以结晶形式存在于药材细胞内。要让这些有效成分得以充分溶出，就应该让药材有一个还原过程，即让水分逐渐渗入药材内部，使细胞膨胀，以利煎煮时有效成分的顺利析出。所以，煎药前应先用温水浸泡药材几十分钟。

而如果用开水煎药，过高的水温，会使药材中所含的蛋白质迅速凝固，在药材或细胞表面形成一层膜，阻塞了水分渗入和有效成分析出的通路，煎成的药液自然质量差。

3. 煎药水量

煎药的水量，要根据药物的体积、质地、吸水性能以及煎煮时间来灵活掌握。一般情况下，加水量以淹没药物为度或稍高。加水太多，药液浓度降低，于吸收不利，病人也难以服用；加水太少，有效成分煎出少，反易煎干。

4. 煎煮次数

一剂中药，一般可煎煮 2 次或 3 次，然后将几次煎出的药液混合后再多次服用为好。

中药汤剂十种服法慎选择

中药汤剂常见的服法有温服、热服、冷服、急服、缓服、饭前服、饭后服、冲服、兑服、泡水代茶服等。老年人年若能做到服用得法，必能增强疗效。

（1）温服：就是将煎好的药液待温度适中时服下。这是临床上常用的一种服法，一般补益类药物都需要温服，中医认为温服可益气，利用药液的温性可以增强药物的补益功能。此外，药性平和的药物用温服法服下，还可以避免寒与热的偏性。

（2）热服：就是把药液煎好后趁热服下，当然要以不烫伤口腔为度。热服热性药物用于治疗大寒疾病，热服凉性药物则可用于治疗真热假寒的疾病。

（3）冷服：冷服寒性药物有利于治疗大热实证的疾病，冷服热性药物则适于治疗真寒假热性疾病。

（4）急服：要求大口咽下，尽可能快地喝完，主要用于治疗需要发汗的疾病，比如伤风、感冒等。

（5）缓服：要求服药时小口、缓慢吞咽，使药液在口腔及咽喉多停留，以治疗口腔、咽喉部的疾患。因为口腔黏膜能吸收药物，使病情好转加快。

（6）饭前服：饭前服药力下行，适用于治疗病位在下的疾病。

（7）饭后服：饭后服药力上行，适用于治疗病位在上的疾病，而且还能减少有些药物对胃肠道的刺激。

（8）泡水代茶服：这种服法多是那些需要频频饮用的药物，如玄麦甘桔汤、胖大海、杭菊花等。

（9）冲服：处方中有时配有一些粉末状的散剂，这些散剂不宜与饮片同煎，要求老人在服用时用药液或用温开水送服散剂，如贝母粉、三七粉等。

（10）兑服：有的药物不能与饮片同煎，也不能冲服，如人参、阿胶，人参需另煎取液，阿胶需隔水烊化，然后再与药液调和服用。

老年人家庭用药六大原则

1. 明确用药目的

老年人吃药要“有的放矢”，既要知道自己的病情，又要了解所用药物的作用，如出现腰酸背痛、头疼脑热，经医院检查未发现器质性疾病时，可选用解热镇痛药；如有器质性病变，则应就医。

2. 注意药物的剂量

首先是按医嘱服药，其次才是按说明书服药。因老年人吸收、代谢功能减弱，易导致体内药物积蓄，产生某些毒性反应，所以不能以成人剂量为准。对抗生素以外的其他药物，推荐使用成人半量或1/3量为起始量。另外，药物剂量的换算多以毫克为单位，少数以克为单位，老年人要搞清每一片的剂量后再服用，以免产生不良后果。

还有些老年人求愈心急，经常擅自增加用药剂量，致使脾胃不能承受重负，反增病症。这对健康显然十分不利，必须避免。

3. 掌握用药方法

老年人内服药片或胶囊时，至少应用半杯温开水（约 250 毫升）送服。若水量少，药片易滞留在食管壁上，既刺激食道，又延误治疗。此外，有些药片不宜嚼碎或压碎，有的药片需嚼碎或打碎后服用，都必须按说明书使用。

有不少老年人图方便，将中西药一起服用，这是不妥当的。在中西药都需服用时，中间最好间隔 1 小时，以免发生药物的相互作用，减轻药效或增加副反应。

老年人易忘记用药，可用定时钟并写纸条放在桌上，提醒自己准时用药。服药姿势以站立为最佳，也可坐直身体吞下药片后 1 分钟再躺下。

另外，老年人不要酒后、抽烟时服药，因烟酒会使药物产生多种不良反应，使药效大减；也不要用茶水、饮料、矿泉水送药，因为茶水会干扰药物的作用，饮料、矿泉水中有苯类防腐剂，会导致肝脾质地纤维化。

4. 注意药物不良反应

老年人体内平衡作用逐渐减弱，有些药物服用后易产生不良反应，所以，老年人首先应知道自己的药物过敏史，尤其是在使用同类药物时更应谨慎，并留心观察用药后全身变化，如皮疹、瘙痒、红斑、头晕、无力等。一旦出现严重反应，应立即停药就医。若有条件在血药浓度监测下用药，则更为安全可靠。

5. 警惕药物相互作用

有些老年人患有多种疾病，常采用多种药物治疗。有些药物合并服用不会影响疗效，有些还可取长补短，提高疗效，减少药物用量和不良反应。但是，也有一些药物合用后，可出现毒性增加，如地高辛和双氢克尿塞合用可引起低钾、低镁，易产生洋地黄毒性反应。

因此，老年人在就诊时，应当向医生讲述清楚目前自己所服用的药物，以避免医生开出与原来用药相冲突的药物。

6. 切忌长期使用止痛剂

老年人的骨关节由于退行性病变、颈椎病、类风湿肩周炎增多，疼痛是突出的症状。为了减轻疼痛，一些老年人长期服用阿司匹林、消炎痛或布洛芬，以致引起消化道出血，导致止痛剂肾炎，严重者可发生肾功能不全及尿毒症。因此，老年人绝不能长期服用止痛剂。

科学用药的九个“黄金时段”

老年人只有掌握科学的服药时间，才能发挥药物的最大疗效，减少药物毒副作用。

（1）清晨空腹服：多为滋补类药物，如人参、蜂乳等，以利机体迅速吸收和充分利用。

（2）早晨服：服用抗结核药（雷米封）和糖皮质激素（强的松）等西药，早晨 7 时左右一次顿服，可提高疗效并减少副作用。

（3）饭前服（饭前 30 ～ 60 分钟）：多为健胃药、收敛药、肠道消炎药、止痛药，如西咪替丁、胃仙 U、健胃片等，在饭前服用能提高药效。对中成药的丸剂，为了使其较快地通过胃进入肠道，不为食物所阻，也宜在饭前服用。

（4）饭时服：多为助消化药，如胃酶片、淀粉酶、胃蛋白酶等，在饭前片刻服能及时发挥作用。

（5）饭后服：大部分药物都可在饭后服，因饭后胃中有食物可减轻药物的刺激性，如阿司匹林、保泰松、索密痛等均宜饭后服用；四环素类和抗生素药在饭后服用还可提高药物利用率。

（6）定时服：指每间隔一定时间给药。这类药物多为吸收快、排泄快的抗菌消炎药，为了保持人体内有一定的药效浓度，就得间隔一定时间用药一次，如抗生素类的药物四环素、红霉素等。

（7）睡前服（睡前 15 ～ 30 分钟）：多为催眠药和泻药，如安定、鲁米那、朱砂安神丸等服用半小时后见效；泻药酚酞、双醋酚酊等，服后 8 ～ 10 小时见效，在次日清晨可望排便。

（8）必要时服：多为解痉止痛药，如阿托品、颠茄等在胃痉挛疼痛时服用；心绞痛发作时，速在舌下含化速效硝酸甘油片；头痛时服用去痛片等，都属于必要时服用之列。

（9）与脂肪餐同服：脂溶性药物，如维生素 A、维生素 E 等在食用油性食物后服用，更利于吸收。

老年人必须慎用的九类药物

（1）激素类药物：老年人对因激素类药物引起的肌肉萎缩和骨质疏松特别敏感，并且停药后也不能恢复。绝经后的老年妇女服用激素类药物，极易引起骨质疏松，尤其不宜服用。

（2）安定类药物：为临床常用药。小剂量有镇静抗焦虑作用。长期连续使用，即使是常用量，也会很快产生依赖性和成瘾性，并随之出现耐药性。有心动过缓、低血压、视物模糊、青光眼及重症肌无力的老年人应禁用。

（3）抗生素及抗酸药：美国波士顿老年人营养研究中心发现，老年人若长期服用广谱抗生素和抗酸药，容易出现巨幼红细胞性贫血，故不宜长期服用这两类药物。

（4）苯巴比妥类药物：肝肾功能不全的病人及老年人服用此类药物，容易产生毒性反应，表现为头晕头胀，步态不稳，反应迟钝，严重者出现意识模糊。

（5）维生素类药物：人到中老年脾胃多虚，维生素类药物类似于苦寒中药黄檗之类，伤脾败胃，且副作用较多。

（6）胃复安：又名灭吐灵，是治疗恶心、呕吐等胃肠道症状的常用药物，毒性较低，一般只有 1% 的病人出现毒副反应。但是老年人，特别是糖尿病病人，服后易出现神经系统不良反应，表现为急性阵发性肌张力障碍，不良反应表现十分复杂，发病时神态古怪多变、易被误认，故老年人以不用为宜。

（7）氨茶碱： 为松弛支气管平滑肌的药物，对缓解支气管痉挛，减轻黏膜充血水肿疗效显著。但有些老年人服用后可很快出现中毒症状，表现为烦躁呕吐、忧郁、记忆力减退、定向力差、心律紊乱、血压骤然降低等。肌内注射时，可引起注射部位剧烈疼痛。静脉注射，则可能兴奋心脏，引起心律失常、惊厥直至死亡，故老年人宜慎用。

（8）心得安： 有低血压、心动过缓、哮喘、心功能不全的病人不宜服用。

（9）咳必清： 咳必清有选择性地抑制呼吸中枢、局部麻醉和阿托品样作用，止咳作用明显，为强镇咳药。而强镇咳药不利于排痰，可致呼吸道大量痰液滞留，造成呼吸道阻塞或继发感染，加重病情，不利病人康复，因此，多痰老人不宜服用。

老年人实用家庭药箱清单

老年人应有一个存放常用药品的药箱或抽屉，以帮助自己根据自身掌握的医学和养生知识，在不求助医生和护士的情况下，进行自我预防。

1. 常备外用药

①1%～2%龙胆紫（俗称紫药水）20毫升（小瓶），有杀菌作用，并对糜烂、渗出液较多的创面有收敛作用。

②75%医用酒精（即乙醇）60毫升，可用于皮肤的消毒，有杀菌作用。

③高锰酸钾结晶5克，用于化脓性皮肤病、受污染的创面、慢性溃疡的湿敷或浸泡。应特别注意的是，稀释后的高锰酸钾溶液（1 ∶ 5000）一定要呈淡粉红色，方能起到杀菌作用。

④氯霉素眼药水一支，用于结膜炎、角膜炎和沙眼等。

⑤金霉素眼药膏一支，用于结膜炎、角膜炎和沙眼等。

⑥0.9%氯化钠溶液（即生理盐水）10毫升，主要用于创面的清洗，湿敷，无杀菌或抑菌作用。

⑦伤湿止痛膏或麝香虎骨膏，用于关节肌肉酸痛。

⑧开塞露，为便秘时通大便。

⑨清凉油一盒，用于蚊虫叮咬。

2. 常备内服药

老年人常备内服药主要是常用西药和常用中成药两部分。

①抗心绞痛药，如硝酸甘油等。

②抗高血压药，如卡托普利（巯甲丙脯酸）等。

③镇咳祛痰药，如必嗽平、橘红片等。

④治疗消化性溃疡药，如氢氧化铝等。

⑤治疗消化不良药，如干酵母、胃蛋白酶等。

⑥解热镇痛药，如退热片、复方阿司匹林、安乃近等。

⑦镇静催眠药，如安定等。

⑧抗生素类，如磺胺类药（复方 SMZ）、氟哌酸、黄连素、鱼腥草制剂等。磺胺药能抑制细菌繁殖，抗菌谱较广，可用于支气管炎、尿路感染、肠炎等，服时应多饮开水；氟哌酸治疗呼吸道感染及泌尿道、消化道感染；黄连素可治胃肠感染，如细菌性痢疾；鱼腥草主治呼吸道感染。

⑨常用中成药，如川贝枇杷露、抗感冒冲剂、三九胃泰颗粒剂、西瓜霜、三七伤药片等。

3. 常备的器具、敷料

①体温计 1 ~ 2 支。

②消毒药棉、纱布、胶布护创膏，浸湿酒精的消毒药棉球、消毒棉签适量。

③镊子 2 把，剪刀 1 把，小搪瓷碗或腰盆 1 个，有条件的可根据需要备有不同型号的一次性注射器各 1 ~ 2 副。

4. 外出应备的药物

①晕车、晕船药。晕海宁，在上车、船前服一片，在上车、船后饭前再服一片，可防止头晕恶心；人丹，上车、船后取 2 ~ 4 粒含于舌下，可缓解头晕、胃肠不适；眩晕停，可每日服 3 次，每次 25 ~ 50 毫克。

②防治腹痛药物。颠茄合剂或阿托品片，可防治胃肠痉挛、绞痛等，但有青光眼的老年人禁用。

③硝酸甘油片。有心绞痛的老年人应随身携带，以防心绞痛发作。

④抗菌素。黄连素、穿心莲、先锋霉素等可以防止各种感染，包括肠道感染，如痢疾、肠炎等。

⑤创可贴。防止碰、擦伤等，具有止血、消炎、保护作用。

⑥风油精。可缓解局部疼痛。

医院，该去的时候一定要去

老年人定期体检的十项重点

老年人应定期体检，发现疾病及早治疗，这是众所周知的道理。但是，老年人应做哪些体检呢？通过体检又能发现哪些疾患呢？

（1）量体重：身体过于肥胖会增加心脏负担，易诱发心血管等疾病的发生；过于消瘦，会使抵抗力减低，免疫功能下降而感染其他疾病。

（2）测血压：高血压是冠心病发病因素之一，血压经常处于高峰，还会发生脑血管意外。血压低也应引起重视。

（3）验小便：可及时发现肾脏病、糖尿病。对于高血压、冠心病患者，查小便可了解有无肾细动脉硬化。

（4）心电图：可发现冠心病心肌缺血改变、心律失常等。

（5）查肝功：及时发现肝炎、脂肪肝、肝硬化、肝癌等，进行积极治疗。

（6）查眼底：可及早发现老年性白内障、原发性青光眼。患有高血压、冠心病、糖尿病的病人，查眼底可反映脑动脉硬化的程度。

（7）X线胸透：可早期发现肺结核、肺癌，尤其是常年嗜烟者更应该定期做胸透检查。

（8）大便隐血试验：可早期发现胃癌、结肠癌及消化道疾病。

（9）肛门指检：有助于发现直肠癌、男子前列腺癌、前列腺肥大等症。

（10）乳房及妇科检查：及早发现乳腺癌、宫颈糜烂、子宫癌及附件类疾病。

老年人应定期体检，每半年至少做一次，并注意做好体检记录，保管好化验单。常规性检验项目（如体重、血压、验小便、心电图、查眼底等）有条件的最好每季度查一次，这样既能及早发现疾患，又能对自己已患疾病的治疗、病变、发展有所掌握。

另外，为了更好地保证身体的健康，老年人最好每周自测一次血压，每天量一次体温；有慢性病的老年人，最好每3个月去医院做一次检查；长期服用某种药物后，应去医院做适当检查，看是否用药正确，并在医生指导下酌情增减药量。

体检前必须遵守的饮食要求

随着年龄的增长，老年人脏器逐渐萎缩，导致器官功能减退，尤其是代谢、循环功能下降，使食物中的某些物质代谢、合成、排泄缓慢，以致影响就医时的检查结果。为保证检查结果准确，老年人有必要了解一下体检前的饮食要求。

1. 检查血糖：两天内忌吃高糖食物

高糖食物可刺激人体内胰岛素水平升高，使体内的热能代谢，蛋白质、脂肪、碳水化合物代谢出现紊乱，可引起糖耐量降低，使血糖升高。特别是老年人的血糖调节功能下降，检查前进食高糖食物就会出现血糖增高现象。

一般人检查血糖前一天尽量少吃高糖食物，但对于老年人，为保证检查结果的准确性，最好在检查前两天就不要进食高糖食物了。高糖食物有糖包、果酱包、糖饼、甜点心等。

此外，情绪急躁、睡眠不好、休息不好，血糖值也可能升高，所以，老年人在查血糖前还应注意休息、调整情绪，不宜过量运动。

2. 检查血脂肝功：前3天不吃高脂、高蛋白饮食

老年人脂肪、蛋白质的代谢速度相对较慢，临床观察表明，在进食高脂肪、高

蛋白食物 72 小时后，其体内还会有一些脂肪和蛋白质没有完全被代谢，检查时就会出现肝功能酶含量增高，甚至出现高血脂、高胆固醇的结果。因此，老年人在检查前 3 日内应禁吃高脂类、高蛋白食品。

老年人在肝功能检查前 24 小时内也不宜饮酒，否则会影响肝功能检查结果。

3. 检查尿常规：24小时内不过量或过少饮水

正常情况下，成人每日应摄入 2500 毫升左右的水，一昼夜的尿量为 1500 毫升左右。如果老年人喝水过多，使尿液稀释，尿的比重下降，当尿的比重低于 1.010 时，就会造成肾脏功能不好的假象；反之，如果喝水过少，尿液浓缩，不但尿比重增高，尿中的一些细胞（如白细胞、红细胞等）含量也会增加，会造成肾脏灌注不足以及泌尿系统感染的假象。

4. 检查肾功能：前3天不大量进食高蛋白食物

尿素氮和血肌酐是肾功能的重要指标，这两项检查同样会受到饮食的影响，特别是尿素氮，在摄入大量蛋白质后，其在血液中的含量将明显增加，血肌酐值也会升高。为排除饮食的影响，查肾功能前 3 天应避免大量进食高蛋白食物。

5. 确诊高血压：前1～3周进低盐饮食

大量研究显示，高盐摄入可抑制细胞膜钠的主动转运，造成细胞膜钠的主动转运障碍，还会使交感神经活性加强，使血压升高。在高盐饮食（每日 10 克以上）1 ～ 3 周后，正常老年人中有 15% ～ 42% 会出现血压升高。因此，为避免误诊高血压，老年人在检查前 1 ～ 3 周内要进食低盐饮食，每日盐的摄取量不应超过 6 克。

6. 做心电图、脑血流图：24小时内禁酒

在 24 小时内，酒精可使血流加速、心跳加快，甚至诱发心律不齐或心率失常；饮酒后做脑血流图会出现脑血流加快，造成血管梗阻的假象。因此，老年人在做心电图、脑血流图检查前 24 小时内一定要禁酒，以免造成误诊。

肥胖老年人必须做的五类检查

①应做有关肥胖的常规检查，如体重、皮下脂肪厚度测定、肥胖指数测定。

②患糖尿病时，应做有关糖尿病的常规检查，如血糖、糖耐量实验、胰岛素测定等。

③患高血压时，应做血脂、心电图、X 线胸透、超声心动检查以及其他心肾功能检查。

④患胆囊炎、胆结石时，应做肝脏和胆囊 B 超检查和血脂检查，必要时还要做胆囊造影检查。

⑤减肥的基本原则是采用综合治疗方法：一般轻度肥胖，只要适当减少食量，增加体育锻炼，逐渐养成良好的生活习惯，体重就会逐渐下降；中度肥胖，以中药治疗为主，辅以针灸、按摩，尽量不用西药；重度肥胖，中西医两种方法共同使用。

老年人应当接种的三类疫苗

因为机体功能的衰退，老年人容易成为病原微生物侵扰的对象，而预防接种疫苗正是其防病的重要举措。

（1）气管炎疫苗： 又称哮喘疫苗。主要用于预防上呼吸道感染以及由此而引发的支气管哮喘、哮喘性支气管炎、慢性支气管炎等病症。这些病患多系甲型溶血性链球菌、白色葡萄球菌、奈瑟双球菌等细菌感染所致，发病率随年龄增加而上升。

（2）流感疫苗： 主要用于预防流行性感冒。特别是患慢性支气管炎、肺气肿、糖尿病、肝功能损害、心脏疾患的老年人更应接种。

（3）破伤风疫苗： 用于预防破伤风杆菌感染。老年人多养宠物，易被猫、狗等小动物抓伤、咬伤，实属破伤风的易感人群，故接种破伤风疫苗十分必要。

另外，适宜老年人接种的还有甲、乙肝疫苗，防结核病的卡介苗等。

老年人预防接种疫苗时，可与一般防疫部门或医院联系。

七类症状出现，应立刻送医急诊

（1）高热： 突然发高烧，体温在39℃以上，常表示病人已有病毒或细菌性感染，尤其是伴有神志改变、呕吐或呼吸困难者，应及时送医院治疗。

（2）频繁心绞痛发作： 以往无心绞痛病史而突然频繁发作心绞痛，或原有心绞痛史现频度增加或突然程度加重，并有出冷汗、面色苍白、恶心、呕吐等症状时，要想到心肌梗死的可能，应争分夺秒，尽可能平静、快速地把病人送去医院急诊。如病情危重，应立即打电话请急救中心或医院派医生来现场抢救，待病情稳定后再送医院继续治疗。

（3）急性心衰： 患有心脏病的老年人，突然（左心衰竭者常发生于夜间入睡后）出现心慌、气短、不能平卧、吐粉红色泡沫样痰、嘴唇及手指末端发紫，应尽快送医院抢救。

（4）中风先兆： 不论原来是否患有高血压病，如果突然出现一边性说话困难、视力模糊、眩晕或站立无力、嘴角歪斜、流口水，是暂时性脑缺血的表现，病人可能发展成脑血栓或脑出血，应尽快送附近医院急诊。运送途中要尽量避免颠簸，病人头偏向一侧，以防呕吐物被吸入气管引起吸入性肺炎或窒息。

（5）大量出血： 如发现有大量咯血、呕血或便血时，应急送医院。

（6）急性腹痛： 如腹痛较剧烈、持续时间较长、腹部较硬并有压痛，或伴有发烧、恶心、呕吐等症状时，常为急性阑尾炎、胃及十二指肠溃疡穿孔、腹膜炎、肠梗阻等急腹症引起，且老年人急腹症并发症多，病情凶险，应急诊入院治疗。

（7）外伤骨折： 老年人由于骨质比较疏松，所以跌倒时常可导致股骨颈骨折、胸腰椎骨折等，如以手撑地则易发生桡骨远端骨折。故老年人跌倒后若出现髋部、腰部、手腕部明显疼痛、局部肿胀、肢体变形时，应高度怀疑骨折而急送医院治疗。

看病就诊要做好四门“功课”

很多老年人都有这样的看病经历：到医院等了一上午，看病却只用了5分钟，而且还不一定能看对病、看好病；另一方面，医院嘈杂、压抑的环境和医生不耐烦的态度，又让老年人不愿意去医院看病。

其实，老年人只要在看病前多做点“功课”，能与医生形成良好的沟通，还是可以省钱、省力、又快、又准地看好病的。

在美国退休者协会网站上，专家给出了这样的求诊建议：

①上医院前写下一张清单，详细列举自己症状的日常表现，曾服用过哪些药物等。

②上医院时带上原有病历和医疗保险卡，并且最好有家人陪伴。

③待医生做完检查后，应向医生询问以下问题，并做好简单记录：我需要做进一步检查吗？如果需要，这些检查是什么内容，我应该做些什么准备？什么时候能拿到检查结果？还有必要复查吗？

④拿到药物后，详细记录每日服药时间、次数、药量、药物副作用状况、饮食禁忌等细节。最好能拿到与医生的联系方式，以便在治疗过程中随时向医生了解问题。

这份“功课”清单虽然是来自于美国，但对中国老年人同样具有极大的参考价值，老年人应对照着应用。

必须走出的八个看病误区

误区一：挂错号

对于“老”病人来说，挂哪一科的号不成问题，但“新”病人有时则会犯错。所以，“新”病人不妨在事前咨询一下医院的分诊护士，查询一下医院的介绍栏。医生接诊后根据病情需要也可会诊或转科。

老年人挂号时不要一味追求医生的知名度和年龄，要选择符合自己病种需要的医生就医。对于一些慢性病人，如果能选择一位医德高尚、医术高明的医生诊治，并可保持持久的联系，为您的健康做指导，将使您受益无穷。

误区二：随便抛弃病历

病历是珍贵的健康档案和医疗文件。一些老年人看一次病换一本新病历，这种随意抛弃病历及检查单的习惯不仅会给医生诊病、用药增添麻烦，还会使自己多花钱，很难保证连续性地治疗疾病。

误区三：隐瞒真实病情

老年人如果因工作、家庭及社会等问题隐瞒病情，使医生掌握不了可靠的病史，无疑会给诊断造成困难，往往耽误治疗，也必然会给自己带来危害。

误区四：不愿检查

许多老年人总是认为检查多花钱，开药才是真治病，因此看病时只肯花钱买药，不肯花钱检查化验，拒绝接受医务人员的必要检查。殊不知，不做检查有时很难搞清楚下诊断，诊断不明，治疗的效果也就可想而知了。

误区五：拒绝必要的治疗

有的老年人对医生的诊断意见往往不够尊重，经常自以为是，医生开的药不吃，医生提出的治疗方案不予采纳，甚至必要的手术都加以拒绝。这种做法显然是错误的，只会贻误病情，甚至危及自己的生命。

误区六：怕麻烦，抢时间

有的老年人看病时，常常只求一个“快”字，对医生开出的某些特殊检查，如化验、X 线检查等，觉得太麻烦、太浪费时间，而拒绝检查。这样做，通常会耽误病情的及时诊断和治疗。

误区七：不合理的节省

有些老年人为了省钱，常常要求医生尽量少开药，开便宜药，甚至限定医生开药的药费数额，这样做是很不妥当的。因为医生必须根据病情的需要开药，只能在保证药效的前提下节省开支。否则，花钱虽少，不能治病，又有何用？

而且，这样做，一次花钱虽少，却可能把病情拖重了，治疗的时间长了，需要吃药的时间自然也拖长了，结果，吃药总量并没有减少，钱也没省下。

误区八：自己点名要药

近年来，看病时点名要药的老年人越来越多。原因可能是看了一些医学书籍，也可能是听到别人说某种药效果好，也可能是经济原因。

但是，老年人必须明确的一点是，各种疾病的病状、病理、治疗对策是千差万别的，各种药物的药性也是极其复杂的。因此，您究竟患了什么病，病情如何，该用什么药，该用多大药量，只有医生才能做到对症下药、因症施治。如果您点名要药，不但使医生很难恰当地用药，而且一旦出了事故，更难查清责任。

第七篇

防病抗病养病，全家总动员

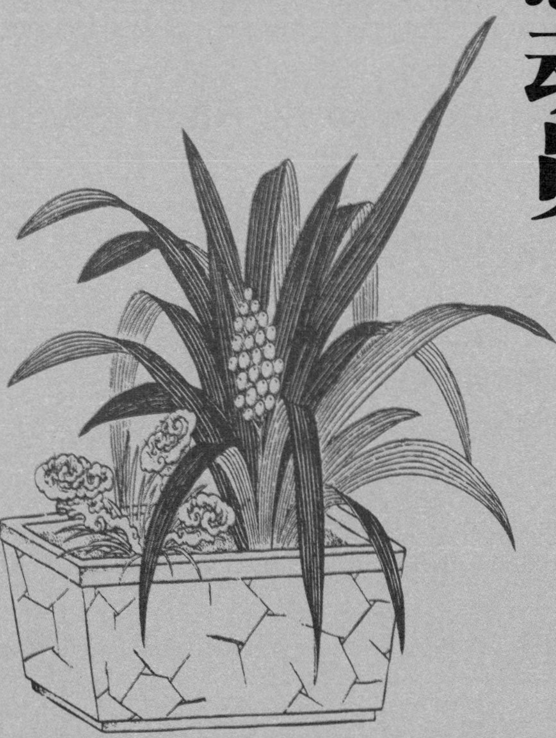

对抗疾病，预防胜于治疗

感冒攻势强，预防四方面

随着年龄的增大，老年人呼吸道黏膜萎缩，分泌机能降低，黏膜上皮脱落、减少，纤毛运动能力减弱，上呼吸道局部血液供给远不如青壮年时旺盛充足等，使其呼吸道的清洁和防御功能下降，易患感冒等呼吸道疾病。

那么，老年人应如何预防感冒呢？

1. 抵御传染

①家人及亲属如患感冒，应注意尽量隔离，避免传染给老年人。

②老年人的居室内应保持整洁卫生，好天气时应开窗通风。

③天气寒冷不宜开窗通风时，室内应常以食醋加适量的水加热煮沸，可抑制和杀灭室内病菌，起到消毒作用。

④在流行感冒高发期，老年人应尽量少去拥挤的公众场所，多饮白开水。

⑤若在感冒流行期间出入公共场所，可带上点咸干果，如盐渍果、咸话梅之类，口内吮一粒，回家后再用盐水漱口，喝上杯热茶，有杀菌和补给维生素 C、增强人体抵抗能力的作用。

⑥研究证明，感冒病毒在人的手上可存活长达 70 小时之久，因此，老年人在流行感冒季节随时洗手十分必要。

2. 避免受寒

①注意天气变化，随气温变化随时增减衣服。

②春季衣服宜渐减，不可 1 次脱得太多。

③夏季不要在阴冷处乘凉过久，生冷、肥腻、瓜果等要酌情少吃。

④秋季衣服要根据情况逐渐增加，以提高耐寒能力。

⑤冬季房内要有取暖设备，注意早睡晚起。

3. 增强免疫

①饮食中应有充足的蛋白质，如豆制品、鱼肉、牛奶、瘦肉、蛋类等。

②适当补充维生素类，尤其是维生素 A、维生素 B_2、维生素 C，对增强上呼吸道的防御功能有较好作用。

③条件许可的老年人，每天早、晚各吃 1 个核桃，用生姜 3 片煎汤送服，或用黄蔑 10 克，早、晚两次，煎汤内服。

④戒烟，烟中有害物质可破坏呼吸道黏膜的防卫功能，造成抵抗力下降。

⑤早晨起床，在室内或户外经常做体操、练八段锦、打太极拳等，有利于增强体质。

⑥平时常用凉水洗脸、洗鼻子，注意口腔情况，养成良好的卫生习惯，有利预防感冒。

⑦每晚睡前，坚持用两手中指指肚对准额部两侧的太阳穴揉压 3 ~ 5 分钟，然后再揉压两足底的涌泉穴 3 ~ 5 分钟，可调整和改善免疫系统的功能。

⑧肌肉注射丙种球蛋白或转移因子也可起到预防感冒的作用。

4. 按摩强身

应用下述按摩方法，对 113 例肺气肿病人观察 3 年，感冒机会下降 70%。

①擦鼻。两手掌大鱼际肌互相对搓发热，然后将把搓热的大鱼际肌从印堂穴开始沿鼻两侧下擦至鼻翼迎香穴。可以两手同时，也可两手轮流擦。

②按迎香穴。两手中指中节紧按两侧迎香穴顺反时钟方向各按摩 16 次，并在穴位上加压重按几下，有酸胀感为宜。

③浴面拉耳。两手掌心互相搓热，用掌根贴在额前发际，自上而下擦至下颌部，然后沿下颌骨分擦至两耳，再用拇、食两指夹住耳垂，轻轻向外拉，两手掌擦至两侧部回到前额部，重复 16 次。以两耳部发热、脸面舒适为宜。

④揉合谷穴。先取一侧合谷穴（位于虎口第二掌骨旁），用另一手拇指在该穴上做正反时钟方向抹擦 16 次。然后在该穴上重按几下，使其有酸胀麻木感为宜，再换手进行。

预防青光眼，遵从五建议

青光眼是一种严重的眼病，虽然任何年龄都可能发生，但以 40 岁以上的人容易发生为多。为了预防青光眼，首先应了解该病多由于劳累或有生气史，情绪波动引起大脑功能紊乱，使血管舒缩神经失去平衡，引起瞳孔散大而诱发此病。因此：

①平时应注意保持情绪稳定，处事要豁达，应加强自我品德的修养，胸怀坦荡，避免情绪波动。

②避免在暗光室逗留过长时间。

③观看电影、电视应有节制。

④限制饮水量，忌饮浓茶、咖啡、高浓度酒及辛辣刺激的食物，多吃含有维生素 C 的蔬菜和水果。

⑤如有可疑症状，应尽早去医院确诊。一旦患了青光眼，一定要及时配合医生进行正确积极的治疗。

四妙招有效防范白内障发生

老年性白内障是最常见的白内障，多见于 50 岁以上的老年人，随着年龄增长，发病率逐渐增高。它是晶状体老化过程中逐渐出现的退行性改变，为双眼病，但两眼发病可有先后。患者自觉眼前有固定不动的黑点，呈现渐进性直降、无痛性视力减退。视力障碍出现时间因混浊部位不同可有单眼复视、多视和屈光改变等。

这种常见的老年疾病，是引起老年人致盲的重要原因。其发病机理尚不完全了解，基本上与紫外线、全身疾病如糖尿病、高血压、动脉硬化、遗传因素及晶状体营养和代谢状况有关。

据保健专家长期研究和临床实践，以下四招可有效预防老年性白内障的发生。

第一招：戴深色眼镜

研究发现，接受太阳光紫外线照射时间愈长，老年人患白内障的可能性就愈大。外出时戴深色眼镜或戴毡帽，可使眼睛受到的紫外线照射量大大减少。60 岁以后视力下降的老年人，如戴上黄褐色太阳镜，就可预防白内障的发生，并可阻止视力进一步减退。

第二招：防止脱水

老年人在发生脱水情况下，体内液体正常代谢紊乱，就会产生一些异常的化学物质，损害晶状体，导致白内障发生；而对已发生白内障的患者，脱水可使病情加剧。因此，老年人一旦遇到各种原因引起的腹泻、呕吐，或在高温条件下大量出汗等，都应及时补充水分，满足代谢的需要。

第三招：摄入足够的维生素C

人眼中维生素 C 的含量大约比血液中高出 30 倍，维生素 C 可不定期减弱光线和氧对晶状体的损害，防止视力减退和老年性白内障的形成。

老年人随着年龄的增长，营养吸收功能与代放机能逐渐衰退，晶状体营养不良，维生素 C 含量明显下降，久而久之引起晶状体变性，导致白内障发生。故应尽量摄入足够的维生素 C。

第四招：适当服用阿司匹林

老年性白内障患者体内氨基酸水平往往较高，其色氨酸及其代谢产物与晶状体蛋白结合变为棕黄色物质在晶状体沉积，形成白内障。而阿司匹林可以减慢这一进程，从而可推迟白内障的形成。老年人一般应在饭后服用阿司匹林，因其对胃黏膜刺激性较大。

颈椎病及时预防七要点

颈椎病多见于 40 岁以上的人，必须注意预防。

①加强颈肩部肌肉的锻炼，经常做头及双上肢的前屈、后伸及旋转运动，既可缓解疲劳，又能使肌肉发达，韧度增强，从而有利于颈段脊柱的稳定性，增强颈肩顺应颈部突然变化的能力。

②避免高枕睡眠的不良习惯，注意端正头、颈、肩、背的姿势，不要偏头耸肩，谈话、看书时要正面注视，要保持脊柱的正直。

③注意颈肩部保暖，避免头颈负重物，避免过度疲劳，坐车时不要打瞌睡。

④及早、彻底治疗颈、肩、背软组织劳损，防止其发展为颈椎病。

⑤劳动或走路时，要防止扭伤、挫伤。

⑥中医认为，胡桃、山英肉、黑芝麻等具有补肾益髓之功，长期服用可起到强壮筋骨、推迟颈椎关节退变的作用。

⑦如果已患上颈椎病，应时刻保持乐观态度，树立与疾病艰苦抗衡的思想，积极配合医生治疗，以减少复发。

防治肩周炎的六个法则

肩周炎重在预防，老年人可以采取的预防措施有：

①平时锻炼、提重物等活动时，应注意保护肩部肌肉和软组织，避免损伤。

②尽可能地避免肩部软组织和肌肉长期受压或牵拉，做到松弛有变。

③科学地进行体育锻炼，如打太极拳、做保健操等，有利于预防肩周炎的发生。

④患了肩周炎后，应首先到有经验的骨科肩关节专科医师处进行咨询，了解该疾病的病程和转归，树立战胜疾病的信心，积极配合医生治疗。

⑤早期有剧烈疼痛时，可将肘部用布带托起。为了避免关节发僵，应及早进行主动的与被动的肩关节活动，并且配合进行理疗、针灸、按摩、推拿及服止痛药等综合治疗。

⑥如果肩部有明确的压痛点，可用氢化可的松或强的松龙等激素类药物做局部封闭。当疼痛减轻后，应积极克服疼痛做肩关节活动。

积极预防腰腿痛的三个有效措施

腰腿痛是常见病，老年人的腰腿痛更为多见。主要是由于腰椎骨关节退行性变化和腰肌肉的慢性劳损以及肌无力等引起，年岁大了气血不活，更容易使腰部气滞血瘀，如再受风着凉，感受寒湿或过度疲劳，就更容易发生腰腿痛。因此，老年人必须注意积极预防。

①活动时要集中精神。从生理学上讲，运动器损伤包括腰部损伤，多数是由于没有精神准备，不注意造成的。由于骨关节的运动靠肌肉收缩，肌肉的收缩靠神经支配，如果精神不注意，神经支配与肌肉运动不协调，就会引起损伤。

②要注意合乎生理的劳动或运动姿势。总的原则是：劳动或运动时，脊柱竖直的肌肉应当处于收缩状态，例如，抬物时先蹲下，使腰部保持直立姿势；切菜时应站直等等。

③注意腰背肌的锻炼。背伸运动、腰旋转运动、上肢越头交叉运动，都能很好锻炼腰背肌。

骨质疏松症的六个防治措施

骨质疏松症是老年人的常见病，而预防骨质疏松的最佳时机，是在年轻时期；预防的最好方法，则在于日常的饮食起居。

①在膳食结构中加大奶质品的比重，补充钙质。那些对奶质过敏的人，可以通过多吃虾皮、海产品、豆类食品来补钙。

②补充雌激素可达到防止骨量丢失的最佳效果，但长期服用应在医生指导下使用。

③步行、跑步、上下楼梯、掌上压或墙上压等运动都可强化骨骼组织，有助于预防及延缓骨量丢失，并可改善机体的全身情况，提高灵活性，防止跌倒和创伤，减少骨折发生率。

④站、坐、睡等姿势要正确。站姿：耳垂与颈部垂直，肩膀向后伸展，挺腰收腹；坐姿：挺腰收颈，双脚触地，椅高及膝；睡姿；板床加硬褥，枕头承颈椎，腰背平直伸。

⑤定期检查骨骼密度，随时掌握自己的骨质状况。

⑥如果经检查确定有骨质疏松后，可加服一些钙制剂；必须选择安全性高的鞋；不宜参加剧烈运动。

四类老年女性须高度警惕乳腺癌

在老年女性的乳腺疾病中，良性疾病的发生率很低，而乳腺癌是女性最常发生的肿瘤疾病，发病年龄以 45 ~ 50 岁和 60 ~ 65 岁最多。所以，老年女性应高度警惕乳腺癌的发生，争取早期发现，以利治疗。

乳腺癌初期的小肿块是可以摸到的。这种小肿块并没有明显的界线，表面感觉是凹凸不平的，而且一点也不会痛。如果硬块变大，乳房上会出现橘皮状皮肤，乳头凹陷，同时，乳头会流出带血的分泌物。若癌细胞继续扩展，硬块的表面皮肤会出现浮肿，皮肤表面发生溃疡，显示癌细胞已经入侵到相当程度，必须尽早上医院诊治。

而以下四类老年女性更是应该随时提高警惕：

①既往患有乳腺增生病的女性。有报告认为，乳腺增生是癌前期病变，它的癌变率为 3% ~ 10%，所以，对乳腺增生应给予合适治疗或切除，以杜绝后患。

②直系亲属中患有乳腺癌者，由于遗传因素的关系，发病率较高，比一般人的发病率高出 15 倍。

③未婚、未育，或离婚、丧偶的老年女性，均应定期检查乳房，其乳腺癌发病率明显高于一般女性。

④过去患过乳腺癌，对侧乳房发生乳腺癌的机会增多，所以要注意经常检查，提高警惕。

警惕诱发高血压的四大因素

老年人患高血压者很多，其发病率约占 50%。常见可诱发老年人高血压的因素有：

（1）膳食因素：盐摄入过量可使血压升高，而低盐饮食则可降压。老年人由于味觉功能减退喜欢吃些较咸（含钠高）的食品，因而易致高血压。因此，应把少盐饮食作为预防高血压病的重要保健措施之一。研究表明，膳食中钙不足也可使血压升高。

（2）肥胖因素：老年人腹部的脂肪堆积，表现为腰围往往大于臀围，这种向心性肥胖容易发生高血压，可能与老年人存在胰岛素抵抗有关。老年人易继发高胰岛素血症，常伴发高血压。

（3）神经血管因素：老年人交感神经活动性高，血中肾上腺素水平较高，但不易排出；血管弹性降低，血管内膜增厚，常伴有动脉粥样硬化，均可诱发高血压；老年人肾脏排钠能力降低，也可导致高血压。

（4）心理因素：持续的心理紧张、心理疲劳会导致人体脑神经系统和内分泌系统功能失调，使大脑皮层和皮层下血管舒缩中枢发生功能紊乱，从而引起血管痉挛和血压升高。因此，老年人应学会情绪的自我控制与转移，正确对待已发生的心理突变，培养稳定而乐观的情绪。

十类老年人须特别防范脑血管意外

随着身体的老化，老年人的血管壁会发生退行性改变，特别是动脉粥样硬化，它是发生急性脑血管意外的潜在性病理基础。老年人还常常伴有一项甚至多项慢性疾病，发生脑血管意外的危险就更大。如果老年人伴有以下疾病，应引起特别注意。

①老年人伴有高血压者，如血压控制不好，血压过高可引起血管破裂而发生脑出血；反之，血压控制得过低，则可造成脑血流灌注量减少，血流缓慢，容易导致脑血栓形成或脑栓塞。脑血管意外病人发病前有高血压病史的占 60% ~ 70%。

②动脉硬化是发生脑血管意外最重要、最常见的病因。在各种脑血管病中，约有

10% 的病人有动脉硬化症。动脉硬化后会使血管变细，在血管内层容易形成粥样硬化斑块，斑块脱落后容易引起脑梗死。

③心脏病有直接促使脑血管意外发生和增加脑梗死的危险。特别是患有冠心病、风湿性心内膜炎、细菌性心内膜炎的老年人，易导致脑血栓或脑栓死。有心脏病者患缺血性脑血管意外要比一般老年人高 5 倍。

④糖尿病病人糖代谢紊乱，加速动脉硬化的进展，使脑梗塞的发生率明显增高。有糖尿病史者脑血管意外发生率比一般老年人高 21 倍。

⑤高脂血症是动脉粥样硬化性心、脑血管病发生的主要因素之一。血黏度增加使血流缓慢，易致脑梗死，而凝血机制异常如血小板减少，常可导致脑内出血。有高脂血症者患缺血性脑卒中要比一般老年人高 2 倍。

⑥慢性支气管炎以及由它继发引起的阻塞性肺气肿可以引起血黏度增加，从而使脑血管意外容易发生，比一般老年人高 4 倍。

⑦患颈椎病时，可造成椎间孔狭窄，压迫椎基底动脉，从而影响脑的血液供应，以致发生脑血管意外。

⑧血液本身的缺陷也是发生脑血管意外的病因之一。

⑨有的老年人因生活习惯等原因长期吸烟或高盐饮食，也是导致脑血管意外的危险因素。吸烟会使脑血管痉挛，长期吸烟者脑血管一直处于痉挛状态，容易发生脑梗死；食盐过多容易使高血压加重，脑血管病的发生率增高。

⑩有脑血管意外家族史的老年人也应格外注意。

为了减少脑血管意外的危险，老年人平时要重视预防，有效降低血液的“黏、稠、浓、聚”。具体预防措施如下：

一要经常保持稳定的情绪、愉快的心情。

二要有效地控制血压，并长期观察血压情况，以便及时处理。

三要消除脑血管意外的诱发因素，如情绪波动、过度疲劳、用力过猛等，应注意自我控制和避免。

四要及时治疗可能引起脑血管意外的疾病，如动脉硬化、糖尿病、冠心病、高脂血症、肥胖症等。

五应少吃动物脂肪、内脏、蛋黄等含胆固醇多的食物，不吸烟，不喝酒。

六应坚持经常做适量的体育锻炼。

小心急性心肌梗死的五大诱因

急性心肌梗死病人发病前均有诱因可寻，常见的诱因有：

①饱餐。老年人的心肌梗死往往在饱餐特别是进食多量脂肪后，早晨 6 ~ 12 时或用力大便时发生。这与餐后血脂增高，血液黏稠度增高，血小板黏附性增强，局部血

流缓慢，血小板易于集聚而致血栓形成；上午冠状动脉张力高，机体应激反应性又增强，易使冠状动脉痉挛；用力大便时心脏负荷增加等有关。

②情绪激动或精神过度紧张。这不但会增加心脏负担，还可使冠状动脉痉挛，心肌缺血。

③大手术。据统计，一组50岁以上的人做了大手术，有0.7%的人会发生急性心肌梗死。在有冠心病病史的人中，大手术后发生心肌梗死的高达65%。实际上，老年人接受任何手术，甚至得了某些疾病，如大出血引起血压降低，都有发生心肌梗死的危险。有冠心病及高血压病史的人，更为明显。

④吸烟老年人发生心肌梗死的危险性是不吸烟人的5.5倍。

⑤过度体力劳动、过度焦虑不安、各种感染、腹泻、休克等，都可诱发心肌梗死。

预防心脏病发生的八个方法

心脏病是威胁老年人健康的最大杀手之一，尽管年轻人也可罹患心脏病，但毕竟其更常见和高发于老年人。因此，老年人须谨防心脏病。

（1）减肥：肥胖者患心脏病的比例远远高于正常体重的人，特别是"苹果形"身材（腰臀肥胖）的人更危险。只要老年人减肥3～5千克，心脏状况就会有很大改善。但较胖老年人不要指望自己一下子变成超级模特，要通过平衡饮食和锻炼逐渐达到减肥的目的。

（2）少吃蛋黄：一个普通大小的蛋黄约含胆固醇200毫克。老年人胆固醇较高的话，一周最多只能吃两个蛋黄。

（3）多运动：每天适度运动20分钟，可使患心脏病的概率减少30%，快走的效果最好。

（4）戒烟：吸烟老年人患心脏病的比例是不吸烟老年人的2倍。研究发现，老年人戒烟2～3年后，患心脏病的风险就会降至与不吸烟老年人一样的水平。

（5）注意饮食：平时生活中坚持吃低脂肪食品，如瘦肉和低脂乳制品等；要少盐分，避免过多摄入钠盐，因为食盐过多会加重心脏负担。

（6）适量饮酒：老年人1周喝3～9杯酒为适量，对心脏有好处。但要注意别贪杯，因为长期大量饮酒可使心肌细胞变性、失去弹性而使心脏扩大，引发心脏病。

（7）当心糖尿病：有糖尿病的老年人患心脏病的比例是其他老年人的4倍。因此，老年人要定期体检，对糖尿病"早发现，早治疗"。

（8）控制情绪：如果老年人脾气暴躁，遇到突发事件不能控制自己，也容易诱发心脏病。

预防老年痴呆七措施

65岁以上的老年人有6%易患老年痴呆，80岁以上的会高达20%。而一旦得了老年痴呆，恢复的可能性极小，所以其预防也就显得十分重要。

老年人全面健脑需从七个方面做起，缺一不可，即：

①增强司管记忆力、注意力的胆碱能神经系统活动，使其不退化，要多吃豆类食品，一天两粒卵磷脂，还可以服用人参、党参、蛋黄等。

②保证脑细胞膜传递电信息正常，必须多吃不饱和脂肪酸（一天 2 颗深海鱼油丸），因电信息只有在不饱和脂肪酸组成的脑细胞膜上才能传导好。

③保证脑细胞产生足够的能源 ATP，必须每天吃 1 颗复合维生素（包括维生素 A、维生素 B_1、维生素 B_2、维生素 B_3、维生素 B_5、维生素 B_6、维生素 C、维生素 D、维生素 E）。

④消除自由基，每天吃 3 粒维生素 E 丸或喝绿茶、银杏茶。

⑤保证脑供血充足，有高血压者必须吃降血压药物，有动脉硬化者必须服用软化血管、降低胆固醇的卵磷脂和深海鱼油丸，必要时吃丹参、川芎等。

⑥脑是人体内终身都发育的唯一器官，而运动是促进脑发育的关键。

⑦促进脑细胞发育，线路增多、畅通，要多参加社会活动。

提防可能癌变的八种疾病

癌是由癌细胞组成的。从正常细胞变成癌细胞，总有一定的外部诱因和内因，而且有一个演变过程。经过长期观察发现，某些慢性疾病可以发展成癌，医学上一般把这类疾病称为癌前期疾病。老年人认识和防治这些疾病，是预防癌症的重要环节。这些癌前期疾病主要有：

1. 口腔白斑

口腔白斑是由于口腔黏膜上皮增生和过度角化而形成的白色斑块，多发生于老年人。白斑常发生于口腔内颊部、舌背及硬腭等部位，发病后局部黏膜会出现大小不一、外形不规则的白色斑块，稍增厚，表面粗黏，质地较硬，周围黏膜无炎性反应。发生的主要原因是由于牙齿残冠及不合理假牙的长期刺激、维生素 A 缺乏、营养障碍及内分泌失调。

患有口腔白斑的病人一般无自觉症状，倘若出现疼痛、溃烂，往往是恶变的前兆，可转变为癌。因此，应引起高度重视，切莫麻痹大意。

2. 阴茎白斑

许多人认为这是阴茎癌的癌前病变。常发生于包皮、阴茎头及尿道外口的黏膜，病变边界清楚，呈灰白色，大小不等。需接受手术治疗以防癌变。

3. 慢性萎缩性胃炎

本病与胃癌有关。病情发展迁延缓慢，部分患者可无任何症状出现，但大多数可有程度不同的消化不良症。对慢性胃炎患者观察 10 年以上的报告指出，约有 10% 的萎缩性胃炎患者易生胃癌。有的研究还表明，没有胃酸的胃炎患者比正常人胃癌发病率高 4 ~ 5 倍。故该病的患者除应该去内科治疗外，还需在医生指导下随访观察。

4. 胃息肉

多发生于 50 ~ 70 岁之间。男性好发，早期症状常是上腹部轻微疼痛与不适。95% 的病人伴有胃酸缺乏或胃酸低下，有恶心、厌食、消化不良、腹泻等症状。有时可以发生间歇性或持续性出血。一般认为多发性息肉伴有癌的比例较单发性多见，据报告 18% 的胃息肉患者已有恶变，故老年患者应积极治疗。

5. 胃溃疡

主要表现为有节律性上腹痛，在餐后 0.5 ~ 2 小时出现，在下一餐前消失。疼痛部位一般在剑突下正中偏左。如果在积极治疗下，疼痛的节律性消失、治疗失效或减效、营养状态下降，则要考虑是胃癌可能。对久治不愈的胃溃疡，在身体条件许可下，最好手术切除。

6. 食管上皮不典型增生

病人吞咽食物时有胸骨后疼痛、烧灼感或不适、食物摩擦感、停滞感等。症状比较轻，时隐时现，有的没有症状。在食管镜下用染色法可以明确病变的部位和范围。如发现有本症，应在医生指导下治疗。

7. 增生性子宫内膜病变

多见于未育或不育的年龄较大的妇女，有阴道不规则出血，伴有肥胖症、高血压、糖尿病等疾病。本病容易发生癌变。

8. 老年性角化病

是一种暗褐色的皮肤角化病，以老年男性多见，好发于面部、手背等暴露部位。肉眼观察为圆形或不整形的皮疹、扁平或稍隆起，表面多附着有黏着甚紧的棕黄色或黑色痂皮，但也有的是光滑、油腻的痂皮。

“三招”学会，助您轻松度过手术期

随着年龄的增长，老年人心、肝、肺、肾等重要器官的功能都会衰退，加上老年人常伴有动脉硬化、冠心病、肺气肿、前列腺肥大等疾病，大手术后通常易并发肺部、排尿器官和心脏的疾病，以致“雪上加霜”。

俗话说，“不打无准备之仗”。为了减少手术后的并发症，老年人在做胸、腹部开刀前首先应学习一些开刀后的基本知识，以便顺利度过手术期。

1. 学排尿

老年人开刀后由于伤口疼痛，卧床时常固定在某种姿势，同时由于麻醉的影响，常感到全身无力，加上不习惯卧床排尿，常常感到尿液排不出来，积存在膀胱。一旦膀胱膨胀过度，使膀胱肌肉无力，再收缩也无力排尿，便需多次导尿或插留导尿管定时放尿。

而老年人插留导尿管时，往往容易将细菌带入膀胱，发生急性膀胱炎，膀胱感染甚至还可向上蔓延，造成肾盂肾炎；留置导尿管还可刺激尿道黏膜，并且阻塞尿道腺体分泌物流出，引发尿道炎。

所以，老年人开刀前应注意练习睡在床上排尿，而且旁边有人时也能排出小便（因有些人在排尿时，旁边有人就排不出来）。在开刀后，稍感到有尿意，就要立即排尿，不要因惧怕疼痛，等到膀胱过度膨胀时再去排尿。

2. 学咳嗽

老年人常患慢性支气管炎，如手术前后搬动不当、手术过程中保暖措施不力，就很容易发生咳嗽。而开刀后因伤口疼痛、麻醉影响或不习惯卧位咳嗽，老年人常出现有痰堵在喉管内无力咳出的现象。

另一方面，开刀后咳嗽可以及时排出气管分泌物，防止肺部感染。所以在开刀后，医生又常鼓励病人咳嗽、吐痰。

因此，老年人在开刀前一定要学会卧位咳嗽、吐痰。练习时可睡在床上，双手按在拟定开刀的部位，尽量深吸一口气后，再用力咳嗽吐痰。

3. 学呼吸

老年人开刀后若痰液吐不出来，可堵塞支气管，使肺泡发生萎缩造成肺不张。肺不张可继发肺炎、肺脓肿和脓胸，直接威胁老年人的生命安全。

为预防肺不张发生，老年人开刀前要进行深呼吸锻炼：若是腹部开刀的老年人，要练习胸式深呼吸，即呼吸时主要是胸部随呼气、吸气而起伏；若是胸部开刀，则应练习腹式深呼吸，即呼吸时主要是腹部起伏。在开刀后，经常做深吸气、翻身、动动手脚等活动，就可减少肺不张的发生。

“信号”细观察，疾病早知道

自测疾病，注意九项健康监护

老年人在日常生活中，如果能够多多注意健康状况的自我监护，就可以尽早发现疾病，有利于及时诊治。

1. 自测胸闷气喘

如果在安静的状态下总感到胸闷、胸堵或心悸怔忡，胸中突然蹦一下或停一下，或在上楼（3 ~ 5层）以后心跳气喘半小时左右，有时还可能有停跳（即期外收缩），应及时到医院检查心脏，看有无冠状动脉供血不足的现象。这组症状经常是心脏功能不佳的最早表现。

2. 自测食欲改变

因疲劳或感冒偶尔一两顿饭不想吃是正常的，如果超过一星期就应警惕了，胃部及消化系统其他器官（肝、肠）的肿瘤通常有这些症状。

有一种进食发噎的现象更应注意，正常速度进食或吞咽、吃干食品、连续吞咽过急会偶尔发噎，但如果总是发噎，并且愈来愈重，这种情况可能是食道肿瘤的征兆，要及时去医院检查。

3. 自测排便异常

正常人都有一定的大便习惯，老年人如果两个月内排便的习惯发生了变化，时而便秘，时而腹泻，时而两三天才排一次便，有时却一天两三次或更多次地排便，这是肠道功能紊乱的最早征象，必须进行检查。大肠及直肠肿瘤，在早期就常有这类症状。

4. 自测无端出血

不该见血的地方，如果突然出血，例如痰、粪便、尿、鼻涕中，出现不论是血丝、血点、血块，都应引起老年人的警惕。老年人痰中带血，大多是肺部肿瘤的最早症状。

总之，除去鼻子由于天气过于干燥，可能因局部微小血管破裂而引起的出血外，一般排泄物或分泌物带血都不是好现象，必须引起注意。

5. 自测头晕头痛

如果清晨醒来，头脑仍是昏昏沉沉，头晕头痛，有可能是高血压或脑动脉开始硬化的迹象。偶尔发生一两次，可能是因为夜间失眠或多梦、噩梦造成的，如果经常发生上述症状，那就必须抓紧检查观察，找出原因所在。

6. 自测四肢发麻

凡是长期有高血压的患者，如平白无故四肢发麻，有时甚至手脚大片麻木，有时则犹如昆虫在四肢爬行的痒麻感，再加上头痛头晕，这些都是中风的前兆，必须立即采取必要的措施，以防止脑卒中（中风）的发生。

7. 自测连续咳嗽

咳嗽是由于呼吸系统中的气管或支气管受到刺激，身体所产生的一种保护性反射。平时无任何呼吸系统疾病也没感冒的老年人，如果忽然经常咳嗽，就必须去做胸部检查。因为这种咳嗽有时是肺癌的最早信号，尤其是干咳、咳不出多少痰者，是深部的支气管受到刺激的结果。

8. 自测日渐消瘦

这里指的是没有明显原因而日渐消瘦，有的老年人会在一两个月内体重突然减轻六七千克或十来千克。这种进行性的消瘦，大都表明体内有消耗性的疾病。对老年人来说，肿瘤的可能性较大。

9. 自测排尿异常

对老年男性来说，如果忽然出现尿频、尿急，每次排尿总像是没有排尽的感觉，这种情况有可能是男性的前列腺肥大或前列腺肿瘤在压迫尿道，需及时检查。

头痛剧烈，应查四类疾病

一般而言，老年人除了明确的感冒发烧及邻近器官发病波及大脑引起的头痛外，若突然有较剧烈的头痛，应考虑可能有下列疾患：

（1）高血压急症：包括急进性高血压、高血压危象和高血压脑病。三者不尽相同，但有内在联系。高血压平时头痛是比较少见的，有的也只是昏痛夹杂钝痛而已，但出现上述三种急症突变时，就有较明显的头痛、头胀，常合并眩晕、耳鸣、恶心呕吐、心悸眼花，甚至可有肢体乏力麻木、精神异常等症状。

（2）脑肿瘤：老年人患脑瘤时，由于早期瘤体细小、颅内腔隙较大、占位效应不明显，多不引起头痛。但肿瘤由量变到质变时，便可压迫大脑、堵塞脑脊液通路而致脑水肿、颅内压增高、甚至损害颅神经，此时便会突然头痛加剧或骤然全头胀痛，兼有视物模糊、走路不稳、呕吐、偏瘫、精神紊乱等。

（3）慢性血肿：这常常是指慢性硬脑膜下巨大血肿。此症虽多是头部轻微外伤所致，但老年人却常常遗忘了这一瞬而过的外伤史，等到 1 ~ 2 月或更长时间后出现头痛、头胀、对侧肢体逐渐不灵、抽搐等症状时，还不清楚到底是怎么一回事，直至头痛难忍、抽搐频频，甚至神志恍惚，经 CT 等检查后，才恍然大悟。所以，必须引起警惕。

（4）脑动脉瘤：此瘤多为先天性，平时可隐匿在大脑深处的颅底，若不破裂出血，则不发生头痛，也不损伤神经。如果破裂出血，病情便急转直下，首先出现的是突然剧烈头痛、恶心呕吐、头胀如天崩地裂，接着是昏迷、抽搐。1 ~ 2 日后若能清醒，头痛依然，此时可见一眼睑下垂，眼球活动不灵、视力下降或失明。

“五官”不适时，不妨查查“五脏”

五官是人体的重要器官，它与身体的五脏是息息相关、唇齿相依的。老年人如果五官感觉不舒服，往往就意味着五脏也正逐步地发生功能衰弱，从而产生了疾病。

①眼睛忽然经常发花、眼角干涩、看不清东西，这是肝脏功能衰弱的先兆。如果按一按肝脏的四周，就会有发胀的感觉。这时老年人除了应及时就医外，还要注意用眼卫生，不要让眼睛太疲劳，有时用眼不当也会影响到肝脏。

②耳朵老是嗡嗡作响，声音也听不太清，这是肾功能在逐步衰退的信号。有时还会伴随着脚痛、腰痛、尿频等症状。过于劳累的老年人尤其要注意，要做到劳逸结合，避免过度疲劳，少饮酒，少吃姜、辣椒等刺激性强的食物。

③嗅觉不灵敏，经常咳嗽，有时甚至呼吸困难，这是肺脏功能逐步衰弱的标志。老年人首先要注意饮食，戒烟或者控制吸烟量，也不要和经常吸烟的人在一起；多吃新鲜瓜果和蔬菜，加强体质锻炼，防止肺部合并症发生。

④嘴唇感觉麻木，饮食减少，身体日见消瘦，这是胰脏功能在逐步衰减。主要是由

于饮食失调，饥饱不当所致，由于胰脏不好，便殃及胃，当胃受到损害时，嘴唇就会明显地变得干燥欲裂，麻木无味。这时除了调整饮食外，老年人还要注意不要吃生冷、油腻的食品。

⑤味觉迟钝，尝不出味道，伴随而来的是心悸、梦多、失眠等症状，这意味着心脏功能受到了损害。这是操劳过度所致，当口中干涩，舌苔厚重，尝不出食物的滋味时，尤其要警惕，防止心脏发生病变。

手指发麻，看看疾病是否找上门

手指发麻是老年人的一种常见症状，尤其在睡眠中容易发生，究其原因，大约有以下几种：

1. 一过性脑缺血

老年人常有高血压、高血脂等，高血压会引起血管痉挛，高血脂会引起血液黏稠度增高，加上晚上睡眠时血流缓慢，这些因素都会导致一过性脑缺血而出现手指发麻的现象。

因此，老年人要定期查血压、查血脂、做血液流变学检查，如有高血压或高血脂等情况，要积极治疗，并要多饮水，还可在医生指导下应用尼莫地平、丹参、维脑路通、阿司匹林等药加以改善微循环，手指发麻的现象便会消除。

2. 颈椎病

颈椎病的症状表现多种多样，手指发麻是其中之一，做颈椎 X 线摄片可以诊断。

老年人患了颈椎病，除了可以采用理疗、牵引和应用一些活血化瘀的药物外，平时可多做一些缓慢活动颈部的保健操；睡眠时枕头高矮要适宜，一般以 7 ~ 9 厘米为宜，软硬适中，睡姿正确，以避免局部血管和神经组织受压。

3. 糖尿病

糖尿病会产生多种并发症，糖尿病性神经病变就是其中之一，如果发生周围神经病变，就会有四肢麻木感和感觉异常等症状。因此，老年人一旦患有糖尿病，要及时进行正规合理的治疗，把血糖控制在正常范围，并注意补充维生素 B_1、维生素 B_6、维生素 C 等，四肢麻木感便会消除。

另外，老年人如果长期消化吸收功能差，营养不良，会引起维生素 B_1 缺乏致末梢神经炎，从而引起手指发麻；在睡眠中如果姿势不正，颈项偏斜手臂受压，亦会引起手指发麻。

可见，引起老年人手指发麻的原因较多，至于是何原因引起手指发麻，需要去医院进行细致检查，才能针对病因尽快进行治疗。

疲乏无力，病因须细查

一般情况下，由于机体剧烈运动或重体力劳动时营养物质有氧代谢过程中供氧不足，不能产生足够的能量来满足机体的需要，其代谢产生的乳酸积聚在组织内，并通过血液循环到达身体各个部位，当它超过人体正常的耐受量，对神经系统产生不良刺激时，就会造成疲乏。

正常老年人常有疲乏无力的感觉，但通常只要经过一定时间的休息，即可消除，故属于生理性疲乏。但因疾病造成的疲乏，则属于病理性疲乏，常是一些疾病的先兆或最早出现的症状：

（1）恶性肿瘤：如肝癌、肺癌、胃癌、肾癌等，往往在各系统或各脏器的特异性症状之前，老年人已有较明显的疲乏感。

（2）血液病：疲乏是贫血病的最早症状。慢性贫血时，由于机体的调节作用，在安静情况下机体可以耐受，此时较重的贫血也不至于出现症状。但一从事轻微的体力活动，老年人的疲乏感就特别突出。

（3）内分泌紊乱：内分泌障碍时，由于电解质代谢紊乱，如肾上腺皮质功能减退引起血钠降低、脱水、低血压等，老年人常发生疲乏；也可因营养物质代谢紊乱，如甲状腺功能亢进时蛋白质分解代谢加速，肌肉组织消耗而引起疲乏感。

（4）结核病：疲乏无力常为结核病，特别是肺部以外结核病的早期症状之一。

（5）糖代谢障碍：疲乏是重症糖尿病并发酮症酸中毒的一种特殊表现，也是低血糖病人首先出现的一个症状。

（6）缺氧性疾病：机体在供氧不足或摄氧受限的情况下，如慢性心脏功能不全或肺部疾病，阻碍了血红蛋白的氧合作用时，都会有疲乏的感觉。

另外，心肌炎、流行性感冒早期常以疲乏无力为突出疾病；病毒性肝炎在临床症状之前，常以疲乏及厌食为先兆。

四类“内脏性腰痛”不可掉以轻心

腰痛在日常生活中相当常见，特别是老年人，更不足为奇，几乎都体验过程度不同的腰痛滋味。而腰痛的原因，人们往往并不重视，只是将其归咎于腰部脊椎、肌肉、韧带或筋膜的病变。其实，腰痛并不都是由腰疾引起，某些腰部邻近器官的疾病也可引起腰痛症状，如肾、胰、子宫、前列腺等，这就是所谓“内脏性腰痛”。

1. 肾脏疾病

急性肾盂肾炎或慢性肾盂肾炎是常见的腰痛原因，表现为腰部酸痛或钝痛，重者表现剧痛，沿输尿管放射，以至会阴部疼痛。除此以外的许多肾脏疾病也都可引起腰痛，常见的有肾结石、肾脏结核、肾下垂和肾盂积水等。

肾脏和输尿管的感觉神经纤维，经内脏神经传至第 11、12 胸神经和第 1 腰神经后根，故肾和输尿管疾病引起的疼痛，可由肋脊角扩展到下背部及大腿根部的内侧面。肾周围脓肿可引起腰肌痉挛和局部压痛。肾脏肿瘤引起腰背痛，可能与肾的膨胀或脊神经受压有关，故疼痛部位常于右肋脊角。输尿管结石可引起下腰部疼痛、膀胱疼痛。膀胱和前列腺病变则引起骶尾部痛。

2. 胰腺疾病

胰腺疾病引起的腰痛，可由上腹部放射而来。此外，胰腺包膜薄而不完善，一旦发生病变，特别是胰腺的炎症或肿瘤易波及附近的组织和器官。胰腺的痛觉神经由内脏神经传至第 6 ~ 11 胸神经节，该神经节为双侧性的。

急性胰腺炎的急腹症常向左侧腰背部放射，而胰腺癌患者，特别是胰腺体或胰尾部肿瘤，常有顽固难忍的腰背痛，病人常彻夜不能入眠，往往于脊柱屈曲减轻在坐位时感到舒适，同时伴有食欲减退和体重逐渐减轻等现象，晚期可出现黄疸、消瘦和衰竭。

3. 盆腔疾病

老年人的尿路感染很常见，但要明确诊断必须采用尿细菌培养计数。

男性慢性精囊炎、前列腺肥大或前列腺肿瘤等，疼痛部位主要表现在腰骶部，并伴有会阴部不适感、尿道灼热感及尿频等症状。

女性的盆腔炎可引起腰背部痛，多有下腹部重坠感与压痛。患急性输卵管炎、子宫内膜炎、卵巢炎时，如治疗不当、不彻底时，则在盆腔内发生广泛粘连而致腰痛。

子宫位置异常（如后倾），支持它的韧带将受到过度的牵引，同时部分神经受到压迫，可累及腰痛。生育过多的妇女，由于支持子宫周围的韧带松弛，无法将子宫保持在正常位置，使子宫脱垂，这必然引起腰痛。

患生殖器肿瘤时，当肿瘤超过儿头大或是向阔韧带生长时，由于韧带牵引而致腰痛，特别是肿瘤发生蒂扭或癌症已侵及宫旁组织及韧带时会引起剧烈疼痛。

4. 其他疾病

肺及胸膜病变、十二指肠球后部溃疡、胆囊炎、胆石症、阑尾炎等肺及胸腰、消化道肝胆疾病，有时也可伴发腰痛。由于这些疾病本身都具有各自的特有症状，因此诊断多无困难。

当老年人发现腰痛时，应及时到医院做全面检查，找到病因，对症治疗，才能取得满意的效果。

不可等闲视之的六类“心源性腹痛”

由心脏疾病所引起的腹痛称为“心源性腹痛”。老年人心源性腹痛常被误诊为急性胆囊炎、急性肠胃炎、肝炎、胃痉挛、胃穿孔、急性胰腺炎等。因此，当老年人出现腹痛时，切不可等闲视之，要警惕下列疾病的发生，特别是有心脏病史的老年人，应及时去医院进行心电图等检查，以免误诊。

（1）心绞痛：冠状血管痉挛导致冠脉血流量减少，不能满足心肌的代谢需要，心肌急剧缺血、缺氧，使心肌内积聚过多的代谢产物，如乳酸等，刺激心脏内自主神经的传入神经末梢，经1～5胸交感神经带和相应的脊髓段传至大脑而产生疼痛感觉，表现为上腹疼痛，易被误认为是急性肠胃炎的一种牵扯痛而误诊为急性胃肠炎。

（2）心肌梗死：特别是下壁心肌梗死，因迷走神经传入纤维感受器几乎均位于心脏下壁的表面，当心肌缺血、缺氧时，刺激迷走神经，产生腹痛、呕吐、腹泻等，易误诊为胆囊炎、胃穿孔、急性肠胃炎等。

（3）心包炎：心脏壁层下膈神经被炎症侵袭至膈胸膜时，可引起疼痛放射至肩、背、上腹部时，易被误诊为胆囊炎。

（4）心包积液：积液压迫下腔静脉，出现肝瘀血，累及肝被膜引起腹痛，易被误诊为肝炎、胃炎等。

（5）扩张性心肌病：此病伴体循环瘀血、肝脾肿大、肝被膜紧张等引起腹痛，易误诊为胃炎、胆囊炎等。

（6）夹层动脉瘤：此病可影响腹腔脏器的供血、刺激相应的交感神经，出现酷似急腹症表现，易被误诊为急性胃肠炎等。

下肢浮肿，提防疾病侵袭

下肢浮肿是老年人比较常见的症状，往往预示着已患有某种疾病，应该及时去医院检查病因。

老年人检查自己是否有下肢浮肿，一般是用手指按压小腿前内侧或内踝附近，如果此处按压后出现明显凹陷，即认为有浮肿，凹陷越深，浮肿越重，这种浮肿又叫“凹陷性浮肿”，用以区别甲状腺功能低下引起的“非凹陷性浮肿”。老年人比较常见的是凹陷性浮肿，这里加以重点介绍。

下肢浮肿多数为双侧性，也有少数为单侧性。双侧性两下肢浮肿的程度多比较对称。常见的主要病因有下列几种：

1. 心脏病

冠心病、高血压性心脏病及肺原性心脏病等心脏病患者，如果病情发展到心力衰竭阶段（主要是右心衰竭），就可出现下肢浮肿。浮肿的轻重常与病情的轻重相关，患者感到心悸、气急。通过测血压、心电图、心肺 X 线检查等，结合病史与体格检查，可对这些心脏病做出诊断。

2. 肝脏病

主要是肝硬化（由肝炎及血吸虫病等疾病引起）。因血液中白蛋白减少（白蛋白是由肝细胞制造的），患者可出现下肢浮肿。此时肝功能常出现不正常，例如锌浊度增高、白蛋白降低、球蛋白升高、血清蛋白电泳示 γ 球蛋白增高。

此外，肝癌亦常有下肢浮肿，使用 B 型超声波、肝扫描等检查可做出诊断。

3. 肾脏病

如慢性肾炎、肾病综合征、慢性肾盂肾炎等。这些病会使大量白蛋白从尿中排出，致使血中白蛋白降低，从而可引起下肢浮肿。进行尿常规检查，可有蛋白阳性，并可能有红细胞、白细胞及管型；血液中尿素氮与肌酐升高，肌酐清除率明显降低。

其他不太常见的病因尚有贫血、丝虫病所致的象皮肿、慢性下肢静脉阻塞及营养不良性浮肿等。

老年人单侧性下肢浮肿不太常见，发生的原因是该侧下肢的静脉或淋巴管被阻塞或被压迫所致，如淋巴管炎、静脉血栓形成或血栓性静脉炎、恶性肿瘤压迫该侧较大的静脉等。在医院通过相应的检查可做出诊断。

此外，尚有一种原因不明的所谓“特发性浮肿”，多见于老年妇女，一般认为系内分泌功能失调所致，患者虽经一系列检查，但找不到上述下肢浮肿病的证据。

不能凭感觉盲目判断的五种病情

许多疾病在潜伏期或早期乃至中期，常会缺乏明显的自我感觉症状，尤其是老年人，随着身体各器官的逐渐老化，生理感觉也会变得迟钝，使一些重病不易被觉察。因此，老年人不能单凭感觉判断病情的轻重。

（1）发烧：老年人由于机体反应迟钝，在患有肺炎、胆囊炎或一些感染性疾病时，常常不出现高烧，有时仅出现低热，有的体温甚至会低于正常。所以根据体温高低来衡量病情轻重是不可靠的。

（2）疼痛：老年人患心肌梗死时，可以没有剧烈的心前区疼痛，而表现为胃痛、牙痛甚至无痛。有些老年人患阑尾炎或急腹症时，腹痛也可能不剧烈。

（3）食欲：老年人味觉和嗅觉功能逐渐减退，消化功能减弱，吃东西本来就不那么香，一旦患了肝炎等以食欲不振为主要表现的疾病，也容易被忽略。

（4）嗜睡：一些老年人患了重病会出现意识障碍而嗜睡，此时切不可认为是自己糊涂而掉以轻心。

（5）头晕：高血压患者有时会有头晕症状，因此有些老年人就凭感觉服用降压药，头晕不适就加大剂量。其实，头晕并不只是血压高的症状，血压过低也会出现头晕不适，继续服用降压药非常危险。

必须警惕的五种清晨生理异常

老年人的许多疾病都会在清晨表现出特有的症状，老年人如能了解这些症状，即可早期发现一些疾病，配合治疗。

1. 头晕头昏

如果老年人晨醒后头脑昏昏沉沉或有头晕症状，则提示可能患有颈椎骨质增生或血黏稠度增高。因颈椎骨质增生会压迫椎动脉，影响大脑血液供应；而血黏稠度增高时，血流减慢，血氧含量下降，大脑供血供氧也会受到影响，加之血黏稠度的高峰值一般在早晨出现，所以易出现这些症状。

2. 早醒失眠

有些老年人在早晨 4 ～ 5 点钟即从睡梦中醒来，睡醒后疲乏无力，再难入睡，且醒后心情一点也不轻松，反而郁闷不快。临床观察，早醒失眠主要见于各类抑郁症和精神心理障碍病人，尤其抑郁症患者多见。

3. 浮肿

如果老年人在清晨醒后，头面部特别是眼睑明显浮肿，或伴有全身浮肿，可能是患有肾病或心脏病。一般说，肾病引起的浮肿以头面部为主，清晨起床活动后，浮肿可逐渐减轻；而心脏病引起的浮肿则以全身及下肢浮肿为主，清晨起床后浮肿不会马上消失，并伴有胸闷、心慌、气短等症状。贫血患者也会发生清晨浮肿，但程度相对较轻。

4. 晨僵

晨僵指清晨醒后，感觉全身关节、肌肉僵硬，活动受限，在活动后关节和肌肉才逐渐伸展开来。

一般来说，因为老年人的神经、肌肉活动缓慢，加之睡眠时的体位不当，某些关节、肌肉受压，导致血液供应不良，故可能出现暂时性轻度晨僵现象。但如有明显晨僵，且全身关节活动不灵，说明患有风湿、骨质增生等疾病。一些患有过敏性疾病者如红斑狼疮、硬皮病等，也会出现明显的晨僵。

5. 饥饿、心慌

有些老年人在凌晨两三点或四五点醒后会感到饥饿难忍，心慌不适，还伴有疲惫无力。如果吃一个鸡蛋或一些食物后，症状会有所缓解，但仍感口干舌燥，想喝水，这些症状在早餐后逐渐消失。这提示可能患有糖尿病。临床上将糖尿病患者凌晨发生的这些症状称为“黎明现象”。

如果已知道自己是糖尿病患者，凌晨还出现上述症状，则说明服药方法和用药剂量不妥。

老年人常见病的十大警讯不容忽视

大部分疾病都有一些预警信号，老年人依据这些信号对照自己的身体状况，对早期发现身体疾病有一定益处。

①小便增多，常上厕所，晚上口渴；或小便频繁，尤其是夜尿增多，尿液滴沥不净，查看是否得了糖尿病。

②上楼梯或斜坡时气喘、心慌，经常感到胸闷、胸痛，查看是否得了高血压、脑动脉硬化症等。

③近日来常为一些小事发火，焦躁不安，时常头晕，查看是否得了高血压、脑动脉硬化症等。

④近来咳嗽痰多，时而痰中带有血丝，查看是否得了支气管扩张、肺结核、肺癌等。

⑤食欲不振，吃一点油腻或不易消化的食物，就感到上腹部闷胀不适，大便也没有规律，查看是否得了胃病、肝胆疾病或胃癌、结肠癌。

⑥近来酒量明显变小，稍喝几口便发困、不舒服，第二天还晕乎乎的，查看是否得了肝脏病、动脉硬化等。

⑦胃部不适，常有隐痛、泛酸、嗳气等症状，查看是否得了慢性胃病，尤其是胃溃疡或胃癌。

⑧最近变得健忘起来，有时反复做同一件事，查看是否得了脑动脉硬化、脑梗塞（脑软化）等。

⑨早晨起来时关节发硬，并伴有刺痛，活动或按压关节时有疼痛感，查看是否得了风湿性关节病。

⑩脸部眼睑和下肢常浮肿，血压高，多伴有头痛、腰酸背痛，可能是患了肾脏病。

六种无症状性疾病，您注意到了吗

由于老年人身体组织器官都有不同程度的萎缩，敏感度降低，所以常常容易发生许多无症状性疾病（或症状不典型疾病）。

（1）冠心病：常可以有无症状性心肌缺血发作，可无心绞痛；甚至心肌梗死时也无疼痛，或疼痛部位不典型，出现在咽部，牙齿、中上腹、肩部。发生心力衰竭，症状也常不典型，仅表现为夜间睡卧后咳嗽、胸闷、气憋、坐起后才感舒适。左心室衰竭时，可仅表现为尿量减少，骶尾部肿胀。

（2）甲亢：可无食欲亢进，无甲状腺肿大、突眼，无脾气暴躁，相反表现为忧郁，反应淡漠。

（3）肺炎：可无咳嗽、咳痰，体温也不高，直到休克才就诊。

（4）溃疡病：可无典型的溃疡病疼痛症状。内脏穿孔引起的腹膜炎也常无剧烈疼痛，无肌肉强直紧张。

（5）糖尿病：常无典型的"多饮、多食、多尿、消瘦"症状。

（6）癌症：肝癌、胃癌、结肠癌、乳腺癌、宫颈癌早期无症状。肺癌早期症状也不典型，以肺外表现为主，表现为关节肿痛、肌炎、皮肤损害及神经系统病变，不易引起重视。

五种常见不适预示心脏有病

当老年人出现胸闷、心慌、心前区剧痛时，自然会想到是否患了心脏病。但有时心脏有病却可能没有心前区症状，而是表现出其他部位不适，这一点，必须引起老年人的注意。

1. 牙痛

牙痛时，一般老年人多会考虑牙病或牙周病，但有少数心绞痛病人发作时却表现为牙痛。所以，当老年人突然发生牙痛，尤其是伴有胸闷不适或大汗淋漓时，应考虑是否心绞痛发作，以便及时处理。

2. 下肢浮肿

老年人下肢水肿往往是心脏功能不全，导致静脉血液回流受阻的表现，常是心脏病的症状。

3. 肩痛

老年人肩膀疼痛，多为肩周炎或颈椎病引起，然而，有时心脏病也可表现为肩痛，特别是当肩痛与气候无关，且表现为左肩膀、右手臂内侧阵发性酸痛时。据调查，冠心病病人肩痛者占病人总数65%左右。

4. 长期持续打鼾

英国著名医学教授库姆·柯斯肯夫曾对4388名40～60岁男性进行了3年的跟踪调查，将他们分为长期持续打鼾者、打鼾者和打鼾偶发者。结果表明，长期打鼾者患心脏病人数远远高于其他两类人。

5. 耳鸣

研究发现：心脏病病人在早期阶段都有不同程度的耳鸣现象出现，原因是内耳的微细血管对血液变化比较敏感，在心血管动力学异常尚未引起全身反应时，内耳就已得到了先兆信号。

注意震颤麻痹的四种特征表现

震颤麻痹，又称帕金森氏病，目前已成为神经系统中仅次于脑血管病的常见病。有人将本病的特征形象地概括为“静如老松，体态弯曲，行走匆匆，搓丸抖动”，表现为震颤、强直、运动障碍及姿势和身体平衡障碍等。一般起病缓慢，逐渐加重，并伴有面具脸、流涎、躯体呈俯屈姿势、不易直立等现象。

当老年人若发现自己有下列表现时，要提高警惕：

1. 震颤

震颤是因肢体的促动肌与拮抗肌接连发生节律性收缩与松弛而引起。典型的特点为静止性震颤。

震颤最先出现于肢体的远端，多由一侧上肢的远端（手指）开始，逐渐扩展到同侧下肢及对侧上、下肢，下颌、口唇、舌头及头部一般均于晚期受累。上下肢体皆有震颤时，上肢震颤的幅度比下肢大。手指的节律性震颤形成“搓丸样”动作。疲劳、焦虑及激动时，震颤加剧，在睡眠或麻醉中震颤则完全停止。

2. 强直

强直是由于锥体外系性肌张力增高，在关节做被动运动时，增高的肌张力始终保持一致，而感到有均匀的阻力，称为“铅管样强直”；如老年人合并有震颤，则在伸屈肢体时可感到均匀的阻力上出现断续的停顿，如齿轮的转动一样，称为“齿轮样强直”。

四肢、躯干、颈部及面部肌肉均会出现强直，使老年人呈现特殊姿态：头前倾、躯干俯屈，肘关节屈曲，腕关节伸直，前臂内收。

3. 运动障碍

肌强直加上姿势、平衡等障碍可引起一系列的运动障碍。因肌强直，老年人的动作缓慢或运动减少，常因臂肌及手拮抗肌的强直，使老年人上肢不能做精细动作，表现为书写困难，所写的字弯弯曲曲，越写越小，尤其在行末时写得特别小，称为写字过小征；日常生活不能自理，坐下时不能起立，卧床时不能自行翻身；系鞋带和扣纽扣，穿、脱鞋袜和裤子，剃须、洗脸及刷牙等动作都有困难。

其中，步态障碍尤为突出。早期表现为走路时下肢拖曳，随病情的加重，步伐逐渐变小变慢，起步困难，一旦迈步后，即以极小的步伐向前冲去，越走越快，不能即时停步或转弯，称慌张步态。老年人会因此感到奔跑比步行容易。

面肌运动减少，形成面具脸，表现为面部无表情、不眨眼、双目凝视等。老年人发笑或做其他表情时反应既非常迟钝又过度延长。

大量流涎是由口、舌、腭及咽部肌肉运动障碍引起，唾液分泌并无增加，只是因老年人不能下咽唾液所致，严重老年人亦可发生明显的吞咽困难，并有言语含混不清、吐词模糊等。

4. 其他表现

老年人常出现顽固性便秘；食管及胃痉挛，胃、食管倒流；大量出汗，皮脂溢出以面部为甚；老年男性可阳痿；有些老年人可有尿频、尿急，排尿不畅，甚至尿潴留，可能是由于前列腺肥大所引起或因口服抗胆碱能药物而加重。

震颤麻痹是一种慢性疾病，一般不能自行缓解，但如果能够早期即发现，则可适当加强锻炼，延缓病情发展。

早期老年痴呆的十大警兆

有的老年人常有记忆力减退、注意力不集中、行动迟缓、反应迟钝、情绪不稳定等现象出现，但老人本人和家人却都不以为意，认为是正常现象，是自然衰老。其实，这些可能正是老年痴呆的早期症状。如果早期能够形成有效干预，老年痴呆症往往可延缓发生或发展 5 ～ 7 年。

痴呆症的早期表现可概括为十大警兆。

（1）转瞬即忘：常常忘事，事后再也想不起来，而且可能反复问同一个问题，忘掉了早先的答案。

（2）顾前忘后：会忘记将饭菜端上餐桌，甚至忘掉已做好的饭菜。

（3）词不达意：可能连一些简单的字词也会忘记，或者不会使用适当的语句表达。

（4）时间和地点概念混乱：老年人可能会在住所附近的街道、门栋迷路。

（5）判断力降低：有可能彻底忘记由其看护的儿童而离家，或是轻易受骗上当。

（6）抽象思维能力丧失：常常忘掉自己设置的存折密码，自己的存款数额也忘得一干二净。

（7）随手乱放物品：常会将物品放在不恰当的位置，或将很多废品如废纸、布头当作宝贝珍藏。

（8）脾气和行为变化无常：在短时间内，行为、情绪可能从平静状态突然变为泪流满面或者拍案而起。

（9）性格变化：老年人的性格可能会发生剧烈的不合情理的变化，如疑神疑鬼、猜忌别人等。

（10）失去主动性：老年人常会变得比原来懒惰，不愿参与任何活动，甚至是原来喜欢的活动；对人也不热情。

留心恶性肿瘤的十大预警

早期恶性肿瘤的生长发展很慢，只要留心一些早期异常信号，人们就有足够的时间去发现它并迅速加以治疗，把它消灭于“萌芽”阶段。

①发现不痛不痒的肿块。

②经久不愈的溃疡。

③色素痣突然增大，脱毛，刺痒或疼痛，色素加深。

④持续性干咳、胸痛。

⑤持续性食欲减退，上腹不适或疼痛，或食管吞咽不适，或原疼痛规律突然改变。

⑥腹胀不适，排便习惯突然改变。

⑦不明原因的出血。

⑧排泄物带血。

⑨分泌物增多，如白带增多。

⑩不明原因的发热、乏力、体重减轻、贫血。

肺癌七种早期症状，早发现早治疗

肺癌又称原发性支气管肺癌，是生长在支气管黏膜或肺泡上的恶性肿瘤。它是严重威胁老年人健康的主要恶性肿瘤之一。近些年来，其发病率及死亡率均以惊人的速度不断上升，男性明显多于女性，高发年龄为 40 ~ 60 岁。

肺癌恶性程度高，预后差，约 80% 的病人在诊断明确后 1 年内死亡，中位生存期为 6 个月左右，其中腺癌为 4 ~ 9 个月，小细胞癌为 5 个月，鳞癌为 7 ~ 8 个月。肺癌患者总的 5 年生存率只有 5% ~ 10%。因此，老年人早期及时发现肺癌，争取尽快采用以手术为主的综合治疗措施是提高 5 年生存率的关键。

常见的肺癌早期症状有：

（1）咳嗽：多为偶发性干咳，少痰或无痰，可有少量白色泡沫痰，多于劳累后出现。咳嗽时间不固定，且与体位无关。

（2）咯血或血痰：是由癌组织坏死、溃烂引起毛细血管破裂所致。咯血痰量的多少及持续时间的长短与癌组织内血管损伤程度有关。多为持续性，痰中带血丝或小血块，血呈鲜红色或暗红色，一般治疗不易控制。咯血或血痰的血量一般较少，少数情况下，癌肿侵蚀大血管，可引起大口咯血。

（3）胸痛：大多在肺癌的中晚期出现，但若癌瘤位于胸膜附近，则可较早出现胸痛，表现为不规则的隐痛或钝痛。当癌瘤直接侵犯胸膜时，则可有尖锐胸痛，在咳嗽或呼吸时加重。

（4）发热：肺癌早期很少发热，但当癌组织坏死时，可引起低、中度发热，抗生素治疗无效。当病变靠近肺门的中心型肺癌在支气管内生长发展到管腔阻塞或半堵塞时，可引起阻塞性肺炎，引起全身发热，此时体温一般在 38℃左右，经抗生素治疗可退热，但如果阻塞病变未除，肺炎可以反复发作。

（5）关节肿痛：疼痛主要在大关节，多为踝关节，次为腕关节，无游走性，与天气变化无关，局部可出现肿胀，X 线照片除偶见骨膜增厚外，多无其他异常。部分老年患者可有杵状指（趾）表现。临床上把这些症状称为肺源性骨关节病或异位生长激素综合征。服用抗风湿止痛药并不能使整个病程好转，而肺部的病灶一经切除，关节痛的症状也就随之消失。

（6）皮肤变化：有少部分老年人在早期可表现皮肤瘙痒性皮疹、皮肌炎、带状疱疹等。

（7）内分泌系统紊乱：少数老年病人还可出现进行性肌无力，肌肉萎缩，糖尿病，下肢浮肿，男性乳房增大、睾丸萎缩等症状。

事实上，约有1/3的早期肺癌病人没有症状，还有一部分病人尽管有轻微的早期症状，但未重视或被误诊，而延误了病情。

因此，当老年人发现原因不明的胸痛，咯血丝痰，经治疗无效时；在肺的同一部位反复发生炎症，经积极的抗炎治疗，效果不佳时；肺结核经治疗病情稳定后，突然病灶又复发恶化，肺的某段或叶有炎症浸润，局部肺气肿或肺不张时，都应高度警惕并做进一步检查。

急症发作，救命最要紧

学会咳嗽，紧急时会救您一命

咳嗽，一种因咽喉和气管受到刺激而引发的症状。对此，老年人避犹不及，何言自救术？其实，主动、有效、发自肺腑的咳嗽，确属一种行之有效的心脏意外和晕厥的自救术。

据调查，在老年人和心血管病病人猝不及防的死亡中，有50%～70%缘于心脏的意外，而其中半数以上是在发病后半小时内死亡的。而咳嗽，则可以在以下情况中作为心血管意外的自救术：

1. 预防直立性晕厥

老年人和心血管病病人，心血管的调节和顺应性较差，在卧床稍久或蹲而起来后，因为血压调节不到位而引起体位性低血压，进而诱发脑缺血，容易发生晕厥。为了预防意外，在起床或蹲而至站起身时，可以先憋足气然后再用力咳嗽几声，能防止发生晕厥。

只要是有效的咳嗽，就能挤压肺循环，使血液流入心脏，并通过“震撼”心脏加快收缩，收缩期间血压可上升50～80毫米汞柱，可改善大脑供血。这既是未雨绸缪，也如雪中送炭，能有效地帮助老年人预防晕厥和跌倒，特别是曾经有过这类症状的老年人，不妨试用一下。

2. 预防心脏猝死

心脏猝死，多在心脏生物电活动紊乱，引发致命的心律失常或心脏停搏。这种意外可以没有任何预兆，在几分钟之内迅速发生，除非佩带有自动除颤起搏器，否则病人多半是凶多吉少，而且难以复苏。

在这极短的时间内，病人常无力呼救或求助，最可行、有效、迅速和可能做到的救护措施，也就是大声咳嗽几声。咳嗽大约可以产生75焦耳的动力能量，随即被转化为生物电流，能给濒死的心脏一次像“除颤”那样的复苏机会，其效果与胸外心脏捶击复苏术有异曲同工之妙。

有的老年人也许会有疑问，濒死的心脏使人危在旦夕，还能有力量和时间做这样的自救吗？专家认为，肯定有。因为心脏在停跳前，人们都有几分钟清醒时间，只要不惊慌失措，求生的欲望和几分钟的时间，就足以让人们有大声咳嗽几声的能力。这种自救措施随时可做，是任何现代心脏救治措施都难以取代的。

及时抢救窒息老年人的两大方式

老年人窒息时，生命受到严重威胁，家人除了马上拨打急救电话或向周围人通报外，同时应立即根据窒息的原因实施急救。如浓烟窒息者，应将老年人立即安置于通风处，清除口鼻脏物，开放气道，必要时进行环甲膜穿刺术，以解除气道阻塞；因异物阻塞呼吸道的老年人，应迅速排除异物。

若窒息急救措施正确、及时，老年人将有望恢复。具体措施如下：

1. 自救法

（1）咳嗽法：异物仅造成不完全性呼吸道阻塞，老年人尚能发音、说话、有呼吸和咳嗽时，应学会自行咳嗽和尽力呼吸，力争排出异物。自主咳嗽所产生的气流压力比人工咳嗽高 4 ~ 8 倍，通常用此方法排除呼吸道异物的效果较好。

（2）腹部手拳冲击法：手拳冲击腹部时，使腹压升高，横膈抬高，胸腔压力瞬间增高后，迫使肺内空气排出，形成人工咳嗽，使呼吸道内的异物上移或驱出。具体方法为，一手握拳置于自己上腹部，相当于脐上远离剑突处，另一手紧握该拳，用力向内、向上做 4 ~ 6 次快速连续冲击。

（3）腹部倾压椅背法：将上腹部迅速倾压于椅背、桌角、铁杆或其他硬物上；然后，做迅猛向前倾压的动作，以造成人工咳嗽，驱出呼吸道异物。

2. 互救法

（1）拍背法：对于意识清楚的老年人，可取立位或坐位，急救者站在老年人的侧后位。一手置老年人胸部以围扶老年人；又一手掌根在老年人肩胛区脊柱上给予 6 ~ 8 次连续急促拍击。拍击时应注意，老年人头部要保持在胸部水平或低于胸部水平，充分利用重力使异物驱出体外；拍击时应快而有力。

对于意识欠清或不清的老年人，应使老年人屈膝俯身，头低于胸部水平，急救者以膝和大腿抵住老年人胸部，然后，迅速用力拍背 6 ~ 8 次。

（2）手拳冲击法：分为腹部手拳冲击法和胸部手拳冲击法两种。

一是腹部手拳冲击法，对于意识清楚的老年人，取立位或坐位，急救者站于身后，用双臂环抱其腰部，一手握拳以拇指侧顶住腹部，位于腹中线脐上远离剑突处；另一手紧握该拳，用力快速地向内、向上冲压 6 ~ 8 次，以此造成人工咳嗽，驱出异物。冲压时要注意施力方向，防止损伤胸部和腹内脏器。

对于意识不清的老年人，应先将老年人置于仰卧位，使头后仰，开放气道。急救者以双膝夹住老年人两髋部，呈骑跨式，或跪于老年人一侧，以双膝抵住老年人一侧的髋部。急救者用一手的掌根置于老年人上腹部，即脐上远离剑突处，另一手置其上，做快速连续冲击6～8次。用力方向应向上、向内，切勿偏斜或移动，以免损伤肝、脾等器官。

二是胸部手拳冲击法，适用于因过分肥胖，急救者的双手无法围住其腰部的老年人。

对于意识清楚的老年人，取立位或坐位，急救者站在老年人后面，双臂经老年人腋下环抱其胸部，一手的手拳拇指侧顶住老年人胸骨中下部，另一手紧握该拳，向后做6～8次快速连续冲击。注意不要将手拳顶住剑突，以免造成骨折或内脏损伤。

对于意识不清的老年人，让其取仰卧位，屈膝，开放气道。急救者跪于老年人一侧，相当于老年人的肩胛水平，用掌根放在老年人的胸骨中下1/3处，向下做6～8次快速连续冲击。每次冲击须缓慢，间歇清楚，但应干脆利索。

（3）手指清除异物法：一般只适用于可见异物，且为昏迷老年人，不适用于意识清楚者，因手指刺激咽喉可引起老年人恶心、呕吐。

急救者先用拇指及其余四指紧握老年人的下颌，并向前下方提牵，使舌离开咽喉后壁，以使异物上移或松动。然后，急救者的拇指与食指交叉，拇指抵于下齿列，食指压在上齿列，两指交叉用力，强使口腔张开。急救者用另一手的食指沿其颊部内侧插入，在咽喉部或舌根处轻轻勾出异物。另一种方法是用一手的中指及食指沿颊部伸入老年人口腔内，在光线充足的条件下，看准异物夹出。

勾取异物动作宜轻，切勿动作过猛或粗莽，以免反将异物推入呼吸道深处。如果异物已吐出，但老年人仍无呼吸，要立即开始心肺复苏。

心跳呼吸骤停时的心肺复苏术

为了恢复呼吸、心跳等重要功能，而立即就地采取口对口的人工呼吸和胸外按压技术，称为心肺复苏技术，简称CPR技术。一旦发现老年人心跳呼吸骤停，必须迅速使老年人仰卧，解松衣领及裤带，实施CPR技术，直至老年人开始自主呼吸和心脏再次自律性搏动，或者有救护人员到达现场。具体操作如下：

第一步：开放气道

用一手置于老年人前额，手掌用力向后压以使其头向后仰，另一手的手指放在靠近颏部的下颌骨的下方，将颏部向前抬起，以开放气道、保持通畅。同时，清除老年人口腔内的任何阻塞物，仔细观看和寻找口腔至咽喉有无食物、假牙等阻塞物或化学品，并随即用手指沿着腔壁清除其间任何阻塞物，查看有无其他问题。

第二步：口对口人工呼吸

①用放在前额的手的拇指和食指捏紧老年人的鼻孔，同时，将另一只手移放于老年人下颏向下施力将口张开。

②深吸一口气，然后口对口封住老年人的嘴，务求严密不漏气。

③对准老年人的口呼气，并确保其胸廓隆起，并同时观察老年人的胸廓有无扩张隆起。若未见老年人胸廓隆起，则应加强口对口的密闭度，再重复进行1次。

④连续进行 2 次吹气，每次查看呼吸运动情况。每次吹气后让老年人的胸廓回缩自然排出气体。2 次吹气的间歇期，救护者进行深吸气时，应将自己的头偏向一侧，以免吸入老年人呼出的气体。

第三步：人工循环

心前区捶击：右手松握空心拳，小鱼际肌侧朝向老年人胸壁，以距离胸壁 20 ~ 25 厘米高度，垂直向下捶击心前区，即胸骨下段。捶击 1 ~ 2 次，每次 1 ~ 2 秒，力量中等。检查颈动脉的搏动情况，如无变化，应立即进行胸外心脏按压。

胸外按压：使老年人仰卧于硬板床或地上，如果老年人使用的是软床，则用心脏按压板垫于其肩背下。头后仰 10° 左右，解开上衣。救护者紧靠老年人一侧。为确保按压力垂直作用于老年人胸骨，救护者应根据个人身高及老年人位置高低，采用踏脚凳或跪式等不同体位。

确定按压部位的方法：救护者靠近老年人足侧的手的食指和中指沿老年人肋弓下缘上移至胸骨下切迹，将另一手的食指紧靠在胸骨下切迹处，中指紧靠食指，靠近老年人足侧的手的掌根（与老年人胸骨长轴一致）紧靠另一手的中指放在老年人胸骨上，该处为胸骨中、下 1/3 交界处，即正确的按压部位。

按压方法：将靠近老年人足侧的手平行重叠在已置于老年人胸骨按压处的另一手之背上，手指并拢或互相握持，只以掌根部位接触老年人胸骨，操作者两臂位于老年人胸骨正上方，双肘关节伸直，利用上身重量垂直下压，下压深度为 3 ~ 4 厘米，而后迅即放松，解除压力，让胸廓自行复位。如此有节奏地反复进行，按压与放松时间大致相等，频率为每分钟 80 ~ 100 次。

心脏按压必须同时配合人工呼吸，可先行口对口人工呼吸 2 次，再做胸外心脏按压 15 次。如此反复进行，直到医疗救助者抵达。

必须正确区别心绞痛和急性心肌梗死

急性心肌梗死和心绞痛是冠心病的两个主要疾病类型，均为心肌缺血所致。前者为冠状动脉闭塞致心肌急性缺血性坏死；后者为一时性心肌供血不足引起。在两种疾病发作时，有的老年人或其家人常会发生混淆，以致延误病情。

其实，二者在疾病的表现上还是有所不同的，只要注意观察，是完全可以区别开的，从而尽快获得正确的救护。

心绞痛和急性心肌梗死的具体区别见表 7–1。

表 7–1　心绞痛和急性心肌梗死的区别

区别要点	心绞痛	急性心肌梗死
疼痛部位	胸骨上、中段之后	相同，但可在较低位置或上腹部
疼痛性质	压榨性或窒息性	相似，但更剧烈
疼痛诱因	劳力，情绪激动、受寒、饱食等	常有

续表

区别要点	心绞痛	急性心肌梗死
疼痛时限	短，1 ~ 5 分钟或 15 分钟以内	长，数小时或 1 ~ 2 天
疼痛频率	频繁发作	不频繁
硝酸甘油疗效	显著缓解	作用较差
气喘或肺水肿	极少	常有
血压	升高或无显著改变	常降低，甚至发生休克
心包摩擦音	无	可有
心电图变化	无变化或暂时性 S-T 段或 T 波变化	有特征性和动态变化

值得注意的是，老年人的疼痛部位与性质并不十分典型，有些老年人会表现为上腹部疼痛或胃痛，所以必须引起病人及家属的重视，绝不可掉以轻心，延误病情。

心绞痛发作时的五步护理措施

①当老年人心绞痛发作时，应停止所有的活动，立即坐下或躺在床上，保持安静，直到疼痛消失为止。切忌逞强，不顾疼痛而继续活动。

②立即舌下含服 1 片硝酸甘油，不宜咽下。

③家里有氧气的应迅速让老年人吸氧。

④如果疼痛不见缓解，可每 5 ~ 10 分钟重复服用等量的药物，直至疼痛缓解为止。

⑤要注意服药不可超过 3 ~ 5 片，若疼痛仍未减轻或消退，老年人出现大汗、面色苍白、呼吸急促等症状，就应想到心肌梗死的可能性，必须立即叫救护车送医院治疗。

熟悉急性心肌梗死的五种发病先兆

心肌梗死是严重威胁老年人健康和生命的常见病。心脏不停地跳动所需要的氧和各种营养物质主要靠冠状动脉的血液供给，冠状动脉有三条主干，即左前降支、左回旋支及右冠状动脉支，若其中任何一支或多支由于冠状粥样硬化或血栓堵塞了管腔，即可造成相应的心肌发生缺血性坏死，这就是心肌梗死。

老年人心肌梗死的发病先兆具体表现为：

（1）梗死前心绞痛：多在发病前 1 周内出现。其特点为程度加重，持续时间延长，常在 15 分钟以上；发作频繁，每天数次以上；发作常无明显诱因，且常于夜间或凌晨发作；含服硝酸甘油等不能缓解。这些先兆如未引起老年人或家人的重视，未及时治疗，进一步发展则会发生心肌梗死。

（2）心功能不全：主要表现为胸闷、憋气、心慌、气短、呼吸困难，夜间不能平卧。老年人急性心肌梗死中以此为起始症状者占 20% ~ 74%。因此，老年人一旦出现上述症状，怀疑心肌梗死或以往有冠心病史者应立即送医院治疗。

（3）神经系统症状：老年人心肌梗死中有5%～13%的老年人属此类型。主要表现为精神萎靡、意识模糊、神志不清、头痛晕厥、抽搐、偏瘫等。因此，当老年人出现意识不清或偏瘫时，亦应考虑心肌梗死。

（4）胃肠道症状：老年人急性心肌梗死有时以胃肠不适为首发症状。表现为食欲减退、恶心、呕吐、腹胀、中上腹痛，易被误诊为胃肠炎、溃疡病、胆石症、胰腺炎等，必须加以注意。

（5）心律失常：老年人患急性心肌梗死时，心律失常的发生率高达90%～100%，表现为心悸、不适，脉搏或心率增快、减慢等。

另外，复发性心肌梗死在老年人急性心肌梗死中占20%～40%，其中约50%的老年人复发心肌梗死的部位与前次相同，心电图多不呈现心肌梗死的典型演变，易误诊、漏诊。所以，当老年陈旧性心肌梗死者出现频繁或严重心绞痛，以及其他有关心肌梗死的先兆时，应高度警惕心肌梗死的再次发生。

急性心肌梗死急救八步骤

心肌梗死是一种相当危险的疾病，在发病后的头几个小时内病死率很高，大约2/3的病人在被送到医院之前已经死亡。因此，恰当地就地急救，尽快地将患病老年人安全地转送至医院，对挽救老年人的生命有着重要的意义。

①首先让老年人绝对卧床休息，不要随意走动、用力，以降低心肌耗氧量。

②尽早、尽快给急救中心打电话，告之老年人目前情况，以便救护人员准备必要的抢救设备。

③给予高浓度持续吸氧，不少于半小时。

④缓解剧烈疼痛。舌下含硝酸甘油片1～5片，每片相隔3～5分钟，有条件者静脉点滴硝酸甘油，在500毫升液体中加入硝酸甘油5～10毫克持续点滴；速效救心丸15～30粒吞服；麻醉性止痛药，如埃氢艾托菲20微克口服，哌替啶（杜冷丁）50毫克或吗啡5毫克肌内注射；罂粟碱30毫克肌内注射。

⑤适当应用镇静药。地西泮（安定）1～2片口服或10毫克肌内注射；异丙嗪、苯巴比妥也可酌用。

⑥有条件的要测血压并记录每分钟心脏跳动的速率和节律，以供医生赶到时做参考。

⑦在医生到来之前，老年人身边不能离开人，以随时观察病情变化。如果老年人突然面色发绀、抽搐，大叫一声，口吐白沫，意识不清，呼吸微弱而停止，瞳孔散大，就是急性心肌梗死并发了严重的心律失常如心室颤动，导致心搏骤停。此时需争分夺秒地对病人进行心肺复苏术。

⑧待老年人心率、心律、血压都稳定时，轻抬轻搬老年人，安全送到医院进一步抢救治疗。

冠心病患者的"救命"药盒

患有冠心病的老年人为了安全，在日常活动中最好随身携带急救盒。一般急救盒内要装有5种药物，包括硝酸甘油片、亚硝酸异戊酯、双嘧达莫（潘生丁）、地西泮（安定）片和心痛定。

1. 硝酸甘油片

此药能迅速缓解心绞痛，事先服药可预防心绞痛发作。口服效果差，舌下含服显效快，1～2分钟内起效，可维持20～30分钟。若药效较强，老年人会感觉舌上有烧灼感、头部有轻度发胀的感觉。服药时应取坐位，因立位服药可发生直立性低血压和昏厥，平卧位时可使静脉回心血量增加，延长心绞痛发作时间。

此药有效期一年，遇光、热或受潮时可失效，应放在不透光、温度低的地方，并将药放在棕色瓶内，将瓶塞盖严。家庭保存此药最好每半年更换一次。

必须一提的是，老年人长期持续应用硝酸酯类药物可产生耐药性，间歇用药又可出现反跳现象和零时效应。

长期使用硝酸酯类药物的患者，可产生对药物的依赖性，若突然停药可引起冠状动脉痉挛、剧烈心绞痛、急性心肌梗死，甚至猝死，此种病情变化称反跳现象或停药综合征。

零时效应多发生在采用长间歇用药方案的患者，即在用药末期，体内药物浓度很低，扩冠作用减弱，长时间心肌供血不足，诱发心绞痛或心功能不全，如下午5～6时服用1片消心痛后不再服药，至凌晨零时血药浓度很低，此时即容易发生心绞痛。

因此，老年人在使用该类药物时，必须尽力探索最佳治疗方案，既能维持长程疗效，又能避免耐药性、反跳现象及零时效应的产生。

2. 亚硝酸异戊酯

亚硝酸异戊酯是冠心病急救药，使用时将亚硝酸异戊酯药瓶裹在手帕中捏碎后放在鼻前吸气，半分钟即可奏效。

此药俗称"小炮弹"，是一种速效扩张冠状动脉的吸入剂。当心绞痛持续不断，并出现心慌、流汗、气短等心肌梗死征兆，含化硝酸甘油片3～5分钟无效时，可应急使用。急救盒内应放置2～3支细小的玻璃瓶，每支0.2毫升。

使用时，应用手帕包裹小药管，用力捏碎后迅速放到鼻孔处吸入，0.5～1分钟见效，可持续3～10分钟。但该药气味难闻，并可引起强烈头痛或因血压下降而昏倒。一般情况下尽量不用，用时也应取卧位。

3. 双嘧达莫（潘生丁）片

此药能扩张冠状动脉，增加冠状动脉血流量，增加心肌供氧量，并能抑制血小板聚集，防止血栓形成。每日3次，每次25～30毫克。

4. 地西泮（安定）片

在心绞痛发作时，如精神紧张、焦虑不安、失眠时，可服用安定片，每日 3 次，每次 1 ～ 2 片，可缓解症状，稳定情绪。

5. 心痛定

心痛定不仅能治疗和预防心绞痛发作，而且具有一定的抗心律失常作用，可增加冠状动脉的血流量，还可减缓心率、降低血压、减弱心肌收缩力和减少心肌耗氧量，从而使心绞痛得以缓解。用法是：每次 1 ～ 2 片，每日 3 次，症状减轻后改为 1 片。

为了保证冠心病急救盒真正起到“救急”的作用，老年病人应妥善保管药盒，做到以下几点：

第一，药盒中所装的药物，每个药瓶只能装一种，不得混装，以免忙中用错。

第二，对药盒内的药物要经常检查，看看种类是否齐全，缺少的药物应及时补上，过期、变质、破碎的药品要及时更换。特别是硝酸甘油片，有一定的失效期，要及时更换，以免影响效果。

第三，药食中所装的药物有些怕潮湿，有些怕挤压，有些怕光照，老年人必须善于正确保管。

第四，老年人千万不能怕麻烦，要时刻将药盒带在身上，换衣服时一定不能忘记将药盒装上。药盒要装在取出方便而固定的衣服口袋里，家人也要熟悉。夜间睡觉时应将药盒就近放置，以便急用时随手即得。

第五，心绞痛发作时用药越早越好，有时用药延迟几分钟，其后果就不堪设想。急救药盒主要就是在用药时间上突出个“早”字，老年人必须正确掌握。

第六，冠心病发作时，除用药外，老年人还要不忘就地休息。使用急救盒治疗控制症状后，还应及时到医院进行全面检查治疗，提防意外发生，切莫延误病情。

必须注意七种脑血管意外先兆

随着社会人口老龄化的加剧，急性脑血管意外的发病率已高居首位。此病起病急，病情发展快，老年人常很快进入昏迷状态，短期内呈现严重的症状，病死率和致残率很高。因此，及时发现脑血管意外先兆，警惕脑血管意外信号，对老年人的身心健康是极其重要的。

如果仔细观察，急性脑血管意外在发病前数分钟、数小时或数天会出现以下先兆：

（1）麻木、虚弱：肢体麻木，或半侧面部麻木或舌麻、口唇发麻，或者一侧上下肢发麻，突然一侧肢体活动不灵和无力，时发时停，嘴歪、流口水等。这是因为颈内动脉系统供血不足，由大脑皮质到脊髓的神经通路受到损害，使这一通路支配的面部、上、下肢产生症状。

（2）短暂的说话困难：吐字不清、失语、听不懂别人的话、吞咽困难。这是因为大脑动脉供血不足，影响了大脑皮质的语言中枢。

（3）眩晕、昏倒：感到房屋旋转，拣物跌落，走路不稳或突然摔倒、晕倒。这是因为椎基底动脉供血不足，影响了与平衡有关的机制。

（4）精神改变：突然变为沉默寡言、表情淡漠或急躁多语、烦躁不安，判断能力减退，异常的健忘，出现嗜睡状态，即昏昏沉沉总想睡觉，这都是局部缺血的症状。

（5）头痛、恶心：头晕突然加重、头痛突然加重或由间断性头痛变为持续性剧烈头痛，恶心呕吐或呃逆，或血压波动并伴有眼花、耳鸣。这往往是动脉内压力突然升高，使血管壁的痛觉器官受到刺激的表现，是脑出血的警告信号。

（6）视力下降：突然出现一时的视物不清或自觉眼前一片黑蒙蒙，甚至一时性突然失明。

（7）鼻出血：特别是频繁性出血，常为高血压、脑出血的近期先兆。

如果老年人出现了上述脑血管意外的先兆，不要紧张，应马上卧床休息，注意观察呼吸、脉搏、血压的变化，及时就医治疗。

脑血管意外发生时的九步救护

脑血管意外病人发病后，在家里抢救是否及时，处理是否得当，对病人的预后至关重要。所以，家庭急救脑血管意外病人时应注意以下几点：

①发现老年人突然发病后切忌慌乱紧张，应保持镇静，尽快与医院或急救中心联系。

②尽量不要搬动病人，因为此时病人体位的改变可能促使脑内继续出血。若必须搬动病人，应掌握正确的搬运方法：不要急于从地上把病人扶起，最好 2 ~ 3 人同时把病人平托到床上，头部抬高 30° 左右，避免唾液等误入气管。切忌对脑卒中病人摇晃、垫高枕头、前后弯动或转动头部、头部震动等。

③迅速松解病人衣领和腰带，取出假牙，保持室内空气流通。呕吐病人应将头部偏向一侧，以免呕吐物堵塞气管而窒息。

④如果有抽搐发作，可用筷子或小木条裹上纱布垫在上下牙齿之间，以防咬破舌头。

⑤病人出现气急、咽喉部痰鸣等症状时，可用塑料管或橡皮管插入到病人咽喉部，从另一端用口吸出痰液，呼吸心搏骤停者应立即给予心肺复苏术。

⑥家中备有氧气袋的可马上给病人吸氧。如舌头后缩影响呼吸时，可用毛巾或手帕包好舌头，牵出口外。

⑦因脑卒中可分为出血性脑卒中和缺血性脑卒中，不同类型的脑卒中用药各异。因此，在诊断未明确前不要用药。

⑧在送医院前尽量减少移动病人，转送病人时要用担架卧式搬抬。如果从楼上抬下病人，要头部朝上脚朝下，这样可以减少脑部充血。在送医院途中，家属可双手轻轻托住病人头部，避免头部颠簸。

⑨对昏迷较深、呼吸不规则的危重病人，可先请医生到家里治疗，待病情稳定后再送往医院。

得病不要急，只需细心养

防治感冒八窍门

由于老年人自身的健康状况，其感冒往往具有下述几个特点：

第一，患病率高，容易发病。老年人随着年龄的增加，其御寒能力、抵抗力均下降，机体适应能力差，每遇天气变化时，极易诱发感冒。

第二，症状隐匿、不明显。部分老年人感冒后，尤其是在感冒初期，症状常不明显，如仅有轻度头痛、乏力、鼻塞不适等，往往发热不明显或不重。因为感冒症状常较轻，缺乏特异性，所以往往不被重视，易导致误诊和延误病情。

第三，并发症多。老年人全身许多器官和系统的功能均处于衰竭边缘，极易受多种因素的影响而出现障碍，产生各种并发症，尤其心、肺功能更是如此，常因此诱发心力衰竭或呼吸衰竭而危及生命。

第四，治疗困难。老年患者自身免疫力低，对各种病原体抵抗力弱，所以，病原体难以被局限、消灭，病程常常迁延。同时，由于合并症多，治疗也较复杂，并且老年人心、肺、肝、肾功能都不太好，使临床用药受到许多限制，例如输液不能过多、过快，所用的药对肝、肾功能损害不能太重等。这些都会对治疗效果产生不利的影响。

可见，老年人感冒的危害重点其实不完全在感冒本身，而是因此引发的一系列疾病，假如治疗不及时，病情常会急剧恶化，出现神昏、意识不清，甚至危及生命。因此，老年人一旦感冒了，应充分重视自己的病，当症状有所缓解时，也不可放松治疗。

为了尽快恢复健康，老年人除了在医生的指导下接受治疗外，还可以试试以下一些方法缓解感冒症状：

①当老年人出现早期感冒症状如鼻塞时，宜用食指分别在鼻翼外表，自上而下来回搓擦，使之发热，增加血液供应，常可产生通鼻并预防感冒加重等妙用。

②因感冒而感觉头昏的老年人可按揉太阳穴（两眉梢外侧约 3 厘米处）数十下，或捏揉耳垂及其上软骨部位数十下，头昏即可缓解，这种“土法”应用得越早越好。

③热水洗脚防治感冒的效果也很好，如将脚放在 40 ~ 50℃热水中，淹没脚背 10 分钟，全身就会出汗，这时头痛、全身酸痛等症状都会有所减轻，而一天洗上几次，病症很快就会消退。

④在一个大口茶杯中，装入开水一杯，老年人将面部俯于其上，对着袅袅上升的热蒸汽做深呼吸运动，直至杯中水凉为止，每日数次，治疗感冒特别是初发感冒效果较好。

⑤感冒初起时，老年人可打开电吹风，对着面部，主要是太阳穴两侧吹热风，每天 3 ~ 4 次，每次 4 ~ 5 分钟，可使症状明显减轻加速痊愈。

⑥牙膏疗法适用于轻型感冒，可在头部两侧的太阳穴，额前正中的天庭穴及鼻孔下，嘴唇上的人中穴，分别挤上一小段牙膏，静候 10 分钟，症状即可有所减轻。

⑦必须积极医治原发疾病，如有合并症，要及时就医，在医生的指导下进行治疗，避免由于感冒加重原发疾病病情。

⑧ 65 岁以上的老年人感冒后如出现下列症状应警惕肺炎的可能：发高烧或低体温（测量腋温≤ 36℃）；咳嗽频繁或伴有气喘；安静时呼吸频率加快，每分钟≥ 40 次，常伴有口唇青紫等缺氧症状。应及时送医院诊治。

感冒慎吃药，掌握六法则

感冒是一种自限性疾病，免疫力强的人一般在 1 ~ 2 周内即可自愈。但老年人抵抗力差，若出现感冒症状，还应正确选用一些能迅速缓解症状的感冒药。

但临床资料显示，许多老年人由于治病心切或对感冒药各成分的作用不了解，滥用感冒药的现象比较严重，给老年患者带来了更大的痛苦。那么，老年人该如何正确使用感冒药呢？

1. 了解感冒药的成分及作用

目前市场上的感冒药可谓五花八门、名目繁多，但万变不离其宗，各种感冒药的主要成分不外乎是解热镇痛药，如扑热息痛、阿司匹林、双氯灭痛等；抗过敏药，如扑尔敏、苯海拉明等；血管和黏膜收缩药，如盐酸伪麻黄碱、麻黄碱等；镇咳药，如右美沙芬、咳平等；抗病毒药，如病毒灵、金刚烷胺等；以及咖啡因、人工牛黄、牛磺酸、葡萄糖酸锌、维生素 C 等药物。老年人应注意分辨。

2. 谨防解热镇痛药的不良反应

解热镇痛类药物用量过大或两次吃药的间隔时间太短，会使老年患者出汗过多、体温突然下降而发生虚脱。长期使用可引起头痛、恶心、呕吐、眩晕、视力模糊等症状，其中阿司匹林可引起胃肠道出血，诱发和加重溃疡出血；服用感冒通（含双氯灭痛）可出现一过性血尿等。

3. 用药后防跌跤

感冒药中的抗过敏成分扑尔敏、苯海拉明，镇咳药右美沙芬、咳平及中枢兴奋药咖啡因等均可引起头脑昏沉、口干、嗜睡等副作用，抗病毒药金刚烷胺兼有抗震颤麻痹作用，用过量时可影响人的注意力。老年人用了这些药物后很容易犯困，所以要注意防范不慎跌倒造成摔伤、骨折等意外痛苦。

4. 注意感冒药的禁忌证

有许多感冒药中含有收缩血管和黏膜的药物如麻黄碱、伪麻黄碱等，此类药物可使血压升高、脉压加大，甲亢、心脏病、高血压、动脉硬化、青光眼、糖尿病、肺气肿、精神抑郁等病症患者不宜使用。

5. 避免重复用药

许多不同品种的感冒药中含有相同的药物成分，如日夜百服宁、白加黑、泰诺、银得菲、康得、快克、康利诺、力克舒等感冒药中均含有解热镇痛药扑热息痛；散利痛、幸福伤风素、快克、新速效感冒片、酚咖片等感冒药中均含有咖啡因；白加黑、泰诺、日夜百服宁、力克舒等感冒药中均含有伪麻黄碱；感冒灵冲剂、感冒通、泰诺、快克等均含有扑尔敏等等。

若老年人治病心切，盲目地联合使用这些感冒药，必然使扑热息痛、咖啡因、伪麻黄碱、扑尔敏等药物使用过量而产生各种毒副作用。

6. 抗菌药不是感冒药

许多老年患者一有感冒症状出现就“头孢”、“沙星”之类的抗菌药物乱用一气，结果感冒没好，病情加重，还引发了许多抗菌药的毒副作用。其实，流行性感冒是由流感病毒引起的一种上呼吸道感染，而抗菌药对流感病毒是没有用的，只有当感冒并发细菌感染时，才能考虑用抗菌药。

缓解慢性疼痛的十个重要建议

对大多数老年人来说，慢性疼痛是常见的病症。而疼痛往往被认为是老年人器官老化及病变的一部分，所以大多数老年人都对慢性疼痛采取了忍耐的方式，以致造成慢性疼痛病症诊治的延误。而持续的疼痛，还可导致老年人生活质量的下降，包括抑郁及残疾等。因此，老年人对于自身的慢性疼痛切不可掉以轻心。

为了让老年人能够有效缓解慢性疼痛，这里共提出了 10 条重要建议，希望能给老年人以帮助。

①缓解疼痛是首要，无论何时，当感到疼痛时，寻找疼痛缓解的治疗方法和确定其原因是一样重要的。

②请用医生提供标准的疼痛衡量方法向医生描述疼痛，标准衡量是指衡量疼痛的系列问题序列（疼痛的评分值），所有这些一定要提供给医生，由此让医生评估疼痛的严重程度及疼痛对治疗的反应。

③消炎止痛药物不能作为常规使用，非甾体的消炎止痛药物如布洛芬和阿司匹林对老年病人会产生明显的副作用，如消化道副作用等。

④对轻至中度的肌肉骨骼疼痛，首先考虑对乙酰氨基酚（泰诺林）。

⑤镇痛剂对缓解中度至重度的疼痛，止痛作用是肯定的。不过，由于老年人体质及个体对药物反应的差异，选用此类药物，还必须由医生处方并判定药物的疗效。

⑥对神经病变性疼痛，医生往往运用某些非镇痛剂类的止疼药物，暂时性导致病痛的消失，这类老年人需在医生的密切观察下使用药物。

⑦不能单独依靠药物止痛。非药物治疗有很多方法，包括康复训练及其他相关的项目，可以配合药物治疗单独或联合运用，同时也必须是对许多慢性疼痛老年人的健康保健计划不可缺少的一部分。

⑧当疼痛持续存在时，可考虑运用多种缓解疼痛的综合方法，以达到缓解疼痛的目的。

⑨严格控制获得纯粹镇痛剂的途径。由于单纯的镇痛剂对老年人会形成药物的依赖性及其他的一些负面作用，因此必须控制该种药物获得的途径。

⑩老年人必须尽可能多地学习疼痛的自我护理和健康教育，可以通过向各级有经验的专业医务人员咨询及阅读保健方面、健康教育的书籍而不断提高认识水平。

慢性病患者的三项自我监测

患有慢性病的老年人在生活中应该加强自我保健，学会自我监测。

1. 记录用药情况

有慢性病的老年人，多数要长期服用某些药物，每天都应将用药的时间、药名、剂量、效果等记录下来。因为慢性病由于长期服药后体内所产生的耐药性或抗药性差异很大，如果老年人能够通过自己的细心监测，把服药的情况提供给医生，就能达到安全用药和提高疗效的目的。

2. 进行生理监测

许多慢性病的体征都会在生理的各方面得到表现，它是医生对症治疗的重要依据。在家中，老年人可以自己测心率、量体温、看舌苔、观“两便”；有些项目则需通过医院的技术与设备才能获得监测结果，如定期到医院做心电图、肝功、血常规、尿常规等方面检查，这些资料积累起来就是非常详细的有依据的病史，医生在治疗中极乐意得到这种资料。

3. 系统地对生活进行监测

生活往往是反映疾病的一面镜子，老年人通过对自身生活内容的监测，如每天记录饮食量、营养量、工作量、活动量，以及对一些反常气候造成的身体不舒服的纪录，可以及时判断自己的病情，以便在治疗方面配合医生采取相应措施。

通过以上监测，老年人不仅能够有效防范突发病的发生，而且还能在了解病情的基础上，积极配合医生展开治疗，并辅之以循序渐进的保健锻炼，从而产生很好的治疗效果。

减少哮喘发作的十个养护重点

哮喘是一种气道的慢性炎症性疾病，可引起反复发作的喘息、气促、胸闷和咳嗽等症状，多在夜间和清晨发作。症状时隐时现，可以持续几分钟或者几天，症状可轻可重，严重时可危及生命。

患有哮喘病的老年人的养护重点，就在于远离致敏原，减少哮喘发作。具体方法是：

①哮喘老年人的衣裤要经常放在太阳下晒，以杀灭虫螨等致敏源。

②在面料的选择上，羊毛内衣、鸭绒背心、动物毛皮衣物及腈纶、涤纶等化学纤维衣料，易引起过敏、荨麻疹、哮喘发作，故哮喘老年人的衣服、床上用品应少用丝棉及羽绒制品，内衣以纯棉织品为宜，且要求面料光滑、柔软平整，衣服不宜过紧。

③目前医学上已确认有许多食物可引起哮喘发作，一般鲜海鱼、虾、蟹、秋茄等均易引起过敏发端，哮喘患者应避免食用。

④中医辨证属寒性哮喘者，不宜多食偏凉性的食物，如生梨、菠菜、毛笋等，而应进食温性食物如羊肉、鹅肉、姜、桂等；而热性哮喘则正好相反。荸荠、白萝卜、胡桃肉、红枣、芡实、莲子、山药等具有健脾化痰、益肾养肺之品，对预防哮喘发作有一定作用。

⑤老年患者还可根据自己的体质类型，适当服用金水宝、灵芝草、胎盘、蛤蚧、玉屏风液、养肺膏及补品，以提高机体免疫功能，增强呼吸道防御功能。

⑥哮喘发作时，应少吃导致胀气及难以消化的食物，如豆类、土豆、红薯等，避免腹胀压迫胸腔而加重呼吸困难。

⑦哮喘多在夜间发作，因此，老年人的卧室既要保持一定的温度和湿度，又要保持空气流通。

⑧刚用油漆喷涂的房间，老年人不能立即进住，至少应开门窗流通一周，以防接触过敏。

⑨天气晴朗时，老年人不妨登高远眺、游览名山大川，也能愉悦心情，放松精神，舒张气管，对预防哮喘发作有一定的积极作用。

⑩哮喘患者进入秋冬季节，尤需注意气候变化，随时增添衣服，以防感寒发病。同时，还应注意运动和耐寒锻炼，可从夏季开始用冷水洗脸，若身体许可，还可坚持用冷水擦身，持之以恒，增强免疫御寒能力，减少感冒和哮喘发作。

六招有效护养慢性支气管炎

①发热、气促、剧咳的老年人，应适当卧床休息。吸烟老年人戒烟，避免烟尘和有害气体。

②冬天外出戴口罩和围巾，预防冷空气刺激及伤风感冒。

③老年人要多饮开水，以使痰液稀释；家属应鼓励老年人咳嗽，并轻轻拍其胸部、背部，使痰液移动。

④雾化吸入可使气管内分泌物湿化，易于咯出。家庭中简易雾化装置可用一保温杯盛满热水，杯口处倒置一漏斗，让热蒸气从漏斗底部小漏管里逸出，老年人徐徐吸入，但要注意防止烫伤。

⑤长期大量咯痰者蛋白质消耗较多，宜给予高蛋白食品。

⑥老年人有明显气促、紫绀，甚至出现嗜睡现象时，应考虑病情有变，要迅速去医院诊治。

肺病患者的胸肺康复八法

老年人患了肺部疾病时，特别是严重的肺部疾病，如慢性阻塞性肺病、支气管扩张、肺纤维化、尘肺等，常常会因为咳嗽、气紧等症状而不能正常生活，甚至丧失了自理能力，生活质量明显下降。

这部分老年患者除了进行常规的内科诊治外，还应学会做胸肺康复。胸肺康复是一个持之以恒的工作，就是在肺部疾病不可逆转、肺部损害永久存在的情况下，采取多方面综合性的方法和训练，最大限度地提高病人独立生活能力及生活质量。

1. 有效的咳嗽技巧

肺病患者常常或多或少会有一些痰液，而老年人总是习惯在痰液刺激气道咽喉时才会被动地将痰咳出。其实，主动将痰咳出才是有效的咳嗽：先用鼻深吸气，然后放松用嘴呼气，重复 1 ~ 2 次，再深吸气，在吸气末收缩时腹部用力咳嗽。

2. 呼吸再训练

这个训练的目的，在于教会老年人有效的呼吸方法，锻炼膈肌，最大限度地发挥残存的肺功能，节省体力，改善通气。

首先应使自己放松，采取一个舒适的位置（坐、卧、站）均可，一手置于上腹部，一手置于胸部，然后缓慢用鼻吸气（同时感觉腹鼓起），再缓慢撅唇呼气（同时感觉腹内收）。反复多次，呼吸时一要深，二要慢，三要放松。通常根据本人情况可每日上、下午各训练 15 ~ 20 分钟。

3. 呼吸困难的处理

当老年人在活动和急性感染期症状加重，出现气紧气促、呼吸困难时，首先要采用一个舒适的位置，如可以坐下或扶住栏杆，身体稍向前倾，放松双肩使自己放松，然后鼻吸气口呼气，呼气时撅唇，逐渐减慢呼吸频率。如仍不能缓解，就要找医生处理了。

4. 积极地运动

老年肺病患者常常因为气紧而不愿运动，以致身体机能逐渐退化，活动能力降低，轻微的活动就可引起气紧，从而进一步厌恶活动，形成恶性循环，最终失去独立生活能力。

运动训练的目的是改善病人心肺功能及活动能力。运动训练常包括上、下肢伸展运动，上、下肢肌力及耐力的训练，如做一些体操、太极拳、步行、上下楼梯的训练等。但需注意的是，运动训练应在康复科医护人员的指导下进行。

5. 日常生活中的省力技巧

老年人如能学会在日常生活中节省体力的方法，将可避免及减少气紧、气促的发生。

①由于心肺功能下降，故病人在活动时如洗澡、散步时会感到气喘、体力不支，所

以病人应尽量在活动之间停下来休息片刻。

②由于站立活动更易疲劳，引起气喘，所以病人在日常生活中如刷牙、洗脸、穿衣或洗澡时应坐在椅子上进行。

③减慢生活节奏，有利节省体力。

④轻重工作交替进行，让身体得到充分休息。

⑤可利用工具简化工作，如用微波炉煮食，购物时用手推车等。

⑥注意量力而行，不要勉强行事。

6. 长期的氧气治疗

老年患者由于肺部较严重的损害而缺氧，所以氧气治疗是必不可少的一部分。有些老年人却畏惧吸氧，认为如果一旦需要吸氧，病情已非常严重。

其实，这是一个错误的理解，在医生的指导下进行正确的氧疗不仅可以扩大病人的生活范围，提高病人生活质量，而且可以延缓病情发展，延长寿命。比如，坚持每天 12 ~ 15 小时氧疗，尤其夜间睡眠时氧疗十分有益；在活动散步时，也可使用便携式氧气筒。但应注意，氧疗应在医生的指导下正确使用。

7. 松弛疗法

老年慢性肺病患者因长期缺氧气紧气促，常常会感到紧张、力不从心、情绪低落。而松弛疗法就是使患者肌肉松弛、精神放松的方法。

老年进行松弛疗法时，可以在家中或医院选择一间光线昏暗的房间，采取舒适的体位，可坐可卧，打开录音机（最好戴耳机）放出轻松柔和的音乐，如配有大自然森林中各种鸟鸣和流水声，您可以想象自己来到一个美丽、景色宜人的世外桃源（特别可以回想自己曾去过的美丽的景区），身心得到充分放松和休息。

8. 戒烟

吸烟的害处众所周知，假如一个老年人既是肺病患者又同时还吸烟，如果想生活得更好，就该听从医生的劝告立即戒烟。

胃溃疡的十条调理标准

①保持乐观情绪，正确对待疾病，避免过度紧张，注意劳逸结合，生活规律，保证足够睡眠，以维持高级神经中枢活动的平衡。因为精神紧张、情绪激动或过分忧虑，会使丘脑下中枢的调节作用减弱或丧失，引起植物神经功能紊乱，不利于食物的消化和溃疡的愈合。

②注意季节性的气候变化，特别是秋末冬初和冬末春初之时，随时增添衣服，保持腹部温暖，冬季穿一薄棉肚兜或背心大有好处。

③疼痛时用手按压腹部或使身体稍为弯曲，可减轻疼痛。最好于两餐饭之间，在疼痛前吃些食物如苏打饼干等，可中和胃酸，减少创面刺激。

④注意饮食，少食可使胃窦部不致过度扩张，刺激胃泌素分泌，从而使胃酸分泌减

少；多餐在于辅助少食之不足；定时定量，可使胃酸分泌规律协调；宜用低脂、高蛋白、清淡、软烂、较热和容易消化的食物，以减轻胃肠的负担；避免食用带有刺激性的食品如辣椒、醋、浓茶（尤其在空腹时）、酸性果汁等，因其可使胃酸增多，不利于溃疡的愈合。

⑤加强锻炼，如适合老年人的散步、太极拳等，能改善高级神经中枢和调节自主神经功能，增强胸、腹部的肌肉运动，改善胃肠道的血液循环和调整消化吸收功能，促进溃疡愈合。

⑥尽量少吸烟、喝酒，因浓度高的烈性酒可刺激溃疡，影响创面愈合；烟可使血管收缩，幽门括约肌关闭不全，使肠液反流，破坏胃黏膜屏障。

⑦为减轻疼痛，缓解症状，需要合理地选用一些可中和胃酸、解痉、促进创面愈合的药物进行治疗。目前，这类中西药物不少，如乌贝散、胃舒平、乐得胃、普鲁苯辛、西咪替丁等，应由医生根据具体病情用药。

⑧必须坚持长期服药，切不可症状稍有好转，便骤然停药，也不可服用某种药物刚过几天，见病状未改善，就换另一种药。一般来说，一个疗程要服药 4 ~ 6 周，疼痛缓解后还得巩固治疗 1 ~ 3 个月，甚至更长时间。

⑨避免服用对胃黏膜有损害的药物，如阿司匹林、地塞米松、强的松、消炎痛等，对胃黏膜有刺激作用，可加重胃溃疡的病情。如非要服用，可向医生说明，改用他药，或遵医嘱，配合些其他辅助药物，或放在饭后服用，减少对胃的不良反应。

⑩注意防止合并症的发生，一旦发生出血、穿孔、幽门梗阻等情况，应及时送医院治疗。

减少腹胀的六个养护准则

进入老年，人的消化系统功能往往会减弱或出现紊乱，常感到腹胀，引起不适感。以下方法可减少腹胀：

（1）少食高纤维食物：如土豆、面食、豆类，以及卷心菜、花菜、洋葱等蔬菜，都易在肠胃部制造气体，最后导致腹胀。

（2）禁食不易消化的食物：炒豆、硬煎饼等硬性食物不容易消化，在胃肠里滞留的时间也较长，可能产生较多气体引发腹胀。

（3）改变狼吞虎咽的习惯：进食太快，或边走边吃，容易吞进不少空气；常用吸管喝饮料也会让大量空气潜入胃部，引起腹胀。

（4）克服不良情绪：焦躁、忧虑、悲伤、沮丧、抑郁等不良情绪都可能使消化功能减弱，或刺激胃部制造过多胃酸，其结果是胃气增多，腹胀加剧。

（5）适当锻炼身体：每天坚持 1 小时左右的适量运动，不仅有助于克服不良情绪，还可帮助消化系统维持正常功能。

（6）注意某些疾患：腹胀常是某些疾病的先兆或是症状之一，这些疾病包括过敏性肠炎、溃疡性结肠炎、膀胱瘤等。

自疗腰痛的三个妙招

腰痛是老年人的一种常见病。引起腰痛的原因很多，并且不易找准，治疗起来也较复杂，往往给老年人的生活带来一定的影响。

下面介绍几种自疗腰痛的方法：

（1）后弯腰：背部距墙壁半米处站立，双腿与肩同宽，双手叉腰，四指在前，拇指在后。将拇指按在腰眼处，转头带动上半身向后转动，到能承受的最大限度后复原，反复做 18 次。动作要缓慢，幅度由小到大，循序渐进。

（2）垫软枕：仰卧位，将高约 10 厘米的软枕置于腰骶部或腰下疼痛的部位，但要调整到自己感觉舒适、满意为宜。

（3）热敷法：将炒热的粗盐、粗沙包在布袋里，趁热敷在患处，每次 30 分钟，早晚各一次，注意不要烫伤皮肤。

前列腺肥大治养双管齐下

前列腺肥大又称前列腺增生，为老年男性的常见病和多发病，症状大都是由于肥大的前列腺压迫尿道引起的。起病初期有尿急、尿痛等现象，往往因夜尿多而引起患者注意。此后尿道变窄，排尿渐渐发生困难，尿线变细，尿末淋漓不尽，加压间断排尿，最后发展成尿潴留、膀胱胀疼等。

1. 自我治疗

前列腺肥大的治疗方法很多，概括起来有手术治疗和非手术治疗两大类。非手术治疗目前有局部渗透法、直肠注药加红外线法、局部注射法等。临床应用证明，采用外治法对改变排尿不适等症状也有较好疗效。这里向老年人介绍几种自己可以掌握的外治法，仅供参考。

贴中极穴法：甘遂 9 克研成细粉，加面粉适量；麝香或冰片少许，用温水化开，与甘遂粉调成糊状。外贴中极穴位（脐下 4 寸处）。每日 1 ~ 2 次，每次 1 小时。

熨小腹法：生葱 250 克洗净切碎，加盐 500 克，入锅炒熟后取出，用新棉白布包好，待温度适宜时熨小腹，凉后再炒再熨，连熨数次，总时间为 2 ~ 4 小时。

贴肚脐法：去皮独头蒜 1 头，栀子 3 个，捣烂如泥状，盐少许，摊在塑料布或牛皮纸上，贴在肚脐处。外用纱布覆盖，胶带固定，每日更换 1 次。

熨肚脐法：艾叶 60 克揉碎，石菖蒲 30 克，入锅炒热后取出，用新棉白布包好，待温度适宜时熨肚脐部位，至药凉为止。每日 2 次。

探吐刺鼻法：用消毒棉签刺探咽喉部位产生呕吐，或用消毒棉签轻轻刺激鼻腔诱打喷嚏，使上窍开而至下窍自通，小便排泄就会自然顺畅。

指压疗法：取中极穴、关元穴（脐下 2 寸）、阴陵泉穴（胫骨内侧髁直下方陷窝中）、三阴交穴（内髁直上 3 寸、胫骨后缘）4 个穴位，用手指分别掐按几分钟或加灸气海穴（脐下 1 寸 5 分）10 多分钟，小便即能通利。

2. 日常养护

①了解前列腺增生情况，在医生指导下可适当服用药物，但须慎用普鲁本辛、阿托品、颠茄类药物。

②睡眠要充足，生活要有规律，并注意养成睡觉前少饮水、大便通畅的习惯。

③切勿使下腹部或腰腿着凉，重视会阴部保暖。

④宜常作腰部运动，以解除局部瘀血。不要久坐或长时间骑自行车，以避免压迫会阴部。坐一段时间后，可适当散步，动静结合。

⑤勿长时间忍尿，有尿意即应去排尿，尤其冬季夜晚，有的老年人不愿及时排尿，待不得不排时，已不能排出，而发生急性尿潴留。

⑥不宜过度兴奋、烦躁，不要过于克制性生活。

⑦吃低盐饮食，少吃咸菜等腌制品；少吃生蔬菜、瓜果等寒凉食物；控制肉食，多吃些鱼类及含膳食纤维多的蔬菜；避免大量饮酒和进食刺激性食物。

⑧每天晚上，可局部热水坐浴，水温以 42℃为宜，10 ~ 15 分钟。

⑨如果出现严重排尿梗阻现象，应考虑手术切除，以免错过最佳手术时期。

专家认为，通过积极治疗，前列腺增生症是可以治愈的，老年人完全可以实现轻轻松松排尿、享受健康生活的目标。老年人应对此抱有极大的信心，并积极配合治疗。

老年性阴道炎的五个防治方法

老年性阴道炎是老年妇女的常见病，一旦发生，应及早到医院进行检查。具体防治方法如下：

①经常锻炼，增加机体抵抗力。

②注意外阴清洁卫生，以防继发感染。

③老年性阴道炎患者阴道局部的 pH 值较正常值高，因此，用酸性溶液如乳酸溶液或醋酸溶液清洗阴道，可以增加阴道酸度，抑制细菌生长。

④针对细菌感染，在阴道局部使用甲硝唑或氧氟沙星。

⑤使用雌激素制剂治疗，从根本上增加阴道对细菌的抵抗力。但患者一定要在医生指导下使用。

自我训练，学会控制尿失禁

有关调查表明，65 岁以上的老年人中尿失禁的发生率高达 10%。其症状表现为控制不住小便，尿液不能在膀胱里贮存，随时可能从尿道口流出来。有不少老年人每当打喷嚏、咳嗽或腹部用力时均可使尿液溢出，给生活带来很大的不便和痛苦，严重地影响了身心健康。

老年人容易出现尿失禁的原因：首先是随着年龄的逐渐增大，老年人的骨盆肌肉支持结构发生退行性变化，膀胱过度膨胀，膀胱括约肌无力；其次是因肥胖引起腹内压力过高，压力性尿失禁的发生率也随之增加，特别是老年女性更容易发生尿失禁。

临床上为了便于治疗，将尿失禁分为四度：第一度，咳嗽、打喷嚏、大笑时有尿失禁；第二度，进气时有尿失禁；第三度，直立时有尿失禁；第四度：卧床时有尿失禁。

一二度尿失禁的老年人，一般不属于病态，可进行自我保健，通过自我控制训练方法使症状消除或得到改善。下面介绍两种具体的训练方法：

（1）间断排尿训练：小便的间隔时间不宜太长，而且每次排尿时有意中断排尿 1 ~ 2 次，每次 3 ~ 5 秒钟。

（2）提肛训练：老年人取立、坐或侧卧位，与呼吸运动相配合。深吸气时，慢慢收缩尿道口和肛门，此时老年人感到尿道口和肛门紧闭，并有使肛门向上提的感觉，接着屏气 5 秒钟，然后呼气时慢慢放松尿道口和肛门。这样每次连续收缩、放松训练 10 下，每天训练 3 次。

上述两种训练方法都是对盆底肌和尿道括约肌的收缩训练，从而增强了膀胱和尿道括约肌的收缩力，不至于腹部压力一升高就出现尿失禁。老年人在进行上述训练时一定要持之以恒，一般要训练 3 ~ 6 个月才能见效，必要时可服中药补中益气汤或针灸治疗。

对于严重的尿失禁，有的老年人可能需要放置导尿管，或由医生做膀胱尿道手术，才能治愈。老年人一旦有严重的尿失禁，应及时去医院检查，找出原因，积极治疗。

糖尿病患者护理四方面

1. 药物治疗

目前治疗糖尿病的药物有口服药物和胰岛素两大类。口服药物又分为磺脲类（如优降糖、糖适平）、双胍类（如降糖灵、二甲双胍）和葡萄苷酶抑制剂（拜糖平）等。治疗时，一般先采用一种降糖药，效果不理想时再加用另一种，最后三类降糖药联合应用。若血糖控制仍不满意，应改用注射胰岛素，亦可降糖药与胰岛素联合应用。

糖尿病患者注射胰岛素时，注射部位应选择腹部或上臂三角肌下缘，并选用 1 毫升注射器，注射器与皮肤之间夹角呈 30° ~ 40°，进针深度为针头的 1/2 ~ 1/3。长期在同一部位注射，可见注射部位皮下脂肪萎缩，所以注射时应经常更换注射部位。

有的老年人认为不到万不得已就不注射胰岛素，因为害怕注射胰岛素以后就“拿不下来了”，这种看法是错误的。选用什么方法治疗，应听从医生的指导，坚持长期、终生药物治疗，但在应用降糖药时要注意观察药物疗效及副作用。

2. 综合治疗

①掌握有关糖尿病治疗的知识，树立战胜疾病的信心。

②经常保持良好的情绪，胸怀宽广，遇事乐观，避免精神创伤及过度劳累。

③切忌暴饮暴食，大吃大喝，平时应以清淡素食为主，要节制饮食，少食肥腻、甘甜、咸味的食物，避免胃热伤津，尤其应戒酒。

④运动可增加抗体胰岛素的敏感性，有助于降低血糖和血脂。运动时间宜在餐后开始，并随身携带少量食品，以防发生低血糖。

3. 定期体检

老年人健康检查应包括糖尿病的检查，尤其是有糖尿病家族史者、肥胖者，无论有无临床症状，均应考虑糖尿病的可能，定期做血糖、尿糖测定及葡萄糖耐量试验。已患糖尿病的老年人应学会尿糖定性实验，家庭常用试纸法。

4. 并发症的护理

糖尿病病人防御能力降低，易于发生感染，疥、痈、足癣、甲癣等感染比较常见，容易反复发生，老年女性常发生外阴瘙痒。出现感染时应及时治疗，防止出现败血症或脓毒败血症。

糖尿病肢端坏疽常见于有严重的血管和神经并发症的患者，尤其是老年糖尿病患者长期不能得到控制，因肢端缺血、缺氧所致，可见于足趾溃疡坏疽、下肢溃疡坏疽以及由于长期卧床引起的压迫性溃疡。

预防糖尿病并发症，应从以下几方面加以注意：

①注意皮肤清洁，尤其是足部、口腔、阴部的清洁，有炎症、痈和创伤时要及时治疗。

②指甲、趾甲不宜过长，当有鸡眼或水疱时，不要擅自修剪。

③在海滩或河滩游玩时不能赤脚行走，以免扎脚；脚部干燥时，适当涂抹润滑油。

④选择质地柔软、透气性能好、大小合适的鞋，不宜过大或过窄，使脚能有活动余地。

高血压患者的十个养生措施

当老年人有高血压早期表现，如血压测量超过正常值时，就应积极治疗，千万不可粗心大意，使血压逐步升高。无妥当治疗的长期高血压，往往可导致心、脑、肾功能的障碍而有晚期的表现，不仅病情加重，还会发生并发症而危及生命。

老年人如果在生活中多加注意，并坚持在医生的指导下配合治疗，一定能使病情稳定。具体措施如下：

①为了解自己的病情，以及是否有心、脑、肾的功能障碍，应该去医院做全面检查，熟悉高血压病的知识，以便有针对性地进行治疗与加强自我护理。

②坚持长期规则治疗和保健护理，定期测量血压。要知道所服降压药的主要成分和用量，以利调整到适宜的血压水准，切忌服用不了解的药物，也不要随意添加或停用药物。

③饮食中要适当限制盐摄入量，每日保持6 ~ 8克。勿使身体过胖，若有超重的趋势，应限制饮食，并增加体力锻炼，但要注意避免剧烈运动。

④戒除烟酒可以防止血压继续升高和影响心、脑、肾的功能。

⑤每天坚持锻炼，如打太极拳、做保健操，以不引起心慌、脉搏明显增快为宜。

⑥提高社会适应能力，保持心理平衡，避免各种不良刺激的影响。

⑦保证足够的睡眠和有规律的生活，注意劳逸结合。

⑧保持大便通畅，必要时服用缓泻剂。

⑨定期随访，血压持续升高或出现头晕、头痛、恶心等症状时，应及时就医。

⑩若出现语言不利、手足麻木，甚至偏瘫等脑血管病变，或剧烈头痛、呕吐等高血压危象时，一定要先服降压药后再及时去医院诊治。

调养低血压症的五个简易办法

临床观察表明，近年来老年人的低血压症有所增加。一般将收缩压低于 100 毫米汞柱，舒张压低于 60 毫米汞柱，称为低血压症。

低血压症一般有两种类型：一种是体位性低血压，也称为直立性低血压，多发生于由平卧位、坐位突然起立时或者长时间站立之后，引起血压急剧下降，其主要是由于老年人神经调节功能低下，动脉硬化，大脑供血机能减退造成的；另一种是排尿性低血压或称排尿昏厥，多发生在排尿当时或排尿后突然晕倒，神志不清，1 ~ 2 分钟可自行恢复。

老年低血压患者可采取以下几个办法缓解症状：

①适当增加盐用量，同时多饮水，较多的水分进入血液后可增加血容量，从而可提高血压。

②增加营养，吃些有利于调节血压的滋补品，如人参、黄芪、生脉饮等。

③适当喝些低度酒，也可提高血压。

④加强体育锻炼，提高机体调节功能，对低血压患者有很大的好处。

⑤为防止晕倒，平时应注意动作不可过快、过猛，从卧位或坐位起立时，动作应缓慢一点。排尿性低血压患者还应注意，在排尿时最好用手扶住一样较牢固的东西，以防摔倒。

心衰老年人的十点注意事项

原患有心脏病的老年人，若在体力活动如上楼上坡时出现心慌、咳嗽、气紧及脉搏增快而休息后恢复期增长；夜间睡眠突然不能平卧且觉憋气，需端坐或平卧呼吸才舒适；有时出现原因不明的下肢水肿伴呼吸困难或上腹部胀痛；出现胸闷窒息，疲乏无力且大汗淋漓；突然出现端坐呼吸并伴有口鼻排出红色泡沫痰，都属于心衰的先兆，应立即送往医院抢救。

老年人患有引起心衰的疾病或因心衰住院时，需要注意以下几点：

①休息是减轻心脏负荷的一个重要措施。应根据病情适当安排生活、劳动和休息，保障适当的脑力休息和充足的睡眠，必要时在医生指导下服用一些安眠药。心功能改善后，尽早下地活动，可以防止静脉血栓的形成。

②适当控制钠盐的摄入，可减轻体液的潴留，减轻心脏负担。一般钠盐（盐、酱

油、黄酱、咸菜等）可限制到每日 5 克以下，病情严重者限制在每日不超过 3 克。

③饮食要清淡，以易消化的食物为主，少吃多餐，适量补充一些蛋类、瘦肉和鱼类，多吃一些新鲜的水果蔬菜及粗纤维食物，保持大便的通畅。

④学会记录每日出入量，在急性期出量大于入量、出入量的基本平衡，有利于防止或控制心衰。出量：每日全部尿量、大便量、引流量，同时加入呼吸及皮肤蒸发量在 600 ~ 800 毫升；入量：饮食、饮水、水果、输液等，每日总入量在 1500 ~ 2000 毫升。

⑤每日坚持测量体重，如 1 ~ 2 天内体重快速增加，应考虑是否有水潴留，可增加利尿剂的用量。应用利尿剂后尿量明显增加，水肿消退，体重下降至正常，此时的体重又称干体重。

⑥心衰的患者首先表现在双下肢或骶尾部的水肿，所以要注意皮肤的护理，避免长时间压迫一个位置。应用热水袋时，水温不超过 50℃，并要仔细观察皮肤变化，避免皮肤烫伤。

⑦长时间使用利尿剂时，应间断服用补钾、补氯药物，保持电解质（钾、钠、氯等）平衡。如有食欲不振、恶心呕吐、乏力等，应到医院检查电解质。

⑧服用洋地黄药物（地高辛等）时，要严格遵守医嘱，不能自行加量或减量，并要定期监测洋地黄浓度，防止洋地黄中毒。如有食欲减退、恶心、呕吐、黄视或绿视、视物模糊等现象，应及时到医院复诊。

⑨在心功能允许的情况下适量活动，预防感冒，及时加减衣服和使用一些预防药，避免感染。

⑩发生急性心衰的病人应立即采取半坐位，双下肢下垂，减少回心血量。尽量保持镇静，深吸气，有条件的情况下给予氧气吸入，可使用一些利尿剂。患者要避免一切活动，尽快与医院联系，及时送往医院救治。

老年肿瘤患者应该知道的三大检查指标

当老年人患有肿瘤时，常于门诊定期复查血象、血生化、X 线检查、B 超等，一般都由患者本人或家属自取报告，将报告取回后应向开检查单的医师及时反馈，以便医师了解患者病情，并将病情变化情况告知病人或其家属。

事实上，为了更好地养护身体，肿瘤病人也可向医护人员咨询并学会观察一些常见的物理、化学等实验室检查的客观指标的变化，了解其临床意义。

肿瘤病人需要注意自我观察的客观指标主要有以下几个方面：

（1）一般常规化验指标：指血常规、尿常规和粪便常规这三项常规化验检查指标，其化验简单，费用低，对于观察肿瘤的病情动态变化是不可缺少的。

①血常规化验。肿瘤病人手术失血过多，肿瘤放化疗导致骨髓造血功能抑制以及肿瘤病严重营养不良，都会出现贫血的表现，血常规检查会出现红细胞与血红蛋白的减少；化疗引起的骨髓造血功能抑制，血常规检查可出现白细胞减少，尤其是粒细胞减少最明显；各种白血病都会出现白细胞数的明显升高。

②尿常规检查。血尿是观察肾脏肿瘤及其他肿瘤有无肾脏转移的重要指标；蛋白尿（即尿内出现蛋白质）是观察肿瘤化疗药物引起肾损伤的指标之一；肿瘤病人严重营养不良，亚病质或化疗引起剧烈呕吐时，可出现尿酮体阳性。

③粪便常规检查。肿瘤放疗可引起放射性肠炎，可出现粥样、水样便，或黏液性便；上消化道肿瘤导致出血时，可出现柏油样便；结肠癌可出现红色血样便；胰头癌、胰管癌引起阻塞性黄疸，出现陶土样便。粪便中出现红细胞，见于结肠癌出血时；胃癌患者的粪便隐血试验可持续阳性。

（2）肿瘤特异性化验指标。

（3）物理检查指标：肿瘤病人经常做的物理检查主要有 X 线检查、B 超检查等。

老年肿瘤患者应学会自我观察客观指标的变化，当发现这些指标出现异常或与以前不一致时，应引起重视，马上去医院做更详细、全面的检查，以免肿瘤复发或转移。如肺癌手术后患者 X 线检查报告提示可疑阴影，可能为肺转移，应请医生做进一步检查，有利于及时诊断治疗。

患病身心皆须家人多关爱

重视老年慢性病患者的疗养五戒

（1）戒心情急躁：老年慢性疾病的治愈，需要一个较长的过程，甚至相当长的一段时间。如短时间未治愈就心情急躁，或者胡乱猜疑，反而会加重病情。家人应帮助老年人树立正确的态度，让其能够按医嘱有计划地坚持治疗，直至痊愈。

（2）戒自我放任：有些慢性病患者对服药治疗及自我保健不认真对待，甚至硬撑硬抗，结果使病情加重，增加了治疗难度，甚至丧失了治愈的机会。家人必须注意监督检查。

（3）戒饮食不平衡：老年患者及其家属常片面地认为，慢性病就是要多吃补品，增加营养，所以长期吃大补食物，或单一吃患者喜爱的食物。这样不但有碍多种营养补充，甚至会加重病情。

（4）戒随心所欲：有的老年患者经常不遵医嘱，不按规定服药；有的老年患者一味追求新药、进口药，对正常治疗药物不屑一顾；还有的私自搞些土单方、秘方治疗。结果只会事与愿违，不利于治疗和康复。这需要家属从旁加以正确的指导和协助。

（5）戒情绪压抑：老年慢性病患者整天待在家中，不活动，时间一长易导致心情压抑，无益于病情康复。家人应帮助老年人培养一些兴趣与爱好，或鼓励他参加一些力所能及的体力、脑力劳动，保持乐观情绪。

排痰有效，需行七法

许多老年人患有慢性气管炎、肺气肿、支气管扩张等慢性疾病，常常会旧病复发，咳痰的机会相对增多。然而，由于老年人各种生理机能减退，参与咳嗽的呼吸肌、膈肌、腹肌肌力均减弱，这就增加了咳痰的困难。少数老年人因气管炎性病变较深、卧床较久，还可能因痰阻塞气道发生窒息而危及生命。

那么，怎样才能帮助老年人使痰容易排出来呢？下面介绍几种简便易行的排痰方法。

1. 润喉法

首先，可用简单的方法增加空气的湿度，如将盛水的容器放在暖气上，使用空气湿化器，在地面上洒水等；其次，咳痰前要先喝几口温开水，或者用温开水含漱一会儿，使咽喉部湿润，以便咳痰时容易咳出。

咳嗽前，老年人应先慢而深地呼吸 3 ~ 4 次，可使肺泡充满气体，让空气充溢于痰液的远端；咳嗽时，让老年人双肩放松，扩张胸廓进行深而舒畅地呼吸，并让老年人上身前倾，收缩腹部，用腹部的力量使气体突然冲向关闭的喉咙，这样既可将痰液排出，又不会损伤呼吸道的黏膜。

2. 蒸汽吸入法

将开水倒入茶杯或装有菊花、青果、胖大海等中药的茶缸中，老年人取坐位，将口置于杯口上大口大口地吸气 15 ~ 20 分钟（水凉时可更换 1 ~ 2 次），每日 2 ~ 4 次，可湿润咽喉，稀释痰液，有利排痰。

3. 药物祛痰法

除用抗生素抗感染外，还可用药物祛痰。祛痰药分两类：一类是增加呼吸道黏液分泌，使痰液变稀而易于咳出的，如咳必清、伤风止咳糖浆等；另一类是黏液溶解剂，以降低痰的黏稠度而易咳出，如复方甘草合剂、半夏露等。

4. 拍背法

拍背法可使潴留在气管、支气管或肺部的痰液受到震动而移位，以利于痰的排出，适用于久卧病榻的老年患者。

方法为：老年人取侧卧位，将臀部垫高 15° ，头部略低或去枕。操作者五指并拢稍弯曲呈弧形，摆动腕关节，由上而下轻轻拍打患者背部，然后再嘱患者深呼吸并进行有效咳嗽而将痰排出，再让其翻至另一侧用同样方式拍打对侧，每天 2 ~ 3 次。

5. 体位排痰法

体位法适用于支气管扩张或肺脓疡者，应在医生指导下，根据病变发生的部位，取既有利于排痰、老年人又能耐受的体位。例如，患支气管扩张时若病变在下叶肺，可取卧位、头低足高脸朝下；若病变在上叶肺，可取坐位，先嘱老年人轻轻呼吸几次，然后咳嗽。患肺脓疡时，应侧卧位使病灶位于上方，操作者轻拍患处，每日 2 ~ 3 次，每次 10 ~ 15 分钟。

因饭后排痰易引起恶心、呕吐，故此法宜在早晚空腹时进行。高龄或极度衰弱者，呼吸困难或伴有高血压、心力衰竭、大咯血的老年人不宜采用此法。

6. 挖痰法

当老年人突然被一口黏稠痰堵住喉部并发生呼吸困难时，在此紧急情况下，应立即用牙刷柄或筷子等物压住舌头，再用手帕或小毛巾包住另一手食指，然后将该食指伸向患者咽部将痰掏出，可使老年人转危为安。临床实践已证实，这是一种行之有效的急救方法。

7. 家庭吸痰法

吸痰是常用的排痰方法之一，目的是保证呼吸道的畅通。家庭常用的吸痰方法有口对口吸痰、简易吸痰器等。

①口对口吸痰：通常是在病情危急，而又无任何吸痰设备时所采取的方法。吸痰时，托起老年人下颌，使其头向后仰，将老年人鼻孔捏住，口对口用力吸出呼吸道内分泌物。

②简易吸痰器：适于痰液壅盛时，用一根较粗的消毒导尿管接在 100 毫升的注射器上，将导尿管一端插入老年人口腔深部，吸出痰液；另置一碗清水，随时冲洗导尿管，以防止黏痰堵塞。

吸痰时应注意：插入吸痰导管以前，应用水润滑导管尖端，插管遇有阻力时，切勿强力插入，以免损伤气管内膜；吸痰时，要随时注意病情变化，特别注意呼吸及心跳，要防止刺激迷走神经而引起反射性心脏骤停。

看护急性心肌梗死患者的七点注意

老年人患急性心肌梗死时，看护者应注意以下几点：

①卧床休息对于急性心肌梗死病人而言非常重要。一般来说，老年人发病的第一周应绝对卧床休息，避免不必要的搬动；第二周可在床上做肢体的被动运动，预防下肢静脉血栓形成；第三周可离床在室内适当活动，如有并发症可缩短活动时间；第四周，根据医嘱及老年人的病情可在户外活动，但仍不能做剧烈活动。

②急性心肌梗死的主要症状是胸痛，病人因而烦躁不安，所以需用吗啡、杜冷丁等麻醉剂。但这些药物都能抑制呼吸中枢，加重支气管疾病，老年人尤其如此，因此用量宜慎重，尽可能少用。

③如老年人出现精神混乱，常表示脑血液供应不足而缺氧，不宜用镇静剂。

④监测生命体征，应每 1 ~ 2 小时为老年人测量 1 次血压、脉搏和呼吸。血压过低、脉率减少、心律不齐及呼吸缓慢均提示病情有变化，应及时报告医生予以治疗。

⑤保持二便通畅。由于卧床或老年人不习惯床上排泄，可导致便秘、尿潴留等异常情况出现，而老年人由于便秘、用力排便等，也可加重心肌梗死。所以，病危老年人都应留置导尿，每天可服甘油或蜂蜜，使粪便变软，易于排出。

⑥ 48 小时内宜给患者食用清淡流质饮食，以减少患者呕吐及误吸的危险；48 小时后宜给少量、软质易消化、低盐的饮食，每日六餐，即做到少量多餐，要限制盐和脂肪的摄入量，减少水分在患者体内的潴留，以减轻心脏负担。

⑦要保证患者拥有充足的睡眠，若患者因病造成难以入睡时，可按医嘱让患者口服镇静剂或安眠药促进睡眠。

恪守冠心病患者睡眠六不宜

①不宜独睡一室，应有家人陪伴。陪伴者应密切注意老年人出现的异常变化，如大口喘息，鼾声异常，或自述不适时，应赶快使用硝酸甘油、亚硝酸异戊酯等急救药品，并立即送到医院。

②临睡前不宜过久看书读报、写作，更不宜看紧张的影视、小说。老年人若有此举动，家人应及时劝说，以避免老年人过度的脑力劳动及情绪激动和精神紧张等。

③临睡前不宜吃东西、喝浓茶、咖啡及抽烟。这些都极易引起血管收缩，促进血液循环加快，心脏负担过重。

④睡眠时不宜穿紧身内衣。紧身内衣压迫老年人胸部，可能导致循环呼吸受阻，使睡眠不安稳。所以，家属应督促老年人穿着宽松睡衣入睡。

⑤睡眠时不宜着凉。要注意保温保暖，头部要戴好睡帽，陪护家属应随时为老年人盖被，不要让其双肩露在被子外面。

⑥不宜睡水平的床，最好睡倾斜床。患冠心病的老年人易在晚间发生心绞痛，如能给患者睡上半身高、下半身低的倾斜床（在床头垫上砖头、木头即可），不仅可避免或减少心绞痛的发作，而且还会避免因服药而带来的头痛、头昏等副作用。

脑血管意外急性期的十条护理原则

对于发生脑血管意外的老年人，其急性期的护理对疾病的抢救是否成功非常关键，可直接影响到预后情况，必须加以重视。

①安静，避免不必要的搬动，特别是脑出血老年人，要尽量减少探视和避免不必要的检查、搬动；烦躁不安的老年人要选择安静避光的房间，以减少刺激；必要时加上床挡，防止坠地碰伤。

②患脑卒中的老年人都会脑缺氧，临床上常常采用鼻管给氧，操作时要注意老年人的鼻腔是否通畅，保持鼻腔卫生。

③密切观察病情，除按时测体温、脉搏、呼吸和血压外，还特别要注意老年人的意识变化、瞳孔的大小等，可供医生判断病情时参考。

④患缺血性脑卒中的老年人大多数神志清醒，应防止患者过度悲伤和焦虑不安。此

时，应让患者静卧，并可安慰患者；同时，做一些肢体按摩，促进血液循环，防止血压进一步下降而使缺血加重。

⑤对高热的脑出血老年人可在头部冷敷，同时亦可在患者腋下等处放置冰囊或冷水袋予以降温。因为体温升高会使全身组织的耗氧量也随之增加，不利于病情的恢复。

⑥将患者的肢体放在适当的位置上，发病后 24 小时可适当地活动一下瘫痪的肢体，或轻轻地翻动一下患者，避免长时间地固定于一种姿势，以有利于全身血液循环，避免引起褥疮或肺炎。

⑦一般发病后 1 ~ 3 日不能进食，因为刚发病的老年人可有昏迷、呕吐等，勉强进食可能会导致食物吸入肺内造成感染，但必须有适量的静脉补液。3 日以后仍不能进食者，要通过鼻饲保证营养的供应。

⑧部分患脑中风的老年人因球肌麻痹致吞咽困难，长期鼻饲，同时食物残渣存留于瘫侧齿颊之间，细菌在口腔内大量繁殖，发酵和产酸作用增强，可引起口腔局部炎症、溃疡、腮腺炎等并发症，影响食欲及消化功能，甚至可致全身感染。为保持患者口腔清洁，湿润，防止口腔感染等并发症，防止口臭，促进食欲，必须认真为患者进行口腔护理。

⑨患脑卒中的老年人常有排便困难，可让患者多吃蔬菜、水果，多饮水，适当用缓泻药；对于尿失禁的患者，可以训练其按时排尿，建立条件反射；对于尿潴留的患者，若腹部热敷或针灸无效，可以保留导尿，但要尽量缩短导尿时间，并预防尿路感染。

⑩长期卧床的患脑中风的老年人，由于体位关系，呼吸道分泌物不能及时排出，加上局部血液循环受阻，容易诱发肺炎，应定时改变体位，定时翻身拍背，刺激咳嗽，使分泌物排出。

护理瘫痪老年人注意五方面

对于瘫痪老年人的家属来说，恰当周到的护理可使老年人最大限度恢复肢体功能，预防各种并发症。

（1）乐观：瘫痪老年人思想负担沉重，应做好说服解释工作，帮助其树立乐观精神。

（2）肢体要保持功能位置：手指关节要适当保持轻微背屈，手中可放一个卷好的手帕，肘关节微屈曲，上肢用软枕垫好，稍高于肩部水平，避免关节内收。足底用软枕垫起，使足背与小腿呈 90°；膝关节下放置小枕，其高度 10 ~ 20 厘米，使腿微屈，预防膝关节伸展性挛缩，在下肢外侧放一枕头或沙袋，避免下肢外旋。

（3）预防并发症

①预防坠积性肺炎。翻身时拍背，拍背时手掌呈半握拳状态，用手腕的力气，用力适当，从肺底部向上拍，从胸背部两侧向中间拍，每次约 10 分钟，鼓励老年人将痰咳出。喂食时防止呛、吸，以防吸入性肺炎。

②预防便秘。饮食注意供给足够的水分，选择含膳食纤维丰富的食物如水果、蔬菜，养成定时排便习惯，还可顺时针按摩腹部，遇有便秘时可用中药番泻叶 3 ~ 5

克冲水饮用或用开塞露塞肛门。

③预防泌尿系感染。保持会阴部清洁，对留置尿管者，应定时更换尿管、尿袋，用0.5% 碘伏每日擦洗尿道口 2 次。

（4）预防肢体挛缩畸形：按摩瘫痪肢体，帮助患肢被动运动及坐起、站立、步行练习。

（5）做好日常生活技能的练习：包括穿脱衣服、系纽扣、洗脸、吃饭、使用器具等，如偏瘫老年人穿衣时应先穿患侧、后穿健侧，脱衣时先脱健侧、后脱患侧，家庭内各室之间应无门槛以利步行，卫生间内可安装扶栏，以利下蹲和站起时使用。

偏瘫老年人防褥疮“四守则”

偏瘫老年人由于长期卧床不能自行翻身，或年老体弱、营养不良，或小便失禁、多汗，皮肤经常受潮湿、摩擦的刺激等，使皮肤抵抗力降低，均会形成或加速褥疮的形成。褥疮易发生的部位一般在骨骼突出部，如骶尾部、髋部、足外踝高点、足跟、肩胛骨体和枕部等。

根据褥疮的发病部位及特点，家属应积极采取措施，有效地预防褥疮的发生。

1. 定时翻身

定时翻身是偏瘫老年人预防褥疮并发症的重要手段。一般以平卧和左右侧卧位相交替，2 ~ 4 小时翻身一次。平卧时颈部稍垫高，以保持呼吸通畅；侧卧位时，上半身稍前倾，下半身稍后倾，两腿屈曲；右侧卧位时，以右腿在前，左腿在后；左侧卧位时，以左腿在前，右腿在后。两侧肢体相接触处及两膝之间需放软垫，以免互相压迫，发生褥疮，偏瘫侧肢体更不宜受压时间过久。

在给老年人翻身时应注意下列事项：

①为老年人翻身前，如老年人神志清晰，应预先向老年人说明为什么要翻身及翻身的方法，以取得老年人的积极配合。

②翻身时动作要轻柔，应抬起老年人，使身体略离开床面，不应采取拖、拉、推等动作，以免将老年人皮肤擦破。

③如老年人带有鼻饲管、尿管、各种引流管、输血、输液管时，翻身前要放松，翻身后要检查各种管子是否脱落或受压。

④翻身时要将滑向床尾的老年人向床头移动，安置舒适后，必要时可在背后及两膝间加软垫。

2. 注意清洁

①在易长褥疮的部位，即骨骼突出部位，每天用温热手巾擦洗干净，然后局部敷滑石粉或爽身粉。

②注意观察局部皮肤受压后有无异常，若出现压伤，应立即治疗。

③要保持床铺清洁、平整、干燥、柔软，每当翻身后要整理好床面，使之平整、无杂物，床单应用柔软、耐用的布类制成，以防擦伤皮肤。

3. 按摩

要经常轻轻按摩骨骼突出部位，每个部位2～3分钟，压力由轻到重，再由重到轻，可用红花、赤芍浸泡的白酒进行按摩；对酒精过敏者，可用热毛巾敷后涂润滑剂按摩。

4. 营养

营养不良的老年人的皮肤对压力损伤的耐受力较差，容易发生褥疮，所以应注意加强营养，给予高蛋白、高维生素饮食，并应摄足水分，以增加皮肤的抵抗力。

老年痴呆的六条护理守则

老年性痴呆起病缓慢，早期表现为近事记忆减退和性格改变，病情进一步发展，则远近记忆均受损，理解、判断、计算等智能活动全面减退，饮食不知饥饱，外出不识归家之路，生活不能自理，出现痴呆。

一旦得了老年性痴呆，护理比治疗更为重要。一般来讲，家庭护理应着重于以下几方面:

①着重生活照顾。例如：根据气温变化，随时为老年人增减衣服；菜肴宜清淡，富营养，易于消化，若吃鱼虾，应代将鱼刺取出，虾壳剥掉，以免鱼刺噎喉；老年人的日常生活用品，应放在其看得见、找得到之处。

②患者外出后常不识归家之路，因此要备一张小卡片放在他的衣袋中，卡片上写明系痴呆老年人，同时写上电话号码及家庭住址，便于联系。

③患者辨别能力差，常爱将废纸、脏塑料袋视为珍品收藏，使家中脏乱不堪。对此，无需与老年人理论，只需偷偷扔掉就是了，痴呆老年人记忆甚差，被扔掉的物品，他是回忆不起来的。贵重物品要藏好，免得老年人取出后扔了或被人轻易骗去。

④患者的睡眠常日夜颠倒，影响家人睡眠和工作，晚上可给老年人服“安定”片助眠。

⑤不要让患者饮酒、吸烟、喝浓茶、咖啡，以免影响睡眠质量。

⑥人老感觉迟钝，加上痴呆，有了病痛不会及时诉说，因此要随时观察老年人有无脸红发烧、面部痛苦表情，发现异常，及时就诊，以免病情加重，危及生命。

痴呆老年人的脑部训练五法

痴呆老年人如果能坚持进行必要的康复训练，尤其是着重进行强化脑部的训练，是可以缓解症状，减慢其病情发展的。

（1）减少提示法：为了帮助老年痴呆患者恢复记忆，可以使用逐渐减少提示的方法，即先用较多的提示帮助老年人记忆某一过程，以后逐渐减少提示，以达到独立记忆的目的。如反复带老年人辨认卧室和厕所；在日历及使用物品上标注名称；在厕所、卧室给予适当的图示等。

（2）形象记忆法：也能帮助老年人恢复记忆，比如，播放老年人熟悉的声音、动物的叫声、戏曲片段进行辨别；把鲜果放入老人的口中，鼓励老人说出滋味、名称、形状及相关知识；把棉花、碎布等放入布袋，让老年人拿出指定物品等。

（3）反复训练法：提高痴呆老年人的记忆力要依靠反复训练，所以最好把一些事情编成顺口溜，让老人记忆背诵；或利用玩扑克牌、玩智力拼图的方式，帮助患者扩大思维和增强记忆。

（4）活跃思维法：与患者一起进行搭积木、托气球的游戏，不仅可改善他们的空间定向障碍，还能增进家庭成员间的感情沟通；播放一些患者爱听的乐曲，或剧情简单又富娱乐性的电视节目，可以活跃其思维和情绪。

（5）生活自理法：平时，家人应把老人每天要做的事情写下来，辅以日历、报鸣钟等帮助老人进行日常的规律生活；还可手把手地教老人做些力所能及的家务，如扫地、擦桌子、整理床铺等，以期其生活能够自理。